U0903671

本书原名《张仲景特辑》，于1936年由上海国医公会编辑的《国医文献》以期刊的形式出版。书中所列均为近现代中日名医名家对张仲景及其著作《伤寒杂病论》的研究文章。如：陆九芝的“张仲景传”；章太炎的“张仲景事状考”；【日】吉益东洞的“伤寒论”；秦伯未的“张仲景之伟大贡献”；【日】丹波元坚的“伤寒论综概”；曹颖甫的“伤寒论原文订误”等等，凡五十余篇约二十万字 ……

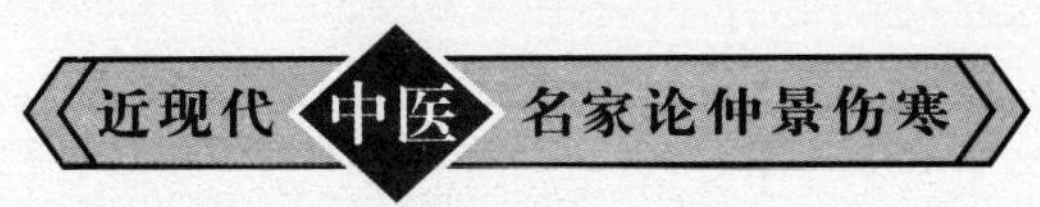

张仲景及其著作考证

林佳静　伍悦　点校

學苑出版社

图书在版编目(CIP)数据

张仲景及其著作考证 / 林佳静，伍悦 点校. —北京：学苑出版社，2008.6
(近现代中医名家论仲景伤寒)
ISBN 978-7-5077-3085-2

Ⅰ. 张… Ⅱ. ①林…②伍… Ⅲ. 张仲景-医学思想-考证 Ⅳ. R2

中国版本图书馆 CIP 数据核字(2008)第 080300 号

责任编辑：付国英 陈 辉
封面设计：中艺视觉
出版发行：学苑出版社
社 址：北京市丰台区南方庄 2 号院 1 号楼
邮政编码：100079
网 址：www.book001.com
电子信箱：xueyuan@public.bta.net.cn
销售电话：010-67675512、67602949、67678944
经 销：新华书店
印 刷 厂：北京市广内印刷厂
开本尺寸：890×1240 1/32
印 张：9.625
字 数：154.7 千字
版 次：2008 年 6 月北京第 1 版
印 次：2008 年 6 月北京第 1 次印刷
印 数：0001—3000 册
定 价：18.00 元

前　言

本书原名《张仲景特辑》，最初在1936年上海国医公会编辑的期刊《国医文献》中所刊出。陈存仁先生在期刊的编辑导言中明确指出："搜集各方面有价值之论文，作有统系之纂集。不仅使读者得充分研究之材料，且求此刊物，有永久保存之价值。"可见该书之珍贵。《张仲景特辑》为钱超尘先生所收藏。

书中收集文章为当时中国医学院院务情报、国医公会会务情报共48篇，所列文章为清代和民国时期伤寒学派的名家对张仲景姓名事迹、郡望生卒及其著作的研究成果。如：清代名医陆九芝的《张仲景传》云："机撰著篇籍，辞甚典美……传称圣德，必百世祀。"江阴曹颖甫曾著有《伤寒发微》，其书以经解经，并强调"仲景后的方书卑不足道"，为伤寒近世旧论派代表之一，本书中收录了他的《伤寒论原文订误》一文，文中对《伤寒》原文各节进行了详细的订误，颇有见地；近世旧论派另一代表西安的黄竹斋，曾著有《伤寒论集注》，本书中辑有其《宁波访求仲景遗书记》，详细记录其访求张仲景遗书的经历："遂发愿搜罗仲师遗著，欲辑成全书，贡献医林……俾仲师佚文，不致湮没，则余

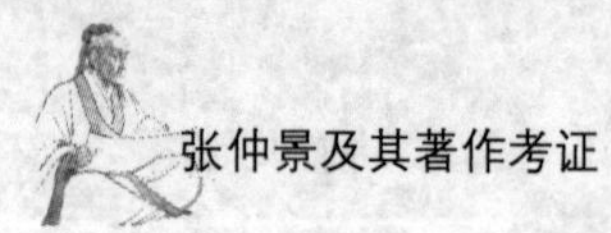

此行为不虚矣。”我国著名的中医学家、中医教育家，出生于中医世家的秦伯未先生的《张仲景之伟大贡献》云：“继《内》、《难》之后，而以切实之经验，贡献于世人者，则为仲景之《伤寒论》、《金匮要略》二书。《伤寒》为时病之金科，《金匮》为杂病之玉律……即在吾国，仲景之书，亦在必读。历代各家诠注之可考者，达一百二十种以上，可谓盛矣。”日本江户时代汉方医学家丹波元简的《伤寒论综概》曰：“要之《伤寒论》一部，全是性命之书，其所关系大矣。故读此书，涤尽胸中成见……学者就其至平至易处，而细勘审研，辨定真假疑似之区别，而得性命上之神理，是为之得矣。”尚有中国近代民主革命家、著名学者，余杭章太炎的《张仲景事状考》一篇，考仲景身世；中医界接触西方文化而兼通中西之中医名家恽铁樵之《伤寒论六经》，逐层推论伤寒六经之意；其中还有日本著名汉方家、古方派的代表人物吉益东洞的《伤寒论》、《伤寒论评》等，全书凡约十九万字。近现代大师们的论述侧重点各有不同，在当时大环境下确有一定的启示和意义。

文章的价值从编辑初衷可见一斑。陈存仁先生在编辑导言中说：“今者本院出版院刊一种。其目的对内为充实课余知识，对外则负沟通全国医界演进学术之使命。因鉴于过去各种医学杂志之困难，于是另易途径。每期讨论一个问题，搜集各方面有价值之论文，作有统系之纂集。”本书于当时中国医学处于分崩离析之境，促进国医学术发展，使在吾国千年历史中，发挥了重要作用的中医未被泯灭，做出了不小的贡献。

《伤寒论》创立了六经辨证理论体系，为中医学理论奠定了坚实的基础，具有很高的理论意义与实践价值，历代注家不断地充实与发挥使伤寒学说内容不断丰富。而正是各个医家、注家对《伤寒论》条文的不同校刊与注释，不同的认识与争论，成为伤寒学说不断发展的动力。目前，人们对《伤寒论》的方药进行了大量的临床观察与实验研究，探索其卓有成效的原理；当此之时，钱先生将收藏的资料拿出，欲重新整理出版，给今人提供一个某一历史时期的专题研究资料的汇集本，以促使伤寒学说的学术水平进一步提高。

早在《张仲景特辑》出版前 7 年，也就是 1929 年国民政府“废除中医案”事件，曾掀起过一场轰轰烈烈的大风波，当时人们群情激奋，中医界空前大团结、大觉醒，在全国掀起了一场声势浩大的“反废止”风潮，“取消中医”的闹剧最终以失败收场。时至今日，有人竟又公然提出“废除中医”，在医疗界甚至普通民众中引起轩然大波，这是对历史的无知，也是对现实生活中中医药所发挥的重要作用的无知和抹杀！希望此书的出版能给今日中医界之人士在研究、医病，诸方面以或多或少的启示；给中医的传承及中医临床带来一些思考。

本书在排校中对一些疑难字词予以注释：如《中国历代伤寒书沿革略史》等文中“雠校”之“雠”同

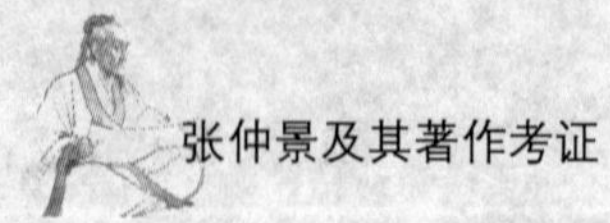

"仇"音，为校对文字之意；《伤寒论考证》等文中"僭经右"之"僭"字，音同"建"，为超越本分的意思。《谒南阳医圣张仲景祠墓记》中"庭秽垣圮"之"圮"，音同"匹"，毁坏、倒塌之意；"百节通鬯"之"鬯"，其音、意均同"畅"，痛快之意。此外，本次出版将竖排繁体改为横排简体版并加标点，以便于今人阅读。

校注者

2007年11月12日

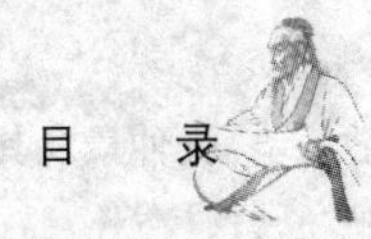

目　录

编辑导言 …………………………………………… 陈存仁（1）

张仲景传 …………………………………………… 陆九芝（3）

张仲景事状考 ……………………………………… 章太炎（7）

伤寒论 …………………………………………… 吉益东洞（9）

医圣张仲景传 ……………………………………… 黄　谦（11）

张仲景姓名事迹考 ………………………………… 郭象升（19）

伤寒论 ……………………………………… 永富独啸庵（23）

张仲景郡望生卒之推测 …………………………… 洪贯之（24）

谒南阳医圣张仲景祠墓记 ………………………… 黄　谦（29）

伤寒论 ……………………………………… 和田启十郎（33）

中央国医馆议修仲圣祠原文 ……………………… 黄竹斋等（35）

宁波访求仲景遗书记 ……………………………… 黄竹斋（37）

读黄竹斋《宁波访求仲景遗书记》书后 ………… 周柳亭（40）

《伤寒论》评 …………………………………… 吉益东洞（44）

中国历代伤寒书沿革略史 ………………………… 曹炳章（45）

《伤寒论》考证 ………………………………… 多纪元胤（55）

历代伤寒书目考 …………………………………… 曹炳章（91）

《伤寒论》单论本题辞 …………………………… 章太炎（114）

伤寒论 …………………………………………… 郑文焯（117）
伤寒论 …………………………………… 奥田谦藏（119）
《伤寒论》考 ……………………………………… 顾惕生（120）
《伤寒杂病论》考证 ………………………………… 谢利恒（121）
《伤寒论》综概 …………………………………… 丹波元简（122）
《伤寒论》启秘 …………………………………… 叶劲秋（129）
伤寒论……………………………… 信阳源通魏氏（141）
《伤寒论》演讲词 ………………………………… 章太炎（143）
张仲景之伟大贡献 ………………………………… 秦伯未（149）
《伤寒论》著作之真诠 …………………………… 黎伯概（152）
读《伤寒论》原书评议 …………………………… 李耀常（155）
读《伤寒论》杂记 ………………………………… 周学海（159）
与友条论读《伤寒论》法 ………………………… 周学海（166）
读《伤寒论》心法 ………………………………… 胡慎庵（172）
仲景《伤寒论》书后 ……………………………… 陈逊斋（182）
《伤寒论》之研究 ………………………………… 方毓麒（188）
辨《伤寒论》 ……………………………………… 施源晖（200）
《伤寒论》原文订误 ……………………………… 曹颖甫（202）
《伤寒论》六经 …………………………………… 恽铁樵（218）
《伤寒论》六经篇书后 …………………………… 周歧隐（228）
《伤寒论》跋 ……………………………………… 魏念庭（232）
论张仲景《伤寒论》 ……………………………… 石蒂南（234）
《伤寒论》研究纲要 ……………………………… 周禹锡（255）

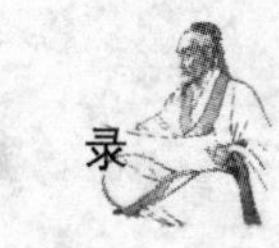

湖南新发现之《古本伤寒杂病论》批判 …… 易万育（265）

《古本伤寒杂病论》是否仲景秘本之商榷书 … 张春江（273）

论何刊《古本伤寒杂病论》之真伪 ………… 邓日仁（278）

书汉张太守仲景碑阴……………… 鹤泉文钞续选（280）

罗哲初之《古本伤寒杂病论》评议 ………… 张拱端（281）

人物介绍 ……………………………………………（284）

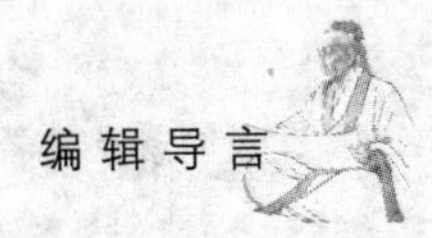

编辑导言

近世学术之演进，每以学术杂志为枢纽。年来国医界之定期刊物，风起云涌，极一时之盛。约略计之，凡一百余种。其中单张小册，实占多数，论文颇多瑕瑜并见之处。且发行之地，或在冀晋，或居闽粤，读者苦之。大抵“求智欲”较高者，仅订阅杂志一二种而已。然阅读经年，果有若何收获，自难估计。于是通常医者，往往并一二种杂志亦未经浏览。国医学术，欲求其共同猛晋，诚戛乎难矣。

考各种医学杂志内容所以不能日益丰富者，实因国医界著作人才过于缺乏。且国医学术，理论向不统一。书籍引得及治学工具，又不完备。故有价值之创作论文，每难落笔。是以每一杂志，恒难求全为可观之作。盖刊物既已定期出版，不能阙白虚待，于是以庞杂稿件滥竽充数者，实为事实上所难以避免矣。

今者本院出版院刊一种，其目的对内为充实课余知识，对外则负沟通全国医界演进学术之使命。因鉴于过去各种医学杂志之困难，于是另易途径，每期讨论一个问题，搜集各方面有价值之论文，作有统系之纂集，定杂志之名为“国医文献”。务求每一问题，不仅使读者得充分研究之材料，且求此刊物，有永久保存之价值。苟能持之以恒，源源刊行，则其收获，或能稍逾于一般之医学杂志焉。兹当发刊之初，谨抒愿望，惟求全国学长，俯赐正之。

本刊预定每期辑为专号一种，惟本刊为中国医学院院刊又为国医公会会刊。故当以一部分地位，刊载“公会情报”及“院务消息”，并于下期起增辟“学生园地”等。本期“张仲景特辑”，得本院医药图书馆馆员李君之助力甚多，本院今方以全力建立此图书馆。其中最重要之工作，即为搜求医籍编制论文索引。如蒙海内同志，慨赠医药图籍或旧刊杂志，不论三册五册，集腋成裘，聚沙成塔，使治学者得一群玉之府，使国医文献之内容日益充实。则所厚望于爱读本刊者，敢附述于此。

陈存仁

一九三六年

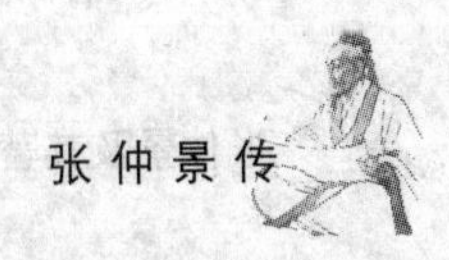

张仲景传

陆九芝

张机，字仲景，南郡涅阳人也。灵帝时举孝廉。在家仁孝，以廉能称。建安中，官至长沙太守，在郡亦有治迹。博通群书，潜乐道术，学医于同郡张伯祖，尽得其传。总角时，同郡何永称之，许为良医，果精经方。有寒食散论解。寒食散寒食药者，世莫知焉。或言华陀，或曰仲景。考之于实，陀之精微，方类单省，而仲景有侯氏黑散，紫石英方，皆数种相出入，节度略同，然则寒食草石二方，出自仲景，非陀也。且陀之为治，或刳断肠胃，涤洗五脏，不纯任方也。仲景虽精，不及于陀。至于审方物之候，论草木之宜，亦妙绝众医。昔神农尝草而作本经，为开天明道之圣人。仲景元化，起而述之，故仲景《黄素》元化《绿帙》，并有名称。而仲景论广《伊尹汤液》为数十卷，用之多验。既至京师，为名医，于当时称上手。见侍中王仲宣，时年二十余，曰：君有病，四十当眉落，半年而死，令服五石汤可免。仲宣嫌其言忤，受汤勿服。居三日，见仲宣，谓曰：服汤否？仲宣曰：已服。仲景曰：色候固非服汤之诊，何轻命也？仲宣犹不信。后二十年，果眉落，一百八十七日而死，终如其言。美哉乎，仲景之能候色验眉也。居尝慷慨叹曰：凡欲和汤合药针灸之法，宜应精思，必通十二经脉，知三百六十孔

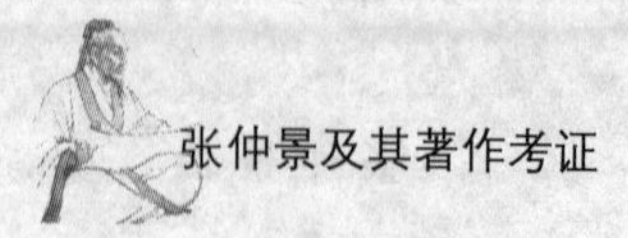

穴，荣卫气行，知病所在，宜治之法，不可不通。古者上医相色，色脉与形，不得相失。黑乘赤者死，赤乘青者生。中医听声，声合五音。火闻水声，烦闷干惊。木闻金声，恐畏相刑。脾者土也，生育万物，回动四傍，太过则四肢不举，不及则九窍不通。六识闭塞，犹如醉人。四季运转，终而复始。下医诊脉，知病原由。流转移动，四时逆顺，相害相生。审知脏腑之微，此乃为妙也。又曰：欲疗诸病，当先以汤荡涤五脏六腑，开通诸脉，治道阴阳，破散邪气，润泽枯朽，悦人皮肤，益人气血。水能净万物，故用汤也。若四肢病久，风冷发动，次当用散。散能逐邪，风气湿痹，表里移走，居无常处者，散当平之。次当用丸。丸药者，能逐风冷，破积聚，消诸坚癖，进饮食，调和荣卫。能参合而行之者，可为上工。故曰：医者，意也。又曰：不须汗而强汗之者，出其津液，枯竭而死。须汗而不与汗之者，使诸毛孔闭塞，令人闷绝而死。勿须下而强下之者，令人开肠洞泄不禁而死。须下而不与下之者，令人心内懊侬，胀满烦乱，浮肿而死。不须灸而强与灸之者，令人火邪入腹，干错五脏，重加其烦而死。须灸而不与灸之者，令人冷给重凝，久而深固，气上冲心，无地消散，病笃而死。以宗族二百余口，死者三之二，伤寒居其七，乃引《阴阳大论》云：春气温和，夏气暑热，秋气清凉，冬气凛冽，此则四时正气之序也。冬时严寒，万类深藏，君子固密，则不伤于寒。触之冒者，乃名伤寒耳。其伤于四时之气者，皆能为病。以伤寒为毒者，以其最成杀厉之气也。中而即病者，名曰伤寒。不即病者，寒毒藏于肌肤，至春变为温病，至夏变为暑病。暑病者，热极重于温病也。是以辛苦之人，春夏多温热病，皆由冬时触冒寒冷所致，非时行之气也。凡时行者，春时应暖而反大寒，夏时应热而反大凉，秋时应凉而反大热，冬时应寒而反大温，此非其时而有其气，是以一岁之中，长幼之病多相似者，此则时行之气也。又引《素问》黄帝曰：夫热病者，皆伤寒之类。及人之伤于寒也，则为病热，五百余言，为伤寒日数。著论二十二篇，外合三百九十七法，一百一十三方。自序之，其辞曰（文见前从略）。其文辞简古奥雅，凡治伤寒，未有能出其右者。其书推本《素问》之旨，为诸方之祖。华陀读而善之曰：此真活人书也。灵献之间，俗儒末学，醒醉不分，而稽论当世，疑误视听，名贤睿哲，多所防御，至于仲景，特有神功。乡里有忧患者，疾之易而愈之速，虽扁鹊仓公，无以加之。时人为之语曰，医中圣人张仲景。江南诸师，秘仲景要方不传。所传之世者，《伤寒杂病论》十卷，或称方十五卷，或又称《黄素药方》二十五卷，辨伤寒十卷，评病要方一卷，疗妇人二卷，五脏论一卷，口齿论一卷。弟子卫泛有才识。

论曰：凡言成事者，以功著易显。谋几初者，以理晦难昭。汉自中世以下，太官太医，异端纷纭，泥滞旧方，互相诡驳，张机取诸理化，以别草木之性，高志确然，独拔群俗。言者虽诚，而闻者未譬，其为雷同者所排，固其宜也。岂几虑自有明惑，将期数使之然欤。夫利不在身，以之谋事则智，虑不私己，以之断义必厉。诚能释利以循道，使生以理全，死与义合也，不亦君子之致为乎。孔子曰：危而不持，颠而不扶，则将焉用彼相矣。左丘明有曰：仁人之言，其利溥哉。此盖道术所以有补于世，后人皆当取鉴者也。机撰著篇籍，辞甚典美。文多，故不载。原其大略，蠲去重复，亦足以信意而感物矣。传称盛德，必百世祀。语云，活千人者，子孙必封。信哉。

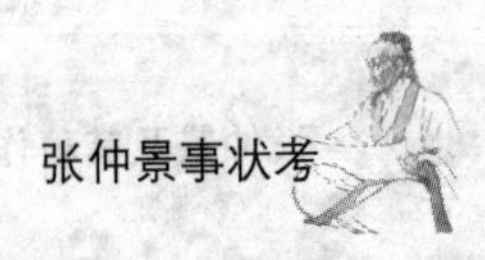

张仲景事状考

章太炎

林亿《伤寒论序》，引甘伯宗《名医录》：“张仲景，名机，南阳人，举孝廉，官至长沙太守。始受术于同郡张伯祖，时人言，识用精微过其师。”

《太平御览》七百二十二引《何颙别传》：“同郡张仲景总角造颙。颙谓曰：君用思精而韵不高，后将为良医，卒如其言。颙先识独觉，言无虚发。王仲宣年十七，尝遇仲景，仲景曰：君有病，宜服五石汤，不治且成，后年三十当眉落。仲宣以其贳长也远，不治也。后至三十，病果成，竟眉落，其精如此。仲景之方术，今传于世。”

皇甫谧《甲乙经序》：“仲景见侍中王宣仲时，年二十余。谓曰：君有病，四十当眉落，眉落半年而死，令服五石汤可免。仲宣嫌其言忤，受汤勿服。居三日，见仲宣，谓曰：服汤否？仲宣曰：已服。仲景曰：色候固非服汤之诊，君何轻命也？仲宣犹不言，后二十年，果眉落，后一百八十七日而死，终如其言。此事虽扁鹊仓公无以加也。仲景论广《伊尹汤液》数十卷，用之多验。”

《抱朴子·至理篇》：“仲景穿胸以纳赤饼。”

案：何颙在《后汉书·党锢传》：“南阳襄乡人。”别传言同郡张仲景，则名医录称仲景南阳人信矣。颙于郭泰贾彪

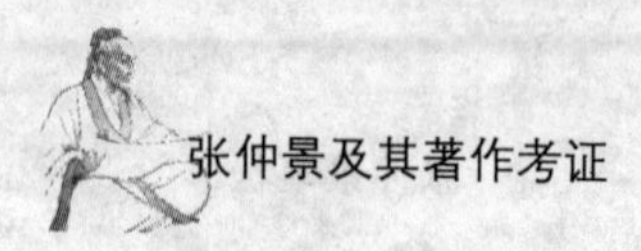

为后进，而能先识曹操、荀彧，仲景与操、彧殆行辈相若者也。颙别传载王仲宣年与甲乙经序不同。寻《魏志·王粲传》："建安二十一年，从征吴，二十二年道病卒，时年四十一。"然则《甲乙经序》称年四十眉落后一百八十七日而死。视何颙别传为得实。仲宣终于建安二十二年。前二十年遇仲景，时建安二年也。魏志粲年十七，以西京扰乱，乃之荆州依刘表。仲景生南阳，仕为长沙太守。南阳长沙，皆荆州部，故得与仲宣相遇。然据《刘表传》及《英雄记》："长沙太守南阳张羡叛表。表围之，连年不下。羡病死，长沙复立其子怿。表遂攻并怿。"《桓阶传》："太祖与袁绍相拒于官渡，表举州以应绍。长沙太守张羡举长沙及旁三郡拒表。"则建安四五年间事也。羡父子相继据长沙，仲景不得为其太守。意者先在荆州，与仲宣遇。表既并怿，仲景始以表命官其地，则宜在建安七年后矣。南阳张氏，自廷尉释之以来，世为甲族。故广韵列张氏十四望，南阳次于清河。仲景自序，亦称宗族素多，其与羡怿或为一宗。表亦无所忌。观桓阶说羡拒表，城陷自匿。表尚辟为从事祭酒，则于张氏同族，愈无嫌恨可知也。何颙尝与王允谋诛董卓，未遂而卒，计卒时未笃老。仲景则为其所奖进者。自序称建安纪年以来，犹未十稔，是在建安七八年中，《伤寒论》于是始作。上与何颙相校，其时不过中身也。抱朴称仲景穿胸以纳赤饼，其绝技乃与元化相类，而法不传。魏晋间人，多以元化仲景并称，其术之工相似也。计元化长于仲景，盖数十岁。何以明之?《魏志·华佗传》："时人以为年且百岁，而貌有壮容，为太祖所收。荀彧请舍宥之。太祖曰：不忧天下当无

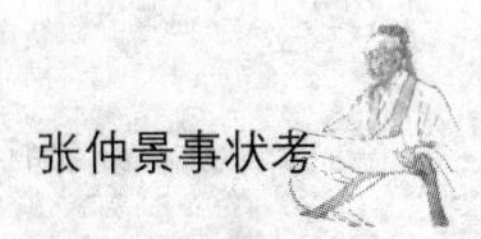

此鼠辈邪！遂考竟佗。”或以建安十七年死，元化死复在其前，而年且近百岁。其视仲景，盖三四十年以长。然两人始终无会聚事，穿胸之术，亦不自元化得之。《抱朴至理篇》：“淳于能解颅以理脑，元化能刳腹以澣胃，此则仓公已有刳治之术。仲景元化盖并得其传者也。元化临死出一卷书与狱吏曰：此可以活人。”孙奇以为即《金匮要略》，亦无据。寻《抱朴杂应篇》。余见戴霸华佗所集《金匮录囊》，崔中书《黄素方》，及百家杂方，五百许卷，明元化书亦称《金匮》，奇乃误以仲景相传耳。仲景处荆州，元化谯人，踪迹多在彭城广陵间，故两人终身不相遇。且《甲乙经序》称华佗性恶矜技，焉肯谓他人书能活人也。仲景在《后汉书》、《三国志》皆无传。《史通·人物篇》曰：“当三国异朝，两晋殊宅。”若元化仲景，时才重于许洛，何桢、许询，文雅高于杨豫。而陈寿《三国志》、王隐《晋书》，广列诸传，遗此不编。今谓仲景事何颙，依刘表，交王粲，所与游皆名士。疑其言行可称者众，不徒以医术者也。

伤　寒　论

吉益东洞

为则曰：“余于此书熟览精读，盖有年矣。”其序曰：“汉长沙守南阳张机著”，薅而考其文。非汉之体格。且《后汉书》有一艺名者，尽举而录。奚独仲景之无传也？历史中，至于《晋书》，始曰后汉张仲景为医，是可言矣。撰次《伤寒论》人者叔

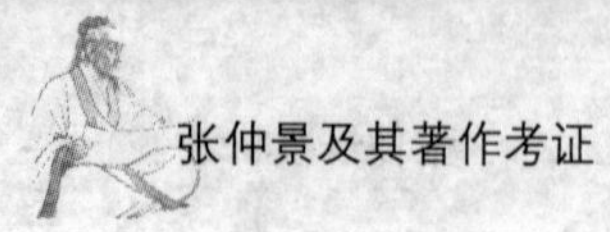

和也，王叔和者，西晋太医令也。若据叔和之言记之乎？它又无所见。或疑撰次之时莫托名乎？是未审也。又曰：“书中论与处方有乖异者，以是掺入之多可知也。”盖见于陆贾《新语》，传扁鹊之方于汉也明矣。因索其方，夜以继日，汲汲乎求之而未得也，唯有《伤寒论》在焉。其方诚莫古焉，而此书后人掺入，错简颇多，非尽古也。故标的于扁鹊之传，而撰定此书。实验于众庶之病，而采摭其方。为万病唯一毒，信而有征。若不为一毒而治之，徒眩伤寒中风之病名，则无寸效矣。于是益信命男之正《伤寒论》之掺入不疑矣，盖方虽良非其人则功鲜夫。扁鹊何人也？古昔良医也。良医何为也？能治疾也。疾不能治，奚为良医？故虽有良方，非其人则未尝免马服君之子之讥。勉哉勉哉，勤之在获乎已耳！

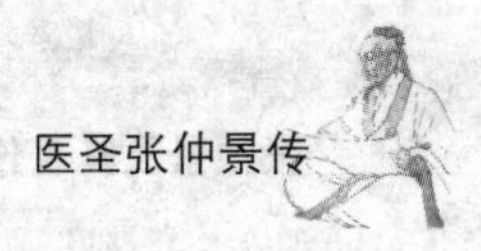

医圣张仲景传

黄 谦

张机，字仲景，南阳人也。学医于同郡张伯祖，尽得其传。工于治疗，尤精经方，遂大有时誉。汉灵帝时举孝廉，官至长沙太守。与同郡何颙客游洛阳，颙探知其学，谓人曰："仲景之术，精于伯祖，起病之验，虽鬼神莫能知之，真一世之神医也。"李濂《医史》〇，林亿等校正，序曰："张仲景《汉书》无传，见《名医录》，云南阳人，名机，仲景乃其字也。举孝廉，官至长沙太守。始受术同郡张伯祖，时人言：识用精微过其师。"《医说》《张仲景方序论》云："张伯祖南阳人，性志沈简笃好方术。诊处精审，疗皆十全。为当时所重。同郡张仲景异而师之，因有大誉。"《太平御览·何永别传》云："同郡张仲景总角造永，谓曰：君用思精而韵不高，后将为良医。卒如其言。永先识独觉，言无虚发。"《古今医统》作何颙。《襄阳府志》：张机，字仲景，南阳棘阳人。《河南通志》：张机，涅阳人。〇案《后汉书·郡国志》：荆州刺史部郡七：南阳、南郡、江夏、零陵、桂阳、武陵、长沙，其棘阳、涅阳，皆南阳郡所属城。棘阳，今湖北省枣阳县。涅阳，今河南省南阳县。何颙字伯求。《后汉书·党锢列传》。后在京师为名医，于当时为上手。《医说》引《仲景方论序》。仲景见侍中王仲宣，时年二十余，谓曰："君有病，四十当眉落，眉落半年而死。"令服五石汤可免。仲宣嫌其言忤，受汤勿服。居三日见仲宣，谓曰："服汤否?"仲宣曰："已服。"仲景曰："色候固非服汤之诊，君何轻命也?"仲宣犹不信。后二十年

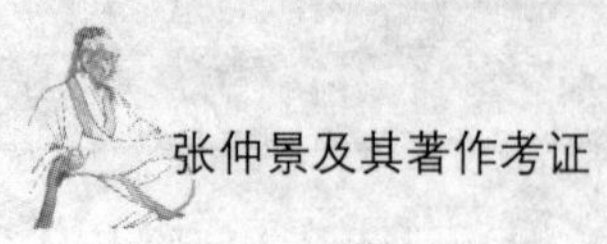

果眉落，后一百八十七日而死，终如其言。此事虽扁鹊仓公无以加也。皇甫谧《甲乙经序》○《太平御览》卷七百三十九《何永别传》："张仲景遇山阳王仲宣，谓曰：君体有病，后年三十当眉落。仲宣时年十七，以其言贯远，不治。后至三十疾，果落眉。"又卷七百二十二《何永别传》："王仲宣年十七，当遇仲景。仲景曰：君有病，宜服五石汤，不治且成。后年三十，当眉落。仲宣以其贯长也远，不治也。后至三十，病果成，竟眉落。其精如此，仲景之方术，今传于世。"○案孙思邈《千金翼方序》云："仲景候色而验眉，盖本诸此。"又《抱朴子内篇》卷第五云："仲景穿胸以纳赤饼。"陆九芝曰："此不类仲景所为。或以华元化有涤藏缝肠之事，而仲景与之齐名，遂附全其说欤。"仲景垂妙于定方。《晋书·皇甫谧传》宗族二百余口，自建安以来，未及十稔，死者三之二，而伤寒居其七。《襄阳府志》○《后汉书·袁术传》：初平三年术据南阳。建安二年，僭号自称仲家。时天旱岁荒，士民冻馁，江淮间相食殆尽。感往昔之沦丧，伤横夭之莫救，乃勤求古训，博采众方。（本书论集）曰："凡欲和汤合药针灸之法，宜应精思，必通十二经脉，辨三百六十孔穴，荣卫气行，知病所在，宜治之法，不可不通。古者上医相色，色脉与形，不得相失。黑乘赤者死，赤乘青者生。中医听声，声合五音。火闻水声，烦闷干惊。木闻金声，恐畏相刑。脾者土也，生育万物，回助四傍，善者不见，死则归之，太过则四肢不举，不及则九窍不通。六识闭塞，犹如醉人。四季运转，终而复始。下医诊脉，知病源由。流转移动，四时逆顺，相害相生。审知脏腑之微，此乃为妙也。"《千金方》○案此段之文，与《金匮》首篇多相发明。惟六识乃出六朝后之佛书，仲景曷尝有此语，其为孙氏所增无疑。观引论集二段文，自见。又曰："欲疗诸病，当先以汤荡涤五脏六腑，开通经脉，理导阴阳，破散邪气，润泽枯

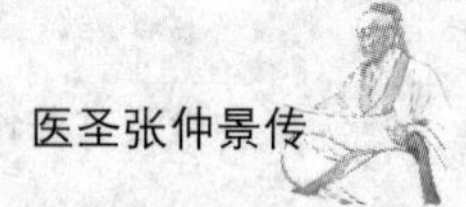

槁，悦人皮肤，益人气血。水能净万物，故用汤也。若四肢病久，风冷发动，次当用散。散能逐邪，风湿痹。《千金》作风气湿痹。表里移走，居无常处者，散当平之。次当用丸。丸能逐风冷，破积聚，消诸坚癥，《千金》作坚癖。进饮食，调荣卫，能参合而行之者，可谓上工。”故曰：“医者意也。”又曰：“不须汗而强与汗之者，夺其津液，令人枯竭而死。须汗而不与汗之者，使诸毛孔闭塞，令人闷绝而死。不须下而强与下之者，令人开肠洞泄，便溺不禁而死。须下而不与下之者，令人心内懊侬，胀满烦乱，浮肿而死。不须灸而强与灸之者，令人火邪入腹，干错五脏，重加其烦而死。须灸而不与灸之者，令人冷结重凝，久而弥固，气上冲心，无地消散，病笃而死。”《金匮玉函经》、《千金方》〇案此篇二百五十八字，将一部《伤寒杂病论》，汤液散丸之功用，汗下温灸之原理，阙发无余蕴。学者所当深玩也。又案序例成氏注，云《金匮玉函经》曰，则《千金方》引此题曰张仲景，信矣。《华氏中藏经》亦载此篇，其文少异，盖后人伪纂也，濒湖未审。本草纲目序例作华陀曰，误矣。又序例土地温凉高下不同一节，《外台》、《总病论》皆作王叔和曰云云。而《本草纲目序例》题张仲景曰，其以仲景之言为华陀，以王叔和之言为仲景，失于审辨也殊甚。今特考明，附论于此。又须珍贵之药，非贫家野居所能立办。由是怨嗟，以为药石无验者，此弗之思也。《金匮玉函经》〇此段叙经方所以不取珍贵药品之意，仁人之言，其利溥哉。又曰：“人体平和，惟须好将养，勿妄服药。药势偏，有所助，令人脏气不平，易受外患。夫含气之类，未有不资食以存生，而不知食之有成败，百姓日用而不知，水火至近而难识。余慨其如此，聊因笔墨之暇，撰五味损益食治篇以启童稚，庶勤而行之，有如影响耳。”《千金方》〇此段文。盖序附禽兽鱼虫、果实菜谷

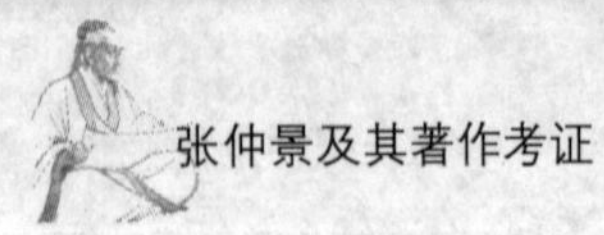

禁忌二篇，于杂病论后之意。魏尤二氏以杂疗方等三篇，断为后人伪托，而竟删之，过矣。撰用《素问》、《九卷》、《八十一难》、《阴阳大论》、《胎胪药录》，并平脉辨证，为《伤寒杂病论》合十六卷。(本书论集) ○案《梁七录》张仲景《辨伤寒》十卷。《隋书·经籍志》：张仲景方十五卷，《辨伤寒》十卷，《评病要方》一卷，《疗妇人方》三卷。《唐书·艺文志》王叔和：张仲景药方十五卷，《伤寒杂病论》十卷。《宋史艺文志》：《脉经》一卷，《五脏荣卫论》一卷，《伤寒论》十卷，《金匮要略方》三卷，《疗黄经》一卷，《口齿论》一卷，《金匮玉函经》八卷。林亿等校正，序曰："张仲景为《伤寒杂病论》合十六卷，今世但传《伤寒论》十卷，杂病未见其书，或于诸家方中载其一二矣。翰林学士王洙，在馆阁日，于蠹简中，得仲景《金匮玉函要略方》三卷。上则辨伤寒，中则论杂病，下则载其方，并疗妇人。乃录而传之士流，才数家耳。今先校订张仲景《伤寒论》十卷，总二十二篇，证外合三百九十七法，除复重定有一百一十二方。次校订《金匮玉函经》。今又校成此书。仍以逐方次于证候之下，使仓卒之际，便于检用也。又采散在诸家之方，附于逐篇之末，以广其法。以其伤寒文多节略，故断自杂病以下，终于饮食禁忌，凡二十五篇。除重复合二百六十二方，勒成上中下三卷，依旧名曰《金匮方论》。此仲景书，自汉建安十年至宋治平二年，上下八百五十六年，分合晦显之大概也。"《太平御览》引高湛养生论云："王叔和编次张仲景方论为三十六卷，大行于世。"《千金方》伤寒门云："江南诸师秘仲景要方不传，今考《千金方》所载《金匮方论》十之八九，亦载《伤寒论》惟甚简略，疑即王洙田馆阁所获之本。孙氏晚年始获《伤寒论》，收载之于《翼方》，后天宝中，王焘撰《外台秘要》，中载仲景《伤寒论》方，合今《金匮》计一十八卷，与史志所载卷数皆不合，盖侵权印刷之术，始于五代冯道，其先书籍皆由抄写，故分卷各不同也。"孙兆《外台秘要》疏云："张仲景集验小品最为名家，今多亡逸。是知仲景尚著有集验小品二种，其书久佚，今惟于《外台秘要》中得窥其崖略。"其文辞简古奥雅，古今治伤寒者，未有能出其外者也。《文献通考》引陈振孙书目题词。最为众方之

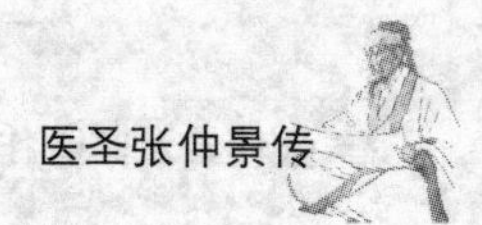

祖，又悉依本草。但其善诊脉，明气候，以意消息之耳。陶宏景《名医别录序》〇《阴证略例》文璐公云："仲景为群方之祖。"《唐书·于志宁传》本草所载郡县多在汉时，疑张仲景华陀審记其语别录者。华陀读而喜曰："此真活人书也。"《襄阳府志》〇案孙奇校《金匮方论序》云："臣奇尝读魏华陀传，云出书一卷，曰此书可以活人。每观华陀凡所疗病，多尚奇怪，不合圣人之经。臣奇谓活人者，必仲景之书也。"《朱肱活人书张岁序》云："华陀指张长沙《伤寒论》为活人书，昔人又以《金匮玉函》名之，其重于世如此。然其言雅奥，非精于经络，不可晓会，府志之言，盖有所本。"《巢氏病源》云："华陀之为治，或刳断肠胃，涤洗五脏，不纯任方也。仲景虽精不及于陀，至于审方物之候，论草石之宜，亦妙绝众医。"论者推为医中亚圣，而范蔚宗《后汉书》，不为仲景立传，君子有遗憾焉。《襄阳府志》〇案时贤《丁仲祜历代名医列传》附论，谓考《后汉书》、《三国志》，自孙坚为长沙太守后，灵献之间无仲景守长沙之日，云云。今考灵帝纪，孙坚为长沙太守在中平四年，上距建宁纪元一十八年。盖仲景为长沙太守，在建宁年间，值党锢事起，旋即致仕，故其佚事见于《何颙别传》也。又方中行《伤寒条辨》载张松北见曹操，以其川中医有仲景为夸。陆九芝云："仲景入川，事无可据，明是稗官家言。"考《后汉书·袁术传》，术畏卓之祸，出奔南阳，会长沙太守孙坚杀南阳太守张咨，引兵从术，表上术为南阳太守（献市纪事在初平元年）。初术在南阳，户口尚数十百万，而不修法度，以钞掠为资，奢恣无厌，百姓患之。《刘焉传》：初南阳三辅民数万流入益州，焉悉收以为众，名束川兵（事在兴平元年）。建安十三年曹操自将征荆州，璋乃遣使致敬，操加璋振威将军，璋因遣别驾从事张松诣操。然则景仲入川，盖在初平年间，袁术据南阳时，其后刘备袭川，旋即归隐。故其事实无所表见，易称潜龙之德，仲景有焉。陆氏所谓稗官家言，盖指《三国演义》然所载张松云云，绝非撰杜。但书阙有间，无所实证尔，故附辨于此。〇《南阳人物志》张玑又得阳励公之传，精于治疗。一日入桐柏山觅药草，遇一病人求诊，仲景曰："子之腕有兽脉，何也?"其人以实具对，曰乃峄山老猿也。

仲景囊中丸药畀之，一服辄愈，明日肩一巨木至，曰此万年桐也，聊以相报。仲景断为二琴，一曰古猿，一曰万年。（见《古琴记》）元嘉冬，桓帝感寒疾，召玑调治。病经十七日，玑诊视曰，正伤寒也。拟投一剂，品味辄以两计，密覆得汗如雨，及旦身凉。留玑为侍中，玑见朝政日非，叹曰："君疾可愈，国病难医。"遂挂冠遁去，隐少室山。及卒，葬宛城东二里许，后人尊为医圣。〇案志云仲景事迹怪诞，且名时不符，有类齐谐，无足辨也。清顺治初，叶县训导冯应鳌，得仲景墓于南阳县东郭门外，仁济桥西，乃为祠祀焉。《南阳县志》〇《徐忠可金匮要略论注·张仲景灵异记》云：兰阳诸生冯应鳌，崇祯戊辰初夏，病寒热几殆。夜梦神入金冠黄衣，以手抚其体，百节通鬯①。问之，曰：我汉长沙太守，南阳张仲景也。今活子，我有憾事，盍为我释之。南阳城东四里有祠，祠后七十七步有墓，岁久湮没，将穿井于其上，封之惟子。觉而病良愈，是秋应鳌即千里走南阳城东，访先生祠墓于仁济桥西，谒三皇庙旁列古名医，内有衣冠须眉，宛如梦中见者，拭尘视壁间，果仲景也。因步庙后求先生墓，已为明经祝丞蔬圃。语之故，骇愕不听。询之父老，云庙后有古冢，碑记为指挥郭云督修唐府烧灰焚毁，应鳌遂记石庙中而去。后四年园丁掘井圃中，丈余得石碣，果先生墓，与应鳌所记不爽尺寸。下有石幽洞窈，闻风雷声，惧而封之，应鳌以寇盗充斥不能行。又十年余，应鳌训叶，叶隶南阳。入都谒先生墓，墓虽封，犹在洫流畦壤间也。问其主，易祝而包，而杨，杨又复归包，包孝廉慨然捐其地。郡丞汉阳张三异闻其事而奇之，为募疏请之监司僚属，输金助工，立专祠，重门殿庑，冠以高亭，题曰汉长沙太守医圣张仲景祠墓。耆老陈诚又云：祠后高阜，相传为先生故宅。迄今以张名巷，巷之西有张真人祠。名额存焉，祀张仙，或传之久而误也。祠墓成于顺治丙申年，距戊辰巳三十稔云。节录桑芸《张仲景祠墓记》及冯应鳌《医圣张仲景灵应记》。〇按仲景墓在今南阳县，东郭北隅医圣祠内，墓高八尺，东距郭垣仅五步。考南阳环城郭砦，建筑于清同治五年。

① 鬯（chàng）：古代祭祀用的酒，用郁金草酿黑黍而成。同"畅"。

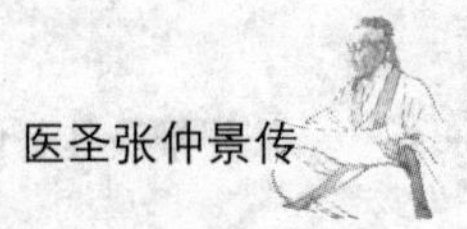

三皇庙在祠南七十步，其中神像于民国十七年为驻军所毁。仁济桥在庙东郭砦外，而冯应鳌明崇祯元年所刊之记事碑，湮没者三百余年。余于癸酉孟冬获见，舁竖殿左，并撰制楹联，文曰："道攒农黄，德侔孔孟。"悬诸殿前，借表景仰之诚云。杜度，仲景弟子。识见宏敏，器宇冲深，淡于矫矜，尚于救济。事仲景，多获禁方，遂为名医。《医说》引仲景方序。卫泛，好医术，少师仲景。有才识，撰《四逆三部厥经》，及《妇人胎藏经》、《小儿颅囟方》三卷，皆行于世。《太平御览》引《张仲景方序》〇《千金方》卷二十六《食治序论》："《河东卫泛记》曰：扁鹊云：人之所依者形也，乱于和气者病也，理于烦毒者药也，济命扶危者医也。安身之本必资于食，救疾之速必凭于药。不知食宜者，不足以存生也。不明药忌者，不能以除病也。是故食能排邪而安脏腑，悦神爽志以资血气。若能用食平疴，释情遣疾者，可谓良工。长年饵老之奇法，极养生之术也。夫为医者当须先洞晓病源，知其所犯，以食治之。食疗不愈，然后命药。药性刚烈，犹若御兵，兵之猛暴，岂容妄发？发用乖宜，损伤处众，药之投疾，殃滥亦然。"又《千金翼方》卫泛称扁鹊云："安身之本，必须于食。救疾之道，惟在于药。不知食宜者不足以全生，不明药性者不能以除病。故食能排邪而安脏腑，药能恬神养性以资四气。故为人子者，不可不知此二事，是故君父有疾，期先命食以疗之，食疗不愈，然后命药。故孝子须深知食药二性，其方在《千金方》第二十六卷中。"王叔和，高平人也。博好经方，尤精诊处，洞识摄养之道，深晓疗病之源，采摭群论，撰成《脉经》十卷，篇次《张仲景方论》为三十六卷，大行于世。东晋张湛《养生方》〇皇甫谧《甲乙经序》："近代太医令王叔和，撰次仲景，选论甚精，指事施用。"唐甘伯宗《名医传》："仲景作《伤寒论》错简，迨西晋高平人王叔和撰次成序，得成全书。"《太平御览》引高湛《养身论》云："王叔和性沉静，好著述，考核遗文，采摭群论，撰成《脉经》十卷，编次《张仲景方论》为三十六卷，大行于世。"高保衡等校订《伤寒论序》

云：“自仲景于今八百余年，惟王叔和能学之，成无己曰：仲景之书逮今千年而显用于世者，王叔和之力也。案王叔和于仲景书，虽无所发明，而传经之功，自不可没，仲景旧论，赖之以存，附入各篇皆题词叙明。后人不察，竟以增入各篇为王叔和之伪托，甚至疑其变乱仲景原文，过矣。今附诸仲景传后，以彰其功。”〇又案伤寒论注以成无己为最先。无己聊摄人，生于宋嘉祐治平间，后聊摄地入金，遂为金人。徐镕曰：“聊摄七十八岁撰成明理论，八十岁时注完《伤寒论》，未暇注《金匮篇》。所以俗医分为二门，致今时众口一辞诮仲景，能治伤寒而不能疗杂证，冤哉！陆九芝曰：“仲景《伤寒论》见《隋书经籍志》，隋时必有定本，惜无可考。今案成无己于原文坚字皆作鞕，疑皆避隋文帝讳。《脉经》作坚，《千金翼》仍作坚，可见聊摄所据尚是隋时原本，是可贵矣。”金匮注以赵以德为最先。陆九芝曰：“赵氏名良仁，元末长州人。从丹溪学，渊源有自，皆必读之书。”又曰：“注《伤寒》者，明时已有五十余家。今则百余家矣，其篇次各不同，欲得《伤寒论》原次，必要读《千金翼》。”

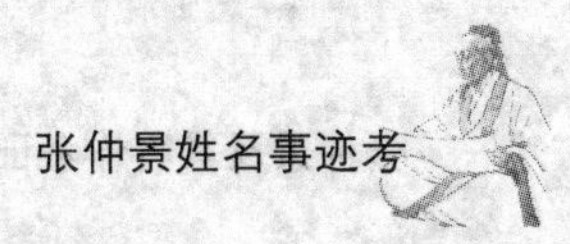

张仲景姓名事迹考

郭象升

医圣张仲景，世传其名曰机，南阳人，建安中，官至长沙太守。而《后汉书》无传，生平事迹无所考，论者憾焉。元和陆懋修博采群书，为之补传。余闲取观之，亦未谛也。按范氏《后汉书》、陈氏《三国志》："灵帝中平四年（187），孙坚始为长沙太守。献帝初平三年（192），为袁术攻刘表，战死，袁术以苏代领长沙。"苏代守长沙，事无可考，盖术败与之俱去矣。范书《刘表传》："建安三年（198），长沙太守张羡，率零陵桂阳二郡畔表。"陈志《刘表传》云："表攻之，连年不下，羡病死。长沙复立其子怿，表遂攻并怿。"史不言其在何年也。建安十三年，表卒，子琮降曹操。操辟刘巴为掾，使招纳长沙零陵桂阳三郡。（《蜀志·刘巴传》）曹操兵败北归，先主征江南四郡，长沙太守韩玄降。（《蜀志·先主传》）则不知玄为曹操新任欤，抑刘表旧属也。《蜀志·黄忠传》："忠为刘表中郎将，与表从子磐，共守长沙攸县。及曹公克荆州，假行裨将军，仍就故任，统属长沙太守韩玄。"然则玄与忠，正刘巴之所招纳者也，其为表之旧属明矣。表克张怿，当以玄继守长沙欤。《廖立传》："先主领荆州牧，擢立为长沙太守，此则继玄者也，时在建安十四年。及建安二十年，吕蒙奄袭南三郡，立脱身走。自此之

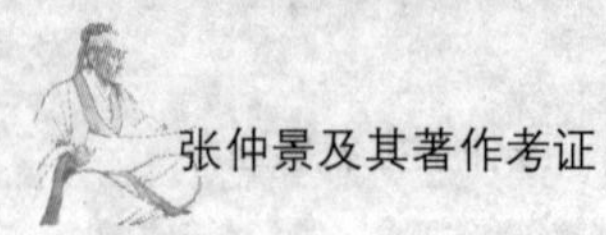

后，凡六年而汉亡。”然六年中，长沙太守，皆吴所委任，不复关汉也。由此观之，仲景之守长沙，必在建安十三年，刘表未死以前。而考之于史，孙坚苏代之后，张羡父子，称兵历年。仲景做守，竟在何时耶？以余论之，则张羡者，实即仲景也。范书《刘表传》李注、陈志《刘表传》裴注，皆引《英雄记》曰：“张羡南阳人，先做零陵桂阳长，甚得江湘间心。然性倔强不顺，表薄其为人，不甚礼也。羡由是怀恨，遂叛表。籍则南阳，官则长沙太守，年则建安。”其为仲景何疑？仲景名机，而史以为羡者，羡非仲景本名，则必别名也。汉末人士，有别名者多矣。裴松之注《三国志》，援证历历。余尝悉心钩稽，计得三十余人。如曹操一名吉利，荀爽一名谞，韩遂一名约，边章一名元（《后汉书》以为本名允），王朗本名严，伍孚一名琼（见《董卓传注》裴注疑为一人），潘勗一名芝，李恢一名义（见《杜畿传注》裴注以为一人），华陀一名敷，邓艾本名廿，孙皓一名彭祖，陆逊一名议，李严一名平，徐庶本名福，文鸯一句俶，却正一名纂，程昱本名立，贾逵一名衢，邯郸淳一名竺，郭记一名多，焉忠本名笃，滕密本名牧，丁固本名蜜，孟行一名宗，顾裕一名穆，阎行一名艳，令狐愚一名浚，曹干一名良（曹魏诸王），刘梁一名恭（祯之父），刘阐一句纬（玮之子），孙朗一名仁（坚之庶子），刘舆一名方（繇之父），而何定之为何布，为孙皓所改，韦曜之为韦昭，为史官所改者，尚不数也（凡属小字，皆不数。如曹操之阿瞒，刘禅之阿斗等是也。《臧霸传》：霸本名奴寇，其同党孙观，名婴子。吴敦名黯奴，尹礼名卢儿。又《魏志》十八卷，引杨阿若，改名丰，疑皆为小字。又《蜀志·诸葛亮传注》，引李兴一名安，以其为晋人，亦不数之）。

仲景有羡机二名，又何足疑。华陀与仲景并为汉末名医，陀固别名敷矣，夫羡之为言慕也（《文选·思玄赋》："羡上都之郝戏兮，旧注羡慕也。"），而景亦训慕（《后汉书·刘恺传》："景化前修有伯夷之节注景犹羡也"），字仲景而名羡，于义允协，机则与景义不相切附。抑南阳张氏之显者，在汉之东，莫如河间相衡。机衡同物（《后汉书·李固传》：注云机衡也），或以机比迹于衡，寓高山仰止之意，因是不废仲景之字欤。仲景自叙《伤寒论》云："余宗族素多，向余二百，建安纪元以来，犹未十稔，其死亡者，三分有二。"据此知《伤寒论》之作，在建安十年之内。范书称张羡，以建安三年叛表。《陈志》称表攻羡，连年不下，羡病死，长沙复立其子怿。所谓连年不下者，约略建安三年至十年内外也（《范书》称刘表遣兵攻围破羡，平之。无连年不下，及长沙复立其子怿等语，不研其终。《陈志》详矣，又不载以以何年叛表，则又不研其始也）。使仲景非羡，则其官长沙太守，当在建安三年以前。而《伤寒论》一书，既系衔长沙太守，又叙中自言建安纪元，犹未十稔。明其为将近十年之语，而非建安三年以前可知。谓《陈志》连年不下一语，为期固长，然不能断定羡怿父子之亡，确为何年。安知张怿之后，韩玄之前，不别有张机其人耶？此则余更说矣。按《魏志·桓阶传》：张羡叛表，阶实劝之。所以应曹操也，阶传称太祖与袁氏连战，军未得南。而袁急攻陷羡，羡病死，城陷，阶遂自匿（此传不立长沙，人复立羡子怿，史文固时有详略耳）。袁绍以建安七年死，其子谭尚等，与曹

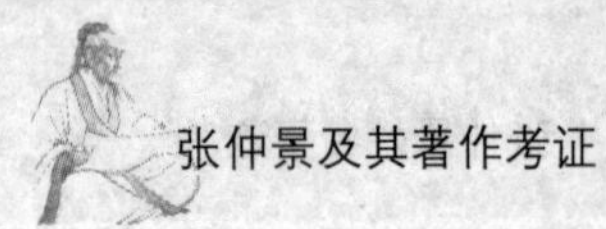

氏连战又二年。建安九年，操始破邺。又后二年，始斩谭尚。以阶传所载揣度之，羡之死正在此数年中。《伤寒论》叙所云“建安纪元，犹未十稔”确然为张羡之语。羡即机，机即羡。不克建安十年之前，别有一张机者做长沙太守也？刘表虽外貌儒雅，而心多疑忌（语见《陈志》）。新去一南阳人之张羡，又用一南阳人之张机，有是理哉？羡之所以书叛者，以其初本表所著置也。建安纪元之初，羡当在荆州幕府。何以知之？陆氏所补《张仲景传》称仲景少时，见知于何颙，既至京师，为名医，于当时称上手。见传中王仲宣时，年二十余，曰：“君有病，四十当眉落，半年而死，令服五石汤可免。”仲宣不用其言，后三十年果眉落，一百八十七日而死。王仲宣者粲也，其官侍中，在建安二十一年，曹魏建国之初，次年从征吴道，病卒。仲景见仲宣于汉京师乎？则年不为侍中。见仲宣于魏京师乎？则年非二十余。且去其死期，亦无二十年。皆纪事之不审也。考《陈志·粲传》：粲年十七，司徒府辟不就，乃之荆州依刘表，建安二十二年卒，年四十一。就建安二十二年，倒除去二十年，建安二年，仲宣年二十一，正居荆州依刘表时也。仲景相见，当在此时。使仲景不做刘表之客，固无由与二十一岁之王仲宣相见。使张羡而非仲景，则与刘表本无宿昔，谓之叛何欤？抑张羡之为南阳人也，官长沙太守也，当建安时也，古今读史之人，谁不知之？而卒无一人疑其即是仲景者，岂非病羡之叛乱，谓仲景不至此耶？以余论之，羡之叛，特叛表耳，非叛汉也。岂惟不叛汉，又且以叛表者忠于汉？《桓阶传》曰：“太祖与袁绍相拒于官渡，表举州以应绍。阶说其太守张羡曰：夫举事而不本于义，未有不败者也。故齐桓率诸侯以尊周，晋文逐叔带以纳王。今劳氏反此，而刘表应之，明府必欲立功明义，全福远祸，不宜与之同也。羡曰：然则何向而可？阶曰：曹公虽弱，仗义而起，救朝廷之危，奉王命而讨有罪，孰敢不服？今若举四郡，保三江，以待其来，而为之内应，不亦可乎！羡曰：善。乃举长沙及旁三郡（升按：他传但言零陵桂阳，而此三郡者，疑有武陵），以拒表遣使诸太祖，太祖大悦。”夫曹操虽为汉贼，而建安初年，未有逆迹。叛刘应曹，未为非也。仲景有道之士，何必不出此乎？晋之殷仲文，唐之许敬宗，宋之高若讷，皆奸邪小人，而医术皆精绝。人品与技能，从来固不相掩矣。假使仲景屈强不顺，怀恨不叛，如《英雄记》之所言，亦不足为其医学之累。况乎乃心王室，大义昭然哉！晋代名医王叔和，有字无名，千载昧昧。今儒余杭章太炎始从他书辗转考求，知其名曰熙（见所著《蓟汉微言》）。余撰此篇，其亦医林千载未发之覆也夫。

伤　寒　论

永富独啸庵

世医动谓《伤寒论》治外邪，天下无加，至于杂病，则未必然。呜呼，卑哉！夫伤寒中有万病，万病中有伤寒，回互参究，始可治伤寒，始可治万病。况于古医方中，一得骊珠，则《千金》、《外台》、宋、元、辽、明等众多之说，亦皆为我使用。犹如正统一归，则九夷八蛮，悉奉正朔也。

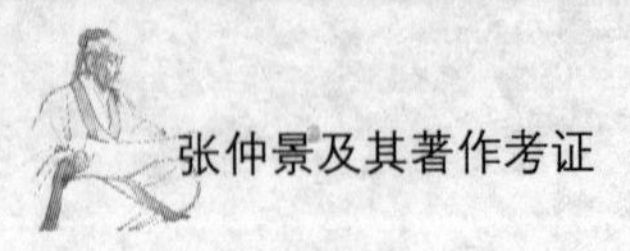

张仲景郡望生卒之推测

洪贯之

比年以来，国中关于文化专史及名人传记等著述，时有出现。其中独有医药学史及古医家传记，尚付缺如。此稿为余昔年所撰张机评传之一页，兹特略加修正，录出发表。只以案头书少，参考资料，搜集无多，不能成篇，殊为遗憾。甚望当世博学，匡其不逮，为幸何如。

二四·四·十二，来追眷稿记

尝考南阳先生张仲景之事迹，范、陈二史，俱无专传，又并不散见于郭玉、华佗等传中。惟皇甫谧（士安）云："仲景垂妙于定方。"《晋书·本传》葛洪抱朴子有云："仲景等穿胸以纳赤饼。"《隋书·经籍志》注曰："仲景后汉人。"又《名医录》云："南阳人，名机，仲景乃其字也。举孝廉，官至长沙太守。"（林亿等校订序）王叔和《张仲景方论序》（存《太平御览》中）亦言其名机。则仲景名机，当可无疑。然此等记载，于考证其郡望生卒，均属无补，故必须由其交接之人之传记中求之。而今所知者，仅何颙与王粲（仲宣）二人而已。清代元和陆九芝先生尝撰仲景传，引用诸书。虽有今本《伤寒论序例》（王叔和撰），《甲乙经自序》（晋·皇甫谧），梁·陶宏景《别录自序》，隋·巢元方《巢氏病源候论》，唐·孙思邈《千金方》，王焘《外台秘要》，甘伯宗《名医录》，宋·林亿新校进《千金方疏》，林亿等《外台秘要注》，唐慎微《证类本草》，李濂《医史》、《太平御览》，王氏《玉海》，郑樵《通志》，马端临《文献通考》，陈振孙《书录解题》，清《四库全书目录》等，凡十八种，但其于生卒郡望诸问题，并未加以注意。于其学说一层，又复将后世传说，一并采入，混其本真。然此为曩昔国人治学之通病，未可以责陆先生也。

今既欲考仲景之郡望生卒，自当先考定其为何郡人，然后始从事于生卒之推测。考《襄阳府志》称其为南阳枣阳人，《李濂医史》则但云南阳人，陆九芝《仲景传》则书南郡涅阳人（从《河南通志》），各异其词。今考历史上“南阳”凡四，分列于后。

一、地名

（甲）春秋晋地——即今河南沁阳县。

（乙）战国齐地，本春秋鲁平阳邑，汉置南平阳县——即今山东邹县治。

二、郡名：秦置，河南旧南阳府、湖北襄阳府之地。

三、府名：元置，明清皆属河南，今废——今南阳县旧治也。

四、今县名：周申国，春秋楚宛邑；秦置宛县，为南阳郡治；隋改南阳县；明清皆为河南南阳府治。

以上除第一条地名之（乙），为山东邹县治，与本文无关。综核其余各条，则南阳郡盖为今河南湖北两省交界之地，余者亦均属今河南省。再考《何颙别传》称“同郡张仲景”，范氏《后汉书》亦有“张氏为南阳族姓”之语，则仲景之为南阳郡人，殆无疑义。今湖北《襄阳府志》、《河南通志》均载有仲景事略。而《襄阳府志》称其为南阳枣阳人，考枣阳县系隋置，清属湖北襄阳府。是仲景之时，尚无枣阳之名，此或为后世传误，未可知耳。至《河南通志》所载南郡，亦秦置，非南阳郡。凡湖北旧荆州、安陆、汉阳、武昌、黄州、德安、施南诸府，及襄阳府之南境，皆其地。治郢，故楚都也（隋亦置南郡于此）。而涅阳县河南镇平县西北，汉时属南阳郡，非南郡，故《通志》所言南郡，恐为南阳郡之误耳。惟仲景是否南阳郡涅阳县之人，则迄今尚未发见确实文献可资证明也。

至于仲景之生卒年代问题，亦殊不易研究。盖其生平所交接之人，今所知者，仅何颙与王粲耳。尝考王粲字仲宣，生汉熹平六年丁巳，卒建安二十二年丁酉，卒年四十一，各书均同。《何颙别传》及《甲乙经序》均载有仲景诊王仲宣事。虽述其技术，似觉过于神秘，但当时大抵确有其事。兹节录原文于后。

“……尝见侍中王仲宣曰：君年至四十，当有疾，须眉脱落，脱落后，半年而死。今豫服五石汤，庶几可免。仲宣时年二十余，闻其言，恶之，虽受汤而不饮。数日后，见仲景，佯曰：五石汤已饮矣。仲景曰：色候固非服汤之诊，何轻命欺人耶？仲宣益恶之。后二十年，固有疾，须眉皆脱落，越一百八十七日而死。终如其言……”

今观《伤寒论序》有云：“……建安纪年以来，犹未十稔……”而王仲宣以建安十八年冬十一月始任魏侍中——建安元年时正二十岁——若其诊仲宣确属事实，序文亦真，则见仲宣时，去著书（《伤寒杂病论》）时当必甚近，或同时，亦未可知。盖原书（《伤寒杂病论》）似非一二年所能完成。乃应当时时医之误治，以自己之临床研究加以订正，随手编录。及至完成时，已在建安十年之前矣。但就另一方面观之，则殊不然，因与序文语气不能符合也。故建安之“安”字应据《医史》作“宁”字之误。建宁为灵帝年号。序文有云：“……余宗族素多，向余二百，建‘宁’纪年以来，犹未十稔，其死亡者，三分有二，伤寒十居其七。感往昔之沦丧，伤横夭之莫救，乃勤求古训，博采众方……”以此观之，盖谓自灵帝纪年，未及十年，而死亡者三分有二，伤寒十居其七。更观“感往昔之沦丧”一语，尤可知其习医之时，上距族人夭亡，已有若干年，故建宁云云。为追述往事，再证以史志，则灵帝时确系时有大疫，兹录于后，以资考证。

建宁四年三月，大疫。

熹平二年春正月，大疫。

光和二年春，大疫。

又，五年二月，大疫。

中平二年春正月，大疫。

至于献帝之时，史传并无大疫记载。虽或不免遗漏，但其时即使有之，必不若灵帝时流行之烈可知矣。再考何颙之卒，在初平元年三月，即董卓迁都之后。惜其生年，未能考得。今假定其生于桓帝初年（或更早于此亦未可知），卒年当在四十左右，就此推之，则仲景当亦生于桓帝时——而后于何颙。后世传其灵帝时举孝廉，倘此说果确，其后仲景大抵必在二十左右，犹未尝习医也（正大疫流行最烈时）。其后数年，乃始发愤研究医学，及至著述完成之日，大约疫势已衰。诊王仲宣事，当在此时，或其后数年。然则，若假其少何颙十岁，此时已将四十余岁矣。又考《脉经序》有云："……今撰集岐伯以来，逮于华佗，经论要诀，合为十卷……"经中采有"仲景要论"。以此而观，仲景似先华佗而卒。华佗见收时，荀彧曾谓曹操曰："佗方术实工，人命所悬，宜舍宥之。"操不从，竟杀之（见《后汉书·方术传》及《三国志·本传》）。荀彧以建安十七年夏六月，自杀。则佗被杀，当在彧死之前。若仲景之卒，果在佗前，盖不得见仲宣之卒矣。今推定其卒年，大约在诊仲宣之后，至建安十七年，此数年中。如果不误，则其卒年，实未尝满六十也。惟生年之推定，似觉过晚，惟有俟将来另有新证发见，再行订正而已。至其守长沙事，史传无考。仅查得建安三年，有长沙太守张羡率零陵桂阳二郡畔刘表（《后汉书·刘表传》），羡卒，子怿嗣为长沙太守，刘表并之（《三国志·刘表传》）。余无所得。岂羡者，即为仲景之别名耶？抑后人因羡机音声近似而传误，遂以"汉长沙守"云云，补署于序文之末耶？况今《伤寒论序》文，究竟是否仲景所撰，尚属疑问，迄今犹无确证，姑存其疑可矣。（转载中西医药杂志）

谒南阳医圣张仲景祠墓记

黄　谦

予自弱冠时，读《伤寒论》、《金匮要略》，即欲详知张仲景先生之历史。乃检《后汉书》、《三国志》，而无仲景传。后考各家医书，及子集稗史，间有载其佚事，东鳞西爪，详略互见。于是搜辑诸书，撰《张仲景传》，列于拙著《伤寒杂病论集注》卷首。而仲景祠墓，则自汉迄明，志乘失载，文献无征。有清康熙中，徐忠可著《金匮要略论注》，卷首载《张仲景灵应记》一篇。盖节录冯应鳌《医圣张仲景灵应记》、桑芸《张仲景祠墓记》而成者。记云："兰阳诸生冯应鳌，崇祯戊辰初夏，病寒热几殆。夜梦神人，金冠黄衣，以手抚其体，百节通鬯[1]。"问之，曰："我汉长沙太守南阳张仲景也，今活子，我有憾事，盍为我释之。南阳城东四里有祠，祠后七十七步有墓，岁久湮没，将穿井于其上，封之惟子。"觉而病良愈。是秋，应鳌即千里走南阳城东，访先生祠墓于仁济桥西。谒三皇庙，旁列古名医，内有衣冠须眉，宛如梦中见者，拭尘视壁间，果仲景也。因步庙后，求先生墓。已为明经祝丞蔬圃，语之故，骇愕不听。询之父老，云："庙后有古冢，碑记为指挥郭云督修唐府，烧灰焚毁。"

① 鬯（chàng）：同"畅"。

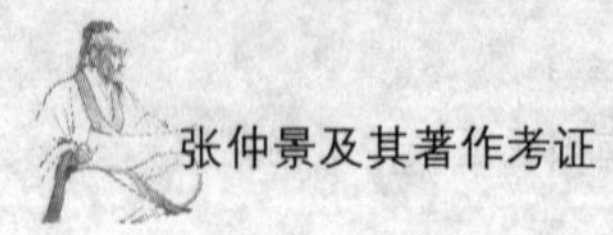

应鳌遂记石庙中而去。后四年，园丁掘井圃中，丈余得石碣，果先生墓，与应鳌所记，不爽尺寸。下有石洞幽窈，闻风雷声，惧而封之。应鳌以寇盗充斥，不能行。又十年余，应鳌训叶，叶隶南阳。入都竭先生墓，墓虽封，犹在洫流畦壤间也。问其主，易祝而包，而杨，杨又复归包，包孝廉慨然捐其地。郡丞汉阳张三異，闻其事而奇之，为募疏，请之监司僚属，输金助工，立专祠，重门殿庑，冠以高亭，题曰“汉长沙太守医圣张仲景祠墓。”乡耆陈诚又云：“祠后高阜，相传为先生故宅。”迄今以张名巷，巷之西，有张真人祠，名额存焉。祀张仙，或传之久而误也。祠墓成于顺治丙申年，距戊辰已三十稔云。”仲景祠墓见于载籍者始此。十年前予即发愿谒仲景祠墓，考索遗迹，以事未果。今岁仲秋承杨茂三、王岐山、赵子余诸先生馈赆，迨至本月一日，始由西安起程，四日晚抵南阳。翌晨沐浴讫，诣东郭北隅。见道旁有庙，前列数碑，东有仲景神道碑，知即为三皇庙。创建于明嘉靖丙午年，内祀伏羲、神农、黄帝，暨岐伯以下十代名医。乡人谓民国十七年，石友三军驻宛，将庙中神像尽毁，近年于内设立学校。仁济桥在庙前东郭岩外，亦嘉靖时所建也。由庙后行六十余步，即医圣祠。而顺治丙申冯应鳌所立之灵应碑，在祠外东郭岩内壁间。桑芸所立之祠墓记碑，露立祠右，文与冯碑详略互见。墓在祠门内，前有碑高八尺余，系顺治十三年，郡丞张三異所立。予礼敬讫，见墓前又一小碑，高二尺余，文曰：“汉长沙太守医圣张仲景墓。”字体遒逸，类晋人书，盖即明崇祯五年，园丁穿井凿地所获者。见此碑而仲景之墓，乃有确据，距今岁适甲子五

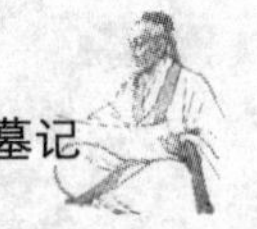

周矣。祠中诸碑，古而可宝者，当以此为最云。墓高八尺，后有旧藤数本，外砌砖，上覆亭，民国十二年，邑人杨文濂所建也。墓东距郭垣仅五步，前后三十余步，南北与郭垣相直，盖特为仲景祠墓将郭垣外伸数步，乃成弧形。查南阳环城郭岩，筑于同治五年，为玄妙观羽士张宗璇规划建筑，以御捻寇者。使仲景不显灵异于明末，不惟难免穿掘之患，且必为郭垣所覆矣，体魄焉能卒获安全哉！墓后数步为祠，正殿三楹，中祀仲景塑像，金冠黄袍，丰颜隆准，黑须三绺，平膝正坐，手持如意一柄，像前金字牌位，文曰："医圣先师汉长沙太守张公神位"。左旁祀注《伤寒论》诸公牌位六，右旁祀孙真人像，东序祀周公景福，西序祀神医何仙，又有佛像数尊，参乎其间，不伦不类，混祀一堂。盖清道光后，乡人随意妄增也。予历览庙宇，见其门敝庑颓，庭秽垣圮。一道童守门，云："其师李智祥，年近古稀，因祠产为学校所夺，惟恃游募度日。"予考索碑文，祠产原有园田四十亩，系同治十三年，包孝廉捐施。姚家庄地四顷八十亩，系康熙二十七年，周景福捐施。附郭地五十亩，系康熙五十九年姜大成、吴国士捐施，专供本祠祀祭，暨修葺看守之资。详询该地人士，得知姚家庄地四顷八十亩，于民国初年，拨归师范学校。附郭园地九十亩，民国十七年，石军驻宛，变卖庙产，被劣绅先及元，倚势乘危，以贱价买去。至十九年，该绅以不法事，为张伯英总指挥枪毙。去岁，其兄先登云，以积恶不悛，为刘雪亚督办处决。兄弟同恶相济，咸遭显戮，家产六七十顷，悉数充公。而此项祠产，遂亦归师范学校矣。愧予德薄力绵，无能为役。则恢复祠产，庄严庙貌，是所望于邦人君子云。谒神毕，甫出门，见一小碑，侧置祠外。读其文，乃崇祯元年九月，冯应鳌所立之纪事碑。原在三皇庙中，冯氏去后，旋为不便者仆没。及顺治十年，冯氏再至，求之不得，疑为人毁矣。有僧洪秋者，昔卓锡此地，录文而笥藏之。冯从之得其文，复刊于石，而详记其颠末于后。今秋校长某，见碑于阶下，不忍为人践踏，而移于此。按此碑已没三百余年，为考究仲景祠墓者，最要之史料，不惟今世所当珍之，即在当时，冯氏亦极重视。惜其不克再觏[①]也，予亟舁祠内，树之殿左阶上。翌日再往谒神，见香案前置问事签筒，偶抽其一，得第九十一，上书七言一首，句云"君今顶礼叩前缘"，因感其灵，为之撰制楹联。文曰："道缵农黄，德侔孔孟"，悬诸殿前。藉表景仰悃诚，拟将祠田被夺情形面陈该县王县长幼侨，请其设法归还。适王县长赴许昌迎张总指挥未归，余亟于赴京沪，特留书一函，托绅士王锡三转达。计住南阳七日，拓碑六种，摄影三帧，谨记其概如右，中华民国二十二年十月十一日。

余友黄君竹斋，长安隐君子也。酷嗜轩岐，浏览古今医籍数百种，《伤寒》、《金匮》尤寝馈无虚夕，所著《伤寒杂病论集注》、《伤寒杂病论新释》、《针灸经穴图考》等书，均能脍炙人口。今之私淑南阳而能入仲圣宫墙者，难数数觏。观其读仲景书，尤欲想见其为人，久欲亲谒祠墓，得瞻道貌为幸。去冬跋涉千里，冒风雪，走南阳，考索遗迹，访询庙产，断碑残碣，亲为移置徘徊不忍去。并将祠堂墓树，拍照

---

① 觏（gòu）：遇见。

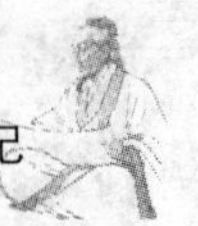

来京，十年宿愿，一旦克展，快慰生平。此黄君娓娓告予，因之喜而不寐者竟夕。盖余有志未遑，今闻其言，睹其图，心焉向往者久之。且黄君为吾道有心人，其于圣祠颓圮，则有志修理，墓田被占，则设法追还。已呈请中央国医馆函请河南省政府令饬南阳县府查明追还，此案尚无结果。黄君惄焉如擣①，盖忧年湮代远，祠田难返，春秋岁时，无以崇德报功也。近闻河南二十路总指挥张钫将军发起修建仲景祠墓，辟地数十亩，草拟修祠缘起，慷慨激昂，闻者动容。医药不亡，于此可见。呜呼！祠田散失，既有黄君奔走呼号于前，外医张嚣，复有张公表扬辟地于后。先后媲美，如出一辙。丁兹中西医学夺门之秋，木铎一声，长沙万古，四海同人，不日睹斯庙貌巍峨，焕然一新，能无油然而兴尊重师道之感乎！中央国医馆编审委员周柳亭敬识。

伤　寒　论

和田启十郎

人多谓仲景氏《伤寒论》，论述一种热性传染病，即伤寒“肠窒扶斯”之症状治法，非万病通用之书。然仲景氏《伤寒论》，本名《伤寒卒病论》，书中历述中风、霍乱、痛风、喘息、肺炎、盲肠炎等数十种病。其治法施于诸种疾病，无不应验如神。窃恐古时所谓卒病论，即杂病论之意也，且即仲景氏之本

① 惄（nì）焉如擣：惄，忧思。《诗经·小雅·小弁》：“我心忧伤，惄焉如擣。”

意。其书名虽不过述伤寒一种，然其记载之诊候治则，以至一切药方用法，殆用之于万病无不适当。则虽谓之一切疾病治法之规矩准绳可也。况其所谓伤寒中风者，非即今之所谓伤寒中风耶。西医仅知书名，而未熟读其一页，知方名而未实验其一种，漫然加以诋谤是非，直医学之蟊贼，且误人之甚者也！

中央国医馆议修仲圣祠原文

提案

为提议募捐，重修南阳医圣祠享殿，以崇先圣而扬国光案。

理由

窃以表彰先哲，增国际之光荣，报德追功，见民风之敦厚。我国医药学术，创始于神农，发明于黄帝，三代及汉，渐臻完备。至张仲景撰《伤寒杂病论》，而集其大成。尚论者，推为方书之鼻祖，医宗之亚圣。历代医家，莫不奉为圭臬。教泽久被东瀛，仁术渐及西欧。不仅为我国千有七百余年民族疾病所托命，亦现代国际医药学术莫大之光荣。兹查南阳医圣祠在仲景墓后，仅殿宇三楹，屋敝垣颓，湫隘殊甚。而祠田六顷余，尽为该县师范学校所占有。不惟无以表示国人崇德报功之诚，抑且致贻外邦数典忘祖之诮。同人等服务国医药界，不忍漠视，爰集众议，除呈请

中央国医馆行文河南省政府，令饬南阳县将该师范学校所占医圣祠田地，全数归还外，拟于仲景墓前，建筑享殿五楹，中祀医圣张仲景，左配祀王叔和，右配祀孙思邈。东西庑[①]各五楹，祀注《伤寒论》、《金匮要略》朱肱、成无己、

① 庑（wǔ）：堂下周围的走廊、廊屋。

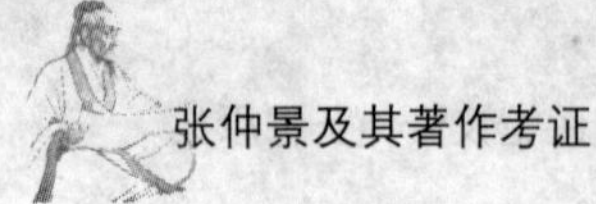

许叔微、赵以德、方中行、王肯堂、喻嘉言、程郊倩、魏念庭、程云来、徐忠可、柯韵伯、尤在泾、汪苓友、周禹载、张令韶、张隐庵、钱天来、吴谦、徐灵胎、黄坤载、陈修园诸大家。并建门楼三间，藏书阁一座，搜罗仲景遗著，及古今中外诸家《伤寒》、《金匮》注释，庋藏①其中，以资学者研究。所需款项，拟具捐册千份，向海内外好善君子，医药界同人募集，襄兹盛举。并由各地医药界联合，组织董事会，详订章程，负监修保管之责，以昭大公，而垂永久。以上所陈，是否有当，理合呈请，大会公决。谨呈　中央国医馆全国代表大会　附赍章程一份。

提案人　陕西代表黄竹斋

附议人　陈逊斋、周柳亭、罗哲初、张忍庵、刘贻炘、郭受天、杨伯雅、随翰英、程调之、张蕴忠、刘古衡

① 庋（guǐ）藏：庋，置放。庋藏，收藏。

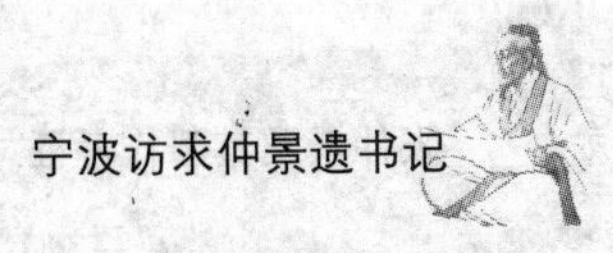

宁波访求仲景遗书记

黄竹斋

余于去冬诣南阳，恭谒医圣张仲景祠墓，心有所感，遂发愿搜罗仲师遗著，欲辑成全书，贡献医林。今春偶于南京书肆，购得浙江流通图书馆国医图书专号一册，载有张仲景《疗妇人方》二卷，《五脏荣卫论》一卷，均注存天一阁钞本字样。考此二书，其目见于《梁七录》及《宋史·艺文志》。而《明志》及清《四库全书总目》，皆未著录，知其遗佚已久。余心焉识之，遂怀往鄞阅钞之念，数月以来，耿耿于中。本月一日，始克启程，由京过沪。谬承海上同仁谢利恒、蒋文芳、盛心如、张赞臣、过鹤帆诸先生先后宴邀，隆情厚意，感激靡已。并拟在上海设立建修南阳医圣祠享殿募捐委员会，其好善乐义之热心，诚堪钦佩。同时得遇陆士谔、吴克潜、许半龙、朱鹤皋、陈潄庵、严苍山、章鹤年、黄宝忠、秦伯未，及长沙易南坡诸先生会晤畅谈，藉抒积愫。四夕乘轮，翌晨抵宁波，即往天一阁。适值修葺，尚未竣工。询诸守者，得悉该阁系明嘉靖时，侍郎范钦字东明者所创建，旧日庋藏宋元明木版书籍数万卷。近年以来，范氏式微，将书卖去十之七八，现时所存无几。本县士绅以该阁为全国所知名，关系文献綦重，不忍任其散失，乃组织文献保管委员会，与范氏子孙之贤者，共同负责保管。笥藏重

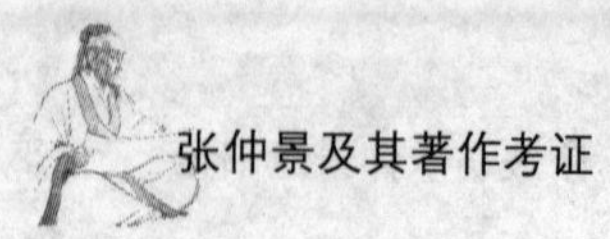

锁，非会同两方，不能启视。余闻之怅然，乃往访鄞邑医界硕望周岐隐先生。因周君著有《伤寒汲古》、《精神病广义》，久已脍炙人口，为医林所重。余既读其书，想见其为人。觌面①若旧识，导余参观怡怡书屋，乃介弟采泉君之私塾。学生廿余，经史外授以科学常识，课本皆周君编印。其昆仲友恭行谊，殊堪矜式。留余午餐，同席者王宇高君，民十八②曾为全国医药团体请愿宁波代表。吴涵秋君，四明武术名家。桂林罗哲初先生，通经术，能文章，精究医理，兼擅针灸。身逢世乱，以医自隐，寓鄞十余年。现为本县广济施医局主任，与余谈颇欢洽，云其家藏有古本《伤寒杂病论》钞本，较浏阳刘崐湘所得者多三分之一。邀余明日午餐，可临伊庐一观，并介绍本地名宿数人与余会面，情意殷殷，余既感且喜。饭后周君邀余游公园，至图书馆，乃检查天一阁藏书目录，并无《五脏荣卫论》、《疗妇人方》之目。不知浙江流通图书目录，何所据而云然，殊令人失望。然到此于无意中邂逅罗先生，得见古本《伤寒杂病论》，其书之隐显，殆有数存焉。抑仲师之灵，冥冥中有以感召耶！翌日午后，同周君至罗第，晤陈君诒先生，以所著《古本难经阐注校正》赠余一部。罗先生云："伊所藏古本《伤寒杂病论》，全书十六卷，共计四册。此间只有首一册，余存桂林。"余披阅一过，其卷端序一篇，清光绪二十年甲午春三月桂林左盛德撰。叙是书传授渊源颇详，云清道光时，左公随父宦游岭

① 觌（dí）面：觌，相见。觌面，见面或当面。

② 民十八：民国十八年（1929年）。

南。同僚有张公学正字绍祖者，仲景四十六世孙也。言仲景之书，当日稿本原有十三。王叔和所传者为七次稿，伊家藏有第十二稿，历代珍藏，未尝轻以示人。左公之父，亟令左公师事之，乃克抄写一部。由是诵研，遂精于医，后旋桂林。罗先生从之学，因得手钞其书，四十年来，亦从未出以示人，虽与周先生交谊最挚，亦未曾寓目。今乃感余之诚，远来不易，特公开一览。按浏阳刘崐湘民国初年，以母丧求葬地于江西山谷中，遇异人张隐君，得古本《伤寒杂病论》十六卷，后以授其宗人刘仲迈。壬申春，湘省主席何公芸樵，为之手写付印，始公于世。去秋周岐隐先生，取古本与通行本比类互参，录其佚文佚方，订误各条，编成《伤寒汲古》三卷。今观罗先生之古本首册，较刘仲迈之古本，伤寒例后多杂病例一篇（即《金匮·脏腑经络》先后篇全文，及"夫病者手足寒上气脚缩"一条。《五脏风寒积聚篇》"师曰：热在上焦者"以下三条）。《伤燥脉证并治》后，有《伤风寒病》二章。其余文字，亦有小异。罗先生言，后三册六经篇后，无可与不可与各条，而有《金匮》诸篇。则此本是较刘本为胜，盖举杂病而名书，则《金匮》诸篇实不可阙也。又左公序中云："仲师后裔，自晋以后，迁徙不一。张绍祖之高祖复初公，自岭南复迁居光州云。"余因此书关系国医学术，甚为重要，怂恿其亟公于世，并嘱周君促成其事。俾仲师佚文，不致湮没，则余此行为不虚矣。中华民国二十三年甲戌十二月八日，长安黄竹斋记于普陀佛顶山。

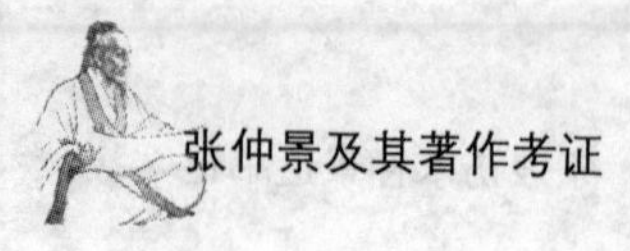

读黄竹斋《宁波访求仲景遗书记》书后

周柳亭

余曩读《伤寒杂病论》久之，而感有三难。盖论文古奥，字句简赅，不易索解，难一；宋元以后，注疏无虑百数十家，但各是其是，各非其非，互相攻讦，莫衷一是，难二；论文流传至今，阅千七百余年，经历代战争兵燹之后，其篇次之凌乱，原文之散失，在所不免，因注者每多随文释义，致真理日趋湮晦，难三。有此三难，使读者堕入五里雾中，故望洋兴叹者屡矣。然余因长夜茫茫，复行黯径，是以寝馈不遑。私念与其为割裂经文，颠倒窜易者所羁绊，何如断其瓜蔓，斩去葛藤，只读原文，于章节中悟神髓，于无字处会精神。日久自觉金石可通，鬼神来告，知某章为仲景原文，某节为后人窜易，某句为抄写倒错。此余念年来读《伤寒》于发愤忘食中，而别开生面者也。不然，鱼目混珠，孰是孰非，不能起仲师于泉壤而问之，其真理终难大白于医林，而免误后学。曹颖甫云："自张隐庵出，始能辨传写倒误，而犹多沿袭。自黄坤载出，始能辨三阴生死，而狃①于五行。"章余姚曰："历来注释《伤寒》，惟浙之柯氏，能创

① 狃（niǔ）：因袭，拘泥。

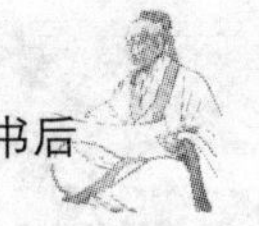

通大义；吴之尤氏，能擘划条理。下此以往，皆不足观。”二氏之言，可谓先得我心者矣。

或谓《平脉伤寒例》各篇，为叔和所补，而开后世逞其私智，以伪乱真之滥觞，使《伤寒》精义，日趋于支离灭裂之途径。作俑之罪，叔和乌可逭①焉。不知东汉迄晋，数百余年，叔和得仲景《伤寒论》原本于断简残篇中，编次钞传，后世刊行（至唐宋之交始刊行于世）。使金科玉律之宝典，抱残守阙，赖以不坠。倘汉无伏生，则《尚书》古籍，必永灭于祖龙灰烬之余。晋无叔和，则《伤寒》六篇，早绝迹于五胡乱华之后。仲景之学，继往开来，集医圣之大成，为群方之鼻祖。不过叔和绍其绝学，则长沙遗轨，焉得再见于今日。然千余年亿兆生民之疾苦，已少此生死肉骨之良机。则王氏功在后世，未可厚非。若仍以擅补《伤寒例》各篇，非仲景原文罪之，不独以一眚②掩大德，抑亦责人无已时耳。

黄君祖述兹篇垂三十年，虽撷百家之精华，犹恐挂一而漏万。其巨著《伤寒杂病论集注》，以三阴三阳钤百病之源，纠正历来诸家解释之错误，实言前人所未言，确属自辟蹊径，独有心得。然犹虚怀若谷，旁搜博采，继得“古本伤寒杂病论”。该书系湖南刘崐湘得之江西张隐君，一十六卷，首尾完好。其宗人刘仲迈取世传最古之宋林亿本校雠之，而湘省主席何芸樵氏手钞付印，鄞县周岐隐又亟录佚文及订误

---

① 逭（huàn）：逃避。

② 眚（shěng）：过错。

诸条，别为一集，颜曰“伤寒汲古”。计分三卷，共佚文一百六十五条，订误七十九条，佚方八十有八，已付印公之于世。该古本如凤毛麟角，可珍可贵。黄君已参入已著《伤寒杂病论集注》中，与通行本不同之点，补其佚阙，校其脱讹，前后衔接，朗若列眉。故是书一出，旋告售罄。黄君月前又赴宁波天一阁，访求仲景遗著。于无意中遇桂林罗哲初先生，得发现仲景当日所著《伤寒杂病论》第“十二次原稿”，较浏阳刘崐湘所得之长沙古本多三分之一。黄君因探得骊珠，叹为奇遇。所诧异者，罗君与周岐隐以十余年之知交，终未以珍藏《伤寒》古本见示。必待萍水相逢之黄君觌面，而一见倾心，将奇书共为欣赏。夫黄石授书，至今传为美谈。今罗君岂以黄子梯山航海，因慕道之诚，而不吝珠玑耶！抑丁兹中西医学奋斗之秋，仲景在天之灵，使南阳遗文，发掘宝藏，仍归之中华民族耶！医药不亡，于此可见。岂非彼苍实昭鉴之欤！昔朱子注四书，稿经七易，而圣道益彰。不意仲景撰著《伤寒论》，乃稿至十三窜，其惨淡经营，终使学理颠扑不破，为百世奉为圭臬之医典。呜呼，厥功伟矣！夫叔和所钞行后世者，相传系第七次稿。今黄子赴甬发现罗君所珍藏者，乃第十二次稿。不知江西张隐君所授刘崐湘，是第几稿。二千年零缣碎锦之十三稿，究不知如数仍藏之名山，传之其人否也。日月一出，则爝火无光。古本再见，则臆说可褫①，彼通行本之散佚讹谬，注释者之附会牵强，已不攻自破，而弗值识者一笑。岂非千载疑团，一朝大

① 褫（chǐ）：革除，剥夺。

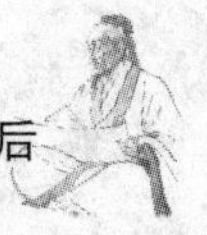

白之快事耶！惟望罗君将所藏钞本《伤寒杂病论》，亟公诸世，刊行远迩，一以再补通行本之错误脱阙，一以亟供医药界之切实探讨，使仲景心传，发扬光大，以贡献世界之研究。将来中华医学，终有形成国际化之一日，则仲景"古本伤寒杂病论"显晦有时，关系医药至巨，非偶然也。吁嗟！吉光片羽，犹在人间。《金匮玉函》，弥珍天壤。柳亭谨代表海内医药同仁，敬谢罗君《古本伤寒杂病论》之公开，以永垂不朽。则黄君此行，冥冥中殆有数存焉。继自今第"十三次稿"倘再发现于神州大陆，为国医界放一异彩，余不禁同此馨香祷祝矣。

前稿甫脱，适宁波周岐隐宗兄来函，附《伤寒杂病论》"十二稿"手写本"序文"一首。盥诵回环，为之景仰感喟者久之。夫仲景《伤寒杂病论》，成于炎汉建安纪年，其十二稿忽发现于国医焦头烂额之秋。上下二千年，经历代之兵戈，宗室之迁徙，卒能为仲师四十六世贤孙绍祖所保存，再经左罗师生蕴匮珍藏。俾长沙遗文，仍还之长沙。中流砥柱，以挽狂澜。岂非天哉！所可慨者，该十二稿独发现之不早耳。使披露于明清之际，以张隐庵、柯韵伯之学理卓绝，尤在泾、徐灵胎之才识过人，得此校正讹误，补出脱阙，阐明伤寒之真谛，直抉六经之原委，庶荆棘除而康庄在前，碔砆[1]去而完璧自见。何至古今注释各家，多以紫夺朱，颠倒经文，纷纭聚讼，使伤寒真义，湮没不彰者？数百年于兹耶，第先圣学说，晦显有时，往者已矣，补牢未晚。兴废继

① 碔砆（wǔ fū）：古同"珷玞"，似玉的美石。

绝，责在贤豪。此稿一出，定能风行海内，脍炙人口。则左、罗、黄、周诸者，羽翼仲景之功，为不可没矣！余亟将来序并周函，述其颠末，赶登各地刊物。以冀国内外医界名流，先睹为快云尔。周柳亭附志于中央国医馆。

《伤寒论》评

吉益东洞

为则曰：“向读于《吕氏春秋》，而虽有获于病之大本为中毒，然未尝获其治法也。故孜孜汲汲，夜以继日，久之始获于《伤寒论》，不知手舞之足蹈之。是三代疾医，治万病一毒之法也。于是朝考夕试，视病之所在，以处其方，信而有征。”然此书西晋王叔和撰次，为汉张仲景著。而汉书无传，且见其书所篇述，阴阳医而非疾医也，唯方古也。其篇中，曰伤寒，曰中风，曰瘀血，曰食伤，等用柴胡。是病名后世之所加，而治方古人之遗法也。今医家之病名，唐孙思邈曰：“四百四病，近世之书，病名加多千有余。”为则不佞顽愚，浅陋薄识而十之一不得记忆，不记忆则不妨于为医，以病名医不可为也。于戏命哉。由天灵飘获见此方，此方与《吕氏春秋》所言同为万病一毒，其视毒之所在，以处其方，何病患不治哉。于是忘吾顽愚，执其方而类聚之。其疑者为□方圈以□复古。夫空谈虚论，徒害事实。医唯治病，病不治，奚为医者？故以获治术为务，同志之士，幸行言勿舌言矣。

中国历代伤寒书沿革略史

曹炳章

尝考《伤寒论》一书，南阳张机述。《医林列传》云："张机字仲景，南阳人也，举孝廉，官至长沙太守。所著论二十二篇，证外合三百九十七法，一百一十三方。其文辞简古奥雅，古今治伤寒者，未有能出其外者也。其书为诸方之祖，故后世称为医圣。"至晋太医令王叔和，又编次其方论，为三十六卷。金·成无己注解其书，为十卷。今世所传者，乃宋臣林亿等校正，即成氏所著十卷是也。唐·王焘，撰《外台秘要》四十卷，以伤寒冠其首，书止二卷，分三十三门。诸论伤寒，凡八家：曰仲景，曰叔和，曰华陀，曰陈廪丘，曰范汪，曰小品，曰千金，曰经心录，合论一十六首。至宋·庞安时，撰《伤寒总病论》六卷，其论汗吐下，及用水用火、和表温里，各有心得。论结胸、痞气、阴阳毒、狐惑、百合病、痉、湿、暍、劳复、暑病、时行疫、瘢疹、变哕变黄、败坏、小儿妊娠、伤寒、暑病、刺法、温热病、死生辨验等症，皆有发明，附以瘥后禁忌等法，亦有实用。白沙许叔微，撰《伤寒发微论》二卷，共论二十二篇，其首论伤寒七十二证候，其他论方论药，皆能发明仲景微奥之旨，故曰发微。又撰《伤寒百症歌》五卷，将仲景方论，编成歌诀一百证，以便后学之记诵。其间或有仲景无方者，辄取《千

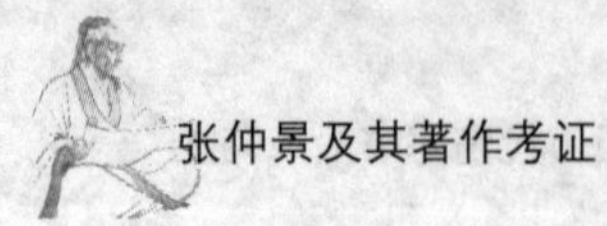

金》、《外台》等方以补入。及撰《伤寒九十论》一卷，阐发仲景奥义，颇多发明。《图翼伤寒论》二卷、《伤寒类辨》五卷，皆能羽翼仲景，发明深义。次纂仲景一百一十三方，发明用法，又次采《外台》、《千金》、《圣惠》一百二十六方，以补仲景之未备。末论妇人伤寒、小儿痘疹，斯诚仲景之功臣也。厥后杨士瀛撰《伤寒活人总括》七卷，如证治赋、伤寒总括、调理通论，及六经用药、伤寒各证等，编成歌括。其大旨以仲景论、《活人书》总括成书，每条以歌括冠其首，间有附益张、朱二家以外之方法，然据症定方，毫无变通。至宋元时郭白云，撰《伤寒补亡论》二十卷，首设问答，次辨平脉法，次叙六经统论证治，其间有无方者，既补以庞氏常器之说，以下各论治法，多采《素》、《难》、《千金》、《外台》、《活人》等方论，以补仲景之阙略。又有吴蒙斋撰《活人总括》五卷，附有图说。本宋双钟处士，李知先歌括也，其有指掌，亦吴氏所撰。不过以《活人书》中方论，补仲景之未备。其门人熊宗立，改编作十卷，删改语句，其间由熊氏所续论者，乃四时伤寒杂症通用之方，继之妇人小儿伤寒方，并无其他发明，以便后学记诵耳。金·成无己注伤寒十卷外，别撰《明理论》四卷，论五十篇，始于发热至劳复，次发明桂枝等方二十首，可谓深得仲景之旨趣也。刘完素撰《伤寒直格》三卷，以干支分配脏腑，又分四类、九气、五邪、运气、有余不足为病等篇，与伤寒不相涉也。次论六经主疗之法，下列药方，益元凉膈等三十四方。推其意，以仲景寒热不分，是书之作，实为一变也。又编《伤寒标本》二卷，以伤风伤寒、中暑中湿为始，至劳复食复，共四十六

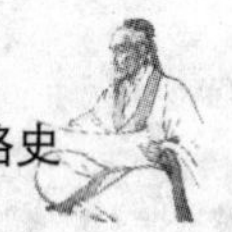

条。下集方五十四汤，又无忧丸，治食积虫积，及增外科方，亦大变仲景之法也。后如张壁《伤寒保命集》二卷，其辨脉辨伤寒各证等法及辨方，皆发仲景所未发之义，以深探仲景之奥旨者也。至元李东垣著《伤寒治法举要》一卷，首言冷热风劳虚复，续辨惑《伤寒论》，举治法之要三十二条，立补中方一十二方外，又立七方，此虽发明仲景所未发，要其说过于温补，不足取以为法也。王海藏之《此事难知》三卷，得东垣不传之秘，储月积浸，编就成帙。其书首设问答，辨经络脏腑伤寒之源，次辨营卫清浊、气血表里、六经手足并传、用药禁忌之法，又其次辨两手阴阳之脉、三元图式、用针之法，附以杂治。可为不执仲景方论，独能探微索奥，而自成一家之言也。如朱丹溪撰有《伤寒摘疑问目》一卷，始议脉络，终议证与汤，立论一十九条，此亦仲景阐扬之有益后学者也。如滑伯仁之《伤寒例钞》三卷，先钞伤寒例，次本经总例，在经入腑传变之证，又钞杂例，三阳经、合并病、三阴经例，及阴阳易、瘥后劳食复例、脉例，以脉列证，并附死证三十余条。其论虽无发明，便于后学记诵耳。又有吴绶之《伤寒蕴要》四卷，首叙，或问，运气、察色、验舌、辨脉、六经传变、药性制方、煎服之法，辨伤寒温热、合病并病、两感时气、寒疫、冬温、温毒、湿温、温疟、瘟疫、中暍、中暑、霍乱、痉证、痰证、伤食、虚烦、脚气，皆各有方治。后论伤寒变证，如大头瘟、瘢疹、发黄、发狂、心下满、咳、喘、悸等二十三例。下辨三阳经热等，三十六例。辨阴阳二证，至妇人小儿伤寒等，五十一例，末附用针之法。此书极便俗学寻例检方，其疗法虽多，

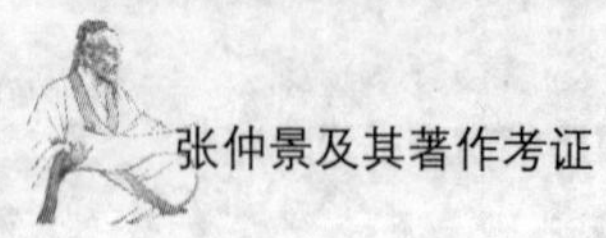

而实验者鲜。厥后明彭养光，撰《潜溪续编新增伤寒蕴要》二卷，增补各种疗法，及外治法多种，以补原书之不足。元末建安许宏，集《金镜内台方议》十二卷。其一至十卷，议仲景麻黄桂枝汤等方，十一十二卷，议理中汤、理中丸等方。其说虽以成注为主，然亦多所发明。平阳马宗素撰《伤寒医鉴》一卷，首论证辨脉汗下各法，终以小儿疮疹，共十一条。每条之中，引《活人书》于前，引《守真语》于后，以辨其非。又撰《伤寒钤法》一卷，托名仲景，以五运六气、生命得病日时，编成字号歌诀，挟入麻桂等汤。妄谈玄学，不合病理，用之反增其害，幸是书早已失传，不致流毒后世。梁镏洪撰《伤寒心要》一卷，及镇阳常德编《伤寒心镜别集》。二公论伤寒，以热病为主，用药多宗辛凉，深得河间之一派。又赵嗣宗著《活人释疑》，是书失传。其辨活人两感伤寒治法之误，又其论合病并病、伤寒变温热病，能反复发明仲景大旨，其说载刘宗厚《玉机微义》中。其时又有张兼善之《伤寒发明》，黄仲理之《伤寒类证便览》。其书皆发明伤寒，有功仲景之学，王氏《准绳》皆引用之。他如王日休之《伤寒补遗》，盛启东之《六经证辨》，吕沧洲之《伤寒内外编》，张氏《缵绪二论》中有节取其语，语多至理，惜未见其全书。至明王尧卿著《伤寒类证要略》二卷，其书就仲景六经，取其要而类集之，别无发明。又刘宗厚编《伤寒治例》一卷，其辨伤寒，自发热至循衣摸床止，共病八十七条，末附温疟等病八条，各有治法。于仲景原论之外，而能杂以后贤方治，尤可贵也。如陶华之《伤寒六书》六卷，一琐言，二家秘，三杀车槌法，四一提金，五截江

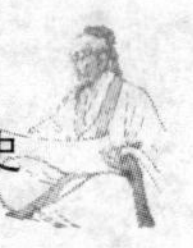

纲，六明理续论。汪苓友云：“命名俚鄙，辞句重复，辨证不明，方药杂乱。”又著《伤寒治例》四卷、《段段金》二卷。徐春甫云：“其论类同，别无方治，不足取法。”后人朱映壁编《全生集》四卷，集陶氏之唾余，亦无实用。金坛王肯堂，辑《伤寒准绳》八帙，其辨证别脉，立法用药，多采楼全善《医学纲目》之义，而以仲景方论为主，后贤续法附之。伤寒之书，至此可谓详且尽矣。惜其纂注太略，及诸方之义，不能明畅。又如方有执之《注伤寒条辨》八卷，先图说，次削例，又次辨风伤卫、寒伤营、营卫俱伤、六经病证、风温杂病、霍乱、阴阳易瘥后等病，又论痉、湿、暍，及辨脉法，又辨汗吐下、可、不可，后附本草钞。其条辨仲景六经文，可谓详且备矣。史暗然著《伤寒论注》十四卷，其所集原方，但宗成氏旧注，所采新方，皆依陶氏槌法。徒尊仲景虚名，实不知仲景奥义耳。如戈维城之著《补天石》二集，其初集伤寒统辨，至预防中风，共九十八候。二集恶风恶寒，至百合病，共八十九候。其中有黄耳伤寒、赤膈伤寒、类伤寒，分条辨治，各极其妙。可谓博而详、详而约矣。他如陈养晦之《伤寒五法》五卷，其五法，分经，分传，治例。其审证列方，多有失当。汪苓友云：“药不分经，动辄增补，其不通更甚于陶氏杀车槌法。其方药总论五门，直焚其书可也。”又如卢之繇著《伤寒金铫疏钞辨》五卷，其辨疏仲景原文，可谓阐发无遗蕴矣。又倪珠龙之《集伤寒汇言》十卷，集诸家发明之学说，以羽翼仲景，畅明经文。至清顺治间，喻嘉言之著《尚论篇》五卷，其辨论畅达，颇多发明，其悖理颠倒仲景原文中之撰次亦不少。同时李时材

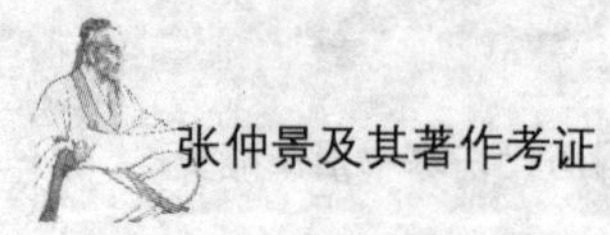

之《伤寒括要》二卷，如伤寒总论，至肉苛为上卷。五经总论，至中暑中暍为下卷。末附仲景方，并附杂方五十六。其证备，其法详，其论明而且简，书名括要，可谓名副其实矣。康熙中张隐庵之著《伤寒宗印》八卷，其次序悉依叔和编次，颇多发明。其注赤石脂禹粮石汤，复增太乙禹余粮，议论穿凿，与成注故相执拗，不足取以为法也。如程郊倩之《后条辨》十五卷，书分六集，注释详明。其间闲话太多，攀引经史百家，及歌曲各书，于原书绝无紧要。至其每条承上启下，注释入理之处，亦非浅学所能企反，不可因其所短，而弃其所长也。郑重光之《伤寒条辨续注》十二卷，本方氏条辨所阙略者补注之，义理未明者发明之故曰续注。重光另著有《伤寒论辨》三卷，亦多发明。康熙间有钱璜天来，著《伤寒溯源集》十卷，其发明义理，精而且详，能正本溯源。历代注《伤寒》者，可推此为上乘。张孝培之著《伤寒类疏》，其书不分卷，其大意遵叔和撰次，而类疏之，末附病解类。其注仲景书解，独出己见，而不蹈袭诸家之说，可谓发前人之所未发。张潞玉之著《伤寒缵绪二论》，其法其方，诚可补仲景之未备。其子飞畴，著《伤寒兼证析义》一卷，言中风虚劳胀满之人，有病伤寒者，谓之兼证。设为问答，共十七条，末附十二经八脉、运气方宜等说，极为明备。但其所用方药，亦多偏僻。其时周禹载之著《伤寒三注》十六卷，其书以《条辨》、《尚论篇》二书为主，二书之注，有未尽善，另出己意以补之，书名《三注》，可谓名称其实矣。长洲汪苓友之著《伤寒辨证广注》十四卷，其书曰辨证者，辨仲景论中真伤寒则集之也。曰广注者，广以广

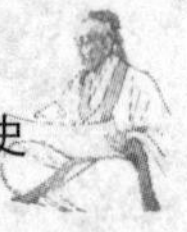

其方论，如古今伤寒之书，皆采附也。注以注其正文，不分仲景后贤，其论皆为解释，其方皆为详考者也。至若仲景论真中寒证，另集中寒论三卷，别开生面，亦发明仲景之南针也。他如泰之桢之著《伤寒大白》四卷，其注重伤食，亦一特别识见，确从经验所得。魏荔彤之《伤寒论本义》二十卷，仿方氏例，亦多发明。沈目南之著《伤寒六经辨证治法》八卷，其能阐发经旨，多有发明。末附温热病论四卷，论温论燥，颇多心得。又如尤在泾之著《贯珠集》八卷，其首篇言寒之浅者，仅伤于卫。风之甚者，并及于营。卫之实者，风亦难泄。卫之虚者，寒亦不固。但当分病证之有汗无汗，以严麻黄桂枝之辨，不必执营卫之孰虚孰实。证伤寒中风之殊，立为正治法、权变法、斡旋法，救逆法、类病法、明辨法、杂治法等，仲景著书之旨，如雪亮月明，令人一目了然，前所未有。他如《医宗金鉴》之《伤寒心法》，颇有发明，订正讹误甚多。沈金鳌之《伤寒纲目十八卷》，亦多实验发明。杭州林澜之《伤寒折衷》二十卷，前十二卷，集诸家之注解，后八卷类证，采各家之杂论，附古鉴脉法。其采王氏《准绳》为最多，每篇之下，多有折衷之发明。后舒驰远之再重订《伤寒集注》十卷，《杂著》五卷。其书初稿六卷，成于乾隆，重订于庚午，再重订于庚辰。其间多采前人成法，并无新理发明。嘉庆间吴坤安之著《伤寒指掌》四卷，其书采旧法，以经验发明，增新法，合旧理阐扬。何氏附刊邵仙根之评，再附以发明，铅椠印行，改名《感证实筏》，可谓名符其实矣。厥后沈尧封著《伤寒论读》十卷，王朴庄著《伤寒论注》六卷，吴仪洛著《伤寒分经》十卷，

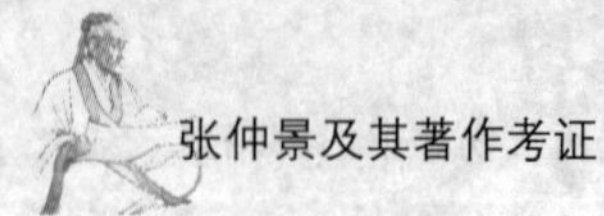

萧慎斋著《伤寒经论》十卷，陈尧道著《伤寒辨证》五卷，皆有发明。惟日本丹波元简之《伤寒辑义》七卷，其书汇集历圣发明精义，可称最完善之注本。恽氏铁樵加以新学识发明，排印行世，近出《古本伤寒杂病论》十六卷，与仲景自序，谓撰用《素问》、《九卷》、《八十一难》、《平脉辨证》，为《伤寒杂病论》合十六卷，颇相吻合。夫《伤寒》原本，在晋王叔和时，已经删改散佚。林亿校本，亦非仲景原文。或以《伤寒》、《金匮》为一书，自林亿校刊，遂分为二。后贤汪家，割裂经文，或以证类方，或以方类病，逞其私智，颠倒窜易，而伤寒真义日益趋于支离灭裂。得此古本完书，可知彼注家妄意指摘，皆武断语也。千载疑窦，一朝大白。且是书湖南刘崐湘，得之于江西张隐君，再由其宗人刘仲迈，取世传最古之宋林亿本校雠之，而湘主席何芸樵公手写付印者。使长沙遗文，仍归之长沙而发皇之，岂亦有先定也。近鄞县周岐隐君，已得有是书，爰亟录其佚文一百六十五条，订误七十九条，佚方八十八首，别为一集，名曰《伤寒汲古》，计分三卷，已付印公之于世。俾吾侪同志，并得先睹为快焉。且周岐隐君，曾著《伤寒心解》十卷，未刊行。并制有伤寒图表八张，颇多发明，有功于后世。古越何廉臣先生，予之问□师也，平时研讨医学，朝夕过从，历三十年如一日。名虽师生，亦可谓莫逆交也。先生喜阅伤寒书，于伤寒一道，尤多心得。其尝刊伤寒丛刊，如丹波元简《伤寒广要》、《伤寒述义》，许叔微《伤寒百证歌注》，及予所藏日本浅田栗园未刊本《伤寒论识》，有补以长论，有经先生批校，已次第刊印行世。惟《通俗伤寒论》一书，乃山

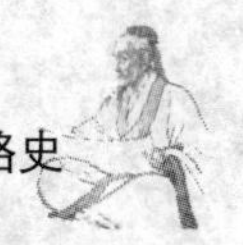

阴俞根初老前辈所著。原书三卷，厚订一本，颇多经验心得。先师爱如珍璧，恐其湮没，益其体例，复将其先师樊开周名医经历验方，及先师四十余年心得学理、治验良方，按证增入以发明之。其缺者补之，讹者正之，并增以调理各法，诚为伤寒巨著。惟当时随编随付医学报社排印，体例前后略有不同。印至中卷之中，停编停印，其中卷之下，及下卷，未刊中止。至民国十八年八月，先师已归道山，以致是书功亏一篑。其哲嗣幼廉世弟，不忍先人未竟之志，湮没不彰，力请炳章助其整理完全。念先师考古证今，发明学理，实验良方，四十余年心血之结晶，且有功后学之巨著，不忍任其湮没，故不辞艰苦，愿力任成之。爰将其前印之稿，依次编述，其原稿有未就缺失者，根据先生平时朝夕讨论之经验学识，为其撰补之。间有实验心得，别列廉勘之后，附入发明。历寒暑两周，始告全部杀青。可谓方法美备，学理新颖。不但四季时病，无一不备，而重要杂证，亦无遗漏。得俞、何及末学三人之经验，成伤寒独一无二之大观，在此国医忧患时代得出世，亦可谓不幸中之幸也。

综上所述各书，其有已通行者，或未通行者，或有讹误者，或无实用者，或能发明深义者，炳章不厌其繁，约举辨百余种。其他伤寒温暑等书，就余所藏，约有四百余种，因限于篇幅，不胜再述耳。爰再另编《历代伤寒书目考》一卷，已附刊《通俗伤寒论》之末。并将有名未见者，或新著待刊者，及余购藏钞印各本，分章别节，列入是编。如伤寒类，集四百八十种，脚气十六种，温暑一百十五种，瘟疫六十三种，痧胀二十五种，霍乱三十一种，合计七百三十四

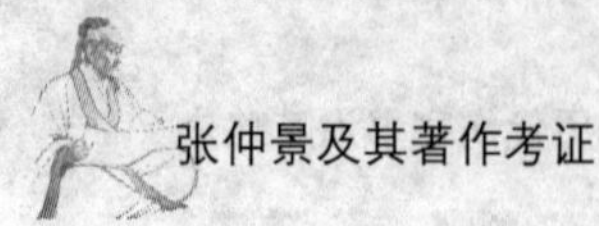

种。每节辄依出版时代先后为次序，俾研究伤寒学者，其间之变迁沿革，得有系统之可循。不但为整理国医时代所需要，而有志研究国医，及各图书馆参考，亦所宜备。书竟付印，年内出版（注：该书业已出版，共计十册，布套两函）。爰将编辑之意旨，附录于篇末，并质海内同志指正为幸。

二二·一〇·一五日作成

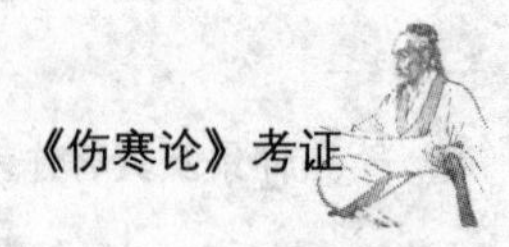

《伤寒论》考证

多纪元胤

《张仲景伤寒卒病论》

《新唐志》十卷

存

《隋志》曰："梁有《张仲景辨伤寒》十卷，亡。"

自序曰："论云：余每览越人入虢之诊，望齐侯之色，未尝不慨然叹其才秀也。怪当今居世之士，曾不留神医药，精究方术，上以疗君亲之疾，下以救贪贱之厄，中以保身长全，以养其生，但竞逐荣势，企踵权豪，孜孜汲汲，惟名利是务；崇饰其末，忽弃其本，华其外而悴其内。皮之不存，毛将安附焉？卒然遭邪风之气，婴非常之疾，患及祸至，而方震栗，降志屈节，钦望巫祝，告穷归天，束手受败。赍百年之寿命，持至贵之重器，委付凡医，恣其所措，咄嗟呜呼！厥身已毙，神明消灭，变为异物，幽潜重泉，徒为啼泣。痛夫！举世昏迷，莫能觉悟，不惜其命，若是轻生，彼何荣势之云哉！而进不能爱人知人，退不能爱身知己，遇灾值祸，身居厄地，蒙蒙昧昧，蠢若游魂。哀乎！趋世之士，驰竞浮华，不固根本，忘驱狥[1]物，危若冰谷，至于是也。

① 狥（xùn）：同"徇"。

余宗族素多，向余二百，建安纪年以来，犹未十稔，其死亡者，三分有二，伤寒十居其七。感往昔之沦丧，伤横夭之莫救，乃勤求古训，博采众方，撰用《素问》、《九卷》、《八十一难》、《阴阳大论》、《胎胪药录》并《平脉辨证》，为《伤寒杂病论》，合十六卷。虽未能尽愈诸病，庶可以见病知源。若能寻余所集，思过半矣。夫天布五行，以运迈类；人禀五常，以有五脏；经络腑俞，阴阳会通；玄冥幽微，变化难极。自非才高识妙，岂能探其理致哉！上古有神农、黄帝、岐伯、伯高、雷公、少俞、少师、仲文，中世有长桑、扁鹊，汉有公乘、阳庆及仓公，下此以往，未之闻也。观今之医，不念思求经旨，以演其所知，各承家技，终始□旧，省疾问病，务在口给，相对斯须，便处汤药。按寸不及尺，握手不及足；人迎趺阳，三部不参；动数发息，不满五十。短期未知决诊，九候曾无仿佛；明堂阙庭，尽不见察，所谓窥管而已。夫欲视死别生，实为难矣！孔子云：生而知之者上，学则亚之。多闻博识，知之次也。余宿尚方术，请事斯语。汉长沙太守南阳张机著。”

《何颙别传》曰：“同郡张仲景总角造颙，谓曰：君用思精而韵不高，后将为良医。卒如其言，颙先识独觉，言无虚发。王仲宣年十七，尝遇仲景，仲景曰：君有病，宜服五石汤，不治且成，后年三十当眉落。仲宣以其贯长也远，不治也。后至三十病果成，竟眉落。其精如此，仲景之方术，今传于世。”（《太平御览》）

《医林列传》曰：“张机字仲景，南阳人也，受业于同郡张伯祖，善于治疗，尤精经方，举孝廉，官至长沙太守，后

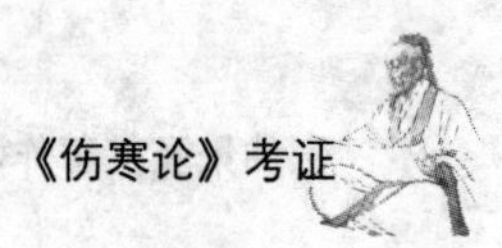

在京师为名医，于当时为上手。以宗族二百余口，建安纪年以来，未及十稔，死者三之二，而伤寒居其七。乃著论二十二篇，证外合三百九十七法，一百一十二方，其文辞简古奥雅，古今治伤寒者，未有能出其外者也。其书为诸方之祖，时人以为扁鹊、仓公无以加之，故后世称为医圣。”

《古琴疏》曰：“张机字仲景，南阳人，受业于张伯祖，精于治疗。一日入桐柏山，觅药草，遇一病人求诊。仲景曰：子之腕有兽脉，何也？其人以实具对，乃峄山穴中老猿也。仲景出囊中丸药遗之，一服辄愈。明日，其人肩一巨木至，曰：此万年桐也，聊以相报。仲景斫为二琴，一曰古猿，一曰万年。”

皇甫谧曰：“张仲景见侍中王仲宣，时年二十余，谓曰：君有病，四十当眉落，眉落半年而死，令服五石汤，可免。仲宣嫌其言忤，受汤勿服。居三日见仲宣谓曰：服汤否？仲宣曰：已服。仲景曰：色候固非服汤之诊，君何轻命也？仲宣犹不言。后二十年果眉落，后一百八十七日而死，终其言。”（《甲乙经序》）

又曰：“仲景《论广伊尹汤液》，为数十卷，用之多验。近代太医令王叔和撰次仲景遗论甚精，皆可施用。”（同上）

又曰：“华陀存于独识仲景垂妙于定方。”（《晋书本传释劝论》）

高湛曰：“王叔和编次《张仲景方论》，编为三十六卷，大行于世。”（《太平御览》）

葛洪曰：“仲景开胸纳赤饼。”（《抱朴子》）

孙思邈曰：“江南诸师，秘仲景要方不传。”

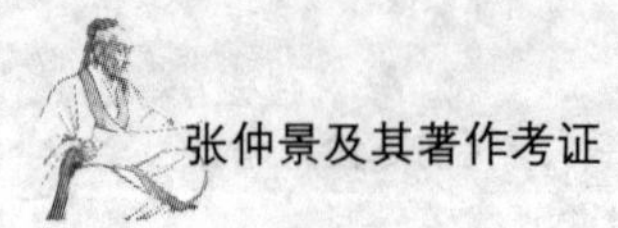

孙奇等序曰：夫《伤寒论》，盖祖述大圣人之意，诸家莫其伦拟，故晋皇甫谧序《甲乙针经》云：伊尹以元圣之才，撰用《神农本草》，以为汤液。汉张仲景论广汤液，为数十卷，用之多验。近世太医令王叔和撰次仲景遗论甚精，皆可施用。是仲景本伊尹之法，伊尹本神农之经，得不谓祖述大圣人之意乎！张仲景《汉书》无传，见《名医录》，云：南阳人，名机，仲景乃其字也。举孝廉，官至长沙太守，始受术于同郡张伯祖。时人言，识用精微过其师。所著论，其言精而奥，其法简而详，非浅闻寡见者所能及。自仲景于今，八百余年，惟王叔和能学之。其间如葛洪、陶景、胡洽、徐之才、孙思邈辈，非不才也，但各自各家，而不能修明之。开宝中，节度使高继冲曾编录进上，其文理舛错，未尝考正。历代虽藏之书府，亦阙于雠校，是使治病之流，举天下无或知者。国家诏儒臣，校正医书，臣奇续被其选。以为百病之急，无急于伤寒，今先校定张仲景《伤寒论》十卷，总二十二篇，证外合三百九十七法，除复重，定有一百一十二方。今请颁行。

朱肱曰：“华佗指张长沙《伤寒论》，为活人书，昔人又以《金匮玉函》名之，其重于世如此，然其言雅奥，非精于经络，不可晓会。”赵希弁曰：“仲景《伤寒论》十卷，汉张仲景述，晋王叔和撰次。按《名医录》云：仲景南阳人，名机，仲景其字也，举孝廉，官至长沙太守。以宗族二百余口，建安纪年以来，未及十稔，死者三之二，而伤寒居其七。乃著论二十二篇，证外合三百九十七法，一百一十二方。善医者或云：仲景著《伤寒论》，诚不刊之典。然有大

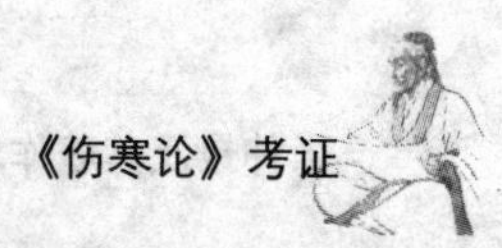

人之病，而无婴孺之患；有北方之药，而无南方之治，此其所阙者。盖陈、蔡以南，不用柴胡白虎二汤治伤寒，其言亦有理。”

陈振孙曰：“《伤寒论》十卷，汉长沙太守南阳张机仲景撰，建安中人。其文辞简古奥雅，又名《伤寒杂病论》，凡一百一十二方，古今治伤寒者，未有能出其外也。”

严器之曰：“伊尹以元圣之才，撰成《汤液》，俾黎庶之疾疢，咸遂蠲除，使万世之生灵，普蒙拯济。后汉张仲景又广《汤液》为《伤寒杂病论》数十卷，然后医方大备，兹先圣后圣，若合符节。至晋太医令王叔和，以仲景之书，撰次成叙，得为完帙。昔人以仲景方一部，为众方之祖，盖能继述先圣之所作，迄今千有余年，不坠于地者，又得王氏阐明之力也。《伤寒论》十卷，其言精而奥，其法简而详，非寡闻浅见，所能赜[①]究。”

刘完素曰：“汉末之魏，有南阳太守张机仲景，恤于生民多被伤寒之疾，损害横夭，因而辄考古经，以述《伤寒杂病方论》一十六卷，使后之学者，有所依据。然虽所论未备，诸病仍为道要，若能以意推之，则思过半矣。且所述者众，所习者多，故自仲景至今，甫仅千岁，凡著述医书，过往古者八九倍矣。夫三坟之书者，大圣人之教也，法象天地，理合自然，本乎大道。仲景者，亚圣也。虽仲景之书未备圣人之教，亦几于圣人。文亦玄奥，以致今之学者，尚为难矣。故今人所习，皆近代方论而已，但究其末，而不求其

---

① 赜（zé）：深奥。

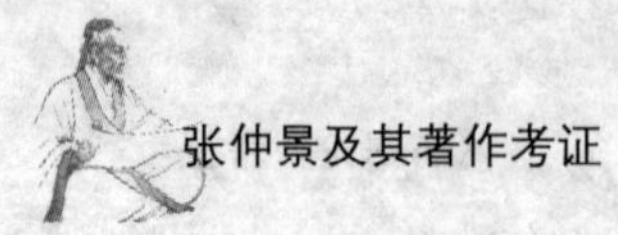

本。况仲景之书，复经太医王叔和撰次遗方，唐开宝中节度使高继冲编集进上，虽二公操心用智，自出心意，广其法术，杂于旧说，亦有可取，其间或失仲景本意，未符古圣之经，愈令后人学之难也。”(《原病式序》)

吴澄曰：“汉末张仲景著《伤寒论》，予尝叹东汉之文气，无复能加西都，独医家此书，渊奥典雅，焕然三代之文。心一怪之，及观仲景于序，卑弱殊甚，然后知序乃仲景所自作。而《伤寒论》，即古《汤液论》。盖上世遗书，仲景特编纂云尔，非其自撰之言也。晋王叔和重加论次，而传录者，误以叔和之语，参错其间，莫之别白。”(《活人书辨序》)

吕复曰：“《伤寒论》十卷，乃后汉张机仲景用《素问·热论》之说，广《伊尹汤液》为之。至晋王叔和，始因旧说，重为撰次。而宋成无己复为之注释。其后庞安常、朱肱、许叔微、韩只和、王实之流，固亦互有开发。而大纲大要，无越乎吐、汗、下、温四法而已。盖一证一药，万选万中，千载之下，如合符节，前贤指为群方之祖，信矣。所可憾者，审脉时汨王氏之言，三阴率多断简。况张经王传，亦往往反复后先，亥豕相杂，自非字字句句，熟玩而精思之，未有能造其阃奥者。陈无择尝补三阴证药于三因论，其意盖可见矣。”

王履曰：“读仲景之书，当求其所以立法之意。苟得其所以立法之意，则知其书足以为万世法，加后人莫能加、莫能外矣；苟不得其所以立法之意，则疑信相杂，未免通此而碍彼也。呜呼！自仲景以来，发明其书者，不可以数计，然其所以立法之意，竟未闻有表章而示人者。岂求之而不得之欤？将相习循而不求欤？抑有之而余未之见欤？余虽不敏，僭请陈之。夫伤于寒，有即病者焉，有不即病者焉。即病者，发于所感之时；不即病者遇时而发于春夏也。即病谓之伤寒；不即病，谓之温与暑。夫伤寒温暑，其类虽殊，其所受之原，则不殊也。由其原之不殊，故一以伤寒而为称。由其类之殊，故施治不得以相混。以所称而混其治，宜乎贻祸后人，以归咎于仲景之法，而委废其大半也。吁使仲景之法，果贻祸于后人，《伤寒论》不作可也！使仲景之法，果不贻祸于后人，《伤寒论》其可一日缺乎？后人乃不归咎于己见之未至，而归咎于立法之大贤，可谓溺井怨伯益，失火怨燧人矣。夫仲景法之祖也，后人虽移易无穷，终莫能越其矩度，由莫能越而观之，则其法其方，果可委废太半哉？呜呼！法也方也，仲景专为即病之伤寒设，不兼为不即病之温暑设也。后人能知仲景之书，本为即病者设，不为不即病者设，则尚恨其法散落，所存不多，而莫能御夫粗工妄治之万变。果可惮烦，而或废之乎，是知委废太半，而不觉其非者，由乎不能得其所以立法之意故也。今人虽以治伤寒法治温暑，亦不过借用耳。夫仲景立法，天下后世之权衡也，故可借焉以为他病用，虽然岂特可惜以治温暑而已，凡杂病之治，莫不可借也。今人因伤寒治法，可借以治温暑，遂谓其法，通为伤寒温暑设。吁此非识流而昧原者欤！苟不余信，请以证之。夫仲景之书，三阴经寒证，居热证什之七八。彼不即病之温暑，但一热耳，何由而为寒哉？就三阴寒证而详味之，然后知余言之不妄。或者乃谓三阴寒证，本是杂病，

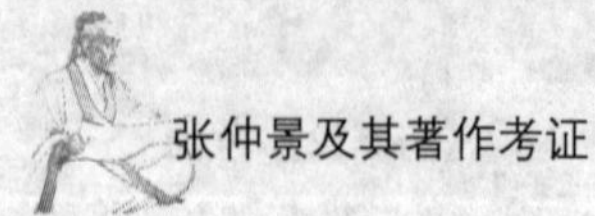

为王叔和增入其中；又或谓其证之寒，盖寒药误治而致。若此者皆非也，夫叔和之增入者，辨脉、平脉，与可汗、不可汗等诸篇而已，其六经病篇，必非叔和所能替辞也。但厥阴经中，下利呕哕诸条，却是叔和因其有厥逆而附，遂并无厥逆而同类者，亦附之耳，至若以药误治，而成变证，则惟太阳为多。纵使三阴证，亦或有寒药误治，而变寒者，然岂应如是之众乎？夫惟后人以仲景书，通为伤寒温暑设，遂致诸温剂，皆疑焉而不敢用。”

又曰：“王叔和搜采仲景旧论之散落者，以成书，功莫大矣。但惜其既以自己之说，混于仲景，所言之中，又以杂脉杂病，纷纭并载于卷首，故使玉石不分，主客相乱。若先备仲景之言，而次附己说，明书其名，则不致惑于后人，而累仲景矣。昔汉儒收拾残编、断简于秦火之余，加以传注，后之议者，谓其功过相等，叔和其亦未免于后人之议欤。余尝欲编类其书，以伤寒例居前，而六经病次之，相类病又次之，差后病又次之，诊察治法、治禁治误、病解未解等又次之，其杂脉杂病与伤寒有所关者，采以附焉，其与伤寒无相关者皆删去，如此庶几法度纯一，而玉石有分，主客不乱矣。然有志未暇，始叙此以俟他日。”

又曰：“伤寒三百九十七法，余自童时，习闻此言，以为伤寒治法，如是之详且备也，及考之成无已注本，则所谓三百九十七法者，茫然不知所在。于是询诸医流，亦不过熟诵此句而已，欲其条分缕析，以实其数，则未遇其人。遂乃反复而推寻之，以有论有方诸条数之，则不及其数；以有论有方、有论无方诸条通数之，则过其数。除辨脉法、平脉法，并伤寒例，及可汗、不可汗、可吐、不可吐、可下、不可下诸篇外，止以六经病篇中，有论有方、有论无方诸条数之，则亦不及其数。以六经病篇，及痉湿暍、霍乱、阴阳易差后劳复病篇中，有论有方、有论无方诸条数之，则亦过其数。至以六经病、痉湿暍、霍乱、阴阳易差后劳复病篇，有论有方诸条数之，则又太少矣，竟不能决。欲以此句视为后人无据之言，而不从，则疑其或有所据，而或出仲景叔和，而弗敢废。欲尊信而必从之，则又多方求合，而莫之遂。宋林亿等校正《伤寒论》，其序曰：今校定张仲景《伤寒论》十卷，总二十二篇，证外合三百九十七法。余于是就其十卷二十二篇而求之，其六经篇、霍乱篇、阴阳易差后劳复病篇中有方治诸条，以数为计；又重载于各篇之前，又谓疾病至急，仓卒难寻，复重集诸可与不可方治，分为八篇，亦以数为计。继于阴阳易差后劳复篇之后，其太阳上篇注曰：一十六法；太阳中篇注曰：六十六法；太阳下篇注曰：三十九法；阳明篇注曰：四十四法；少阳篇不言法；太阴篇注曰：三法；少阴篇注曰：二十三法；厥阴篇注曰：六法；不可发汗篇注曰：一法；可发汗篇注曰：四十一法；发汗后篇注曰：二十五法；可吐篇注曰：二法；不可下篇注曰：四法；可下篇注曰：四十四法；汗吐下后篇注曰：四十八法；以其所注之数通计之，得三百八十七法。然少阳篇，有小柴胡汤一法，其不言者，恐脱之也；又可吐篇，却有五法，其只言二法者，恐误也。并此脱误四法，于三百九十七法之中，亦仅得三百九十一法耳。较之序文之说，犹欠六法，乃参之脉经，其可汗可吐等篇外，比《伤寒论》，又多可温、可灸、

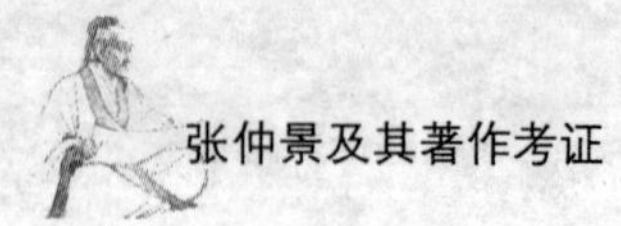

可刺、可水、可火、不可刺、不可灸、不可水、不可火诸篇，欲以此补其所欠，则又甚多，而不可用。窃尝思之，纵使三百九十七法之言，不出于林亿等，而出于亿之前，亦不足用。此言既出，则后之闻者必当核其自非，以归于正，而乃遵守听从，以为千载不易之定论。悲夫!”

赵嗣真曰：“仲景之书，一字不同，则治法霄壤，读之者，不可于片言只字，以求其意欤。”

又曰：“仲景《伤寒》一书，人但知为方家之祖，而未解作秦汉文字观，故于大经大法之意，反有疑似。”

陶华曰：“仲景固知伤寒，乃冬时杀厉之气所成，非比他病可缓，故其为言，特详于此书，而略于杂病也。倘能因名以求其实，则思过半矣。不幸此书传世久远，遗佚颇多。晋太医令王叔和得于散亡之后，诠次流传，其功博矣，惜乎以己论混经，未免穿凿附会。”

黄仲理曰：“仲景之书，六经至劳复而已，其间具三百九十七法，一百一十二方，纤悉毕备，有条而不紊也。辨脉法、平脉法、伤寒例三篇，叔和采摭群书，附以己意，虽间有仲景说，实三百九十七法之外者也。又痉湿暍三种一篇，出《金匮要略》，叔和虑其证与伤寒相似，恐后人误投汤剂，故编入六经之内，致有宜应别论之语，是为杂病，非伤寒之候也。又有不可汗、宜汗、不可吐、宜吐、不可下、宜下、并汗吐下后证，叔和重集于篇末，比六经中，仓卒寻检易见也。”

陈桷曰：“辨脉法，非仲景本文，乃叔和所采摭者，故多乖忤，学者宜审别之。”

郑佐曰："《伤寒论》为文简严，而寓意渊奥。虽为六经，法有详略。详者义例甄明，非长余也；略者指趣该洽，非阙落也。散之若截然殊科，融之则约于一贯，顾读而用之者何如耳。儒者既不暇读，医流又鲜能读，是以微辞要义，秘而不宣。至谓此非全书，直欲分门平叙，续臆说以为奇，杂群方而云备，使矿镠合治，貂犬同裘，如活人、杀车等书，皆仲景之螟螣也。"

方有执曰："张松北见曹操，以其川中医有仲景为夸，以建安言之，则松亦仲景时人。"

又曰："夫扁鹊仓公神医也，神尚矣，人以为无以加于仲景，而称仲景曰圣。岂非以仲景之见诸事业，载诸简编者，皆表章天人，股肱素难，达之天下。通之古今，易简而易知易能，非神奇怪异，人之所不可知、不可能者，所可同年而语哉？是故称圣焉。贾太傅曰：吾闻古之圣人，不居朝廷，必在卜医之中，语不虚矣。然医圣也，书曰论，何也？论者也，仲景自道也，盖谓愤伤寒之不明，戚宗族之非命，论病以辨明伤寒，非谓论伤寒之一病也。其文经也，其事则论，其心则以为始事于戚，乃不欲忘其初，其多则惠我后人，其意则又不欲以经自居。易曰：谦谦君子。此之谓也。吾故曰：名虽曰论，实则经也。虽然，若曰伤寒经，殊乖矣。必曰医经，称情哉。"

又曰："《金匮序略》云：《伤寒卒病论》，卒读仓卒之书，诚书之初名，此其有据也。但不知卒病二字，漏落于何时，俗尚苟简，承袭久远，无从可稽矣，君子于此不能无憾焉。"

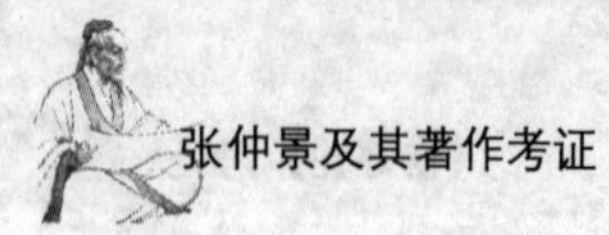

又曰："辨痉湿暍病证篇，相传谓叔和述仲景《金匮》之文，虽远不可考，观其揭首之辞，信有之也。然既曰以为与伤寒相似，而致辨焉，则亦述所当述者，是故后人称之，为仲景之徒云。辨脉法，叔和述仲景之言，附己意以为赞经之辞，譬则翼焉，传类也。篇目旧名平脉，次第二，而僭经右。夫传不可以先经，论脉亦无先各脉，而后平脉之理。且平脉不过前数条，冒事必如此耳，后亦各脉，安得直以平脉名篇？皆非叔和之旧，其为后人之纷更明甚。凡痉湿暍、辨脉上下篇、可汗、不可汗、可吐、不可吐、可下、不可下、发汗吐下后脉证，皆叔和分经，及述经外之余言，附已意以撰次之，合经亦十一篇，共目二十二，以为全成仲景氏未完之遗书者也。而第十七、十八、二十二三篇，则又皆抱空名，而拥虚位，无册条之可检，实则一十九篇之条册耳，皆叔和所纪之旧额如此。世固有少此以为非仲景之全书，而起其识者。呜呼！是书也，仲景之作于建安，汉年号也，出自叔和之撰述，晋太医令也，相去虽不甚远，盖已两朝相隔矣，是仲景之全书，非仲景之全书，诚不可晓也。"

又曰："医道之方法俱备，自仲景始，故世称仲景方法之始，《伤寒论》乃其书也。考求其方法，义例明甚。何谓例？如中风一也，伤寒二也，兼风寒俱有而中伤，三也。三病不同，以皆同在太阳，故皆发汗。发汗云者，非例言乎。何谓义？如发中风之汗，汗之以桂枝汤；发伤寒之汗，汗之以麻黄汤；发兼风寒俱有而中伤之发，发之以大青龙汤；一例发汗，而三汤则不同，非以其各有所宜之义乎？然则方法者，道之用也。例者，所以行其方法也；义则行而宜之谓，是已，是皆相须而不相离，一致之谓道也。啻此为然哉，其余各属，悉皆类此，条目具在也。夫何无己之注解，不省义例原属方法中，法外又独有伤寒之例。独例伤寒，而置诸各属，舍义而独曰例。岂仲景之言，其后人之伪，明亦甚矣。伪例者谁？或曰叔和。谓叔和者，以其编述也。编述论而出始，则叔和之于论，诚功之首也。乃若又伪此例，则后人之医伤寒者，不知通求各属，但务专拟于伤寒，仿例而行，仲景之道反愈晦，而至今愈不明。究其叛乱，不由泥于此例，以至如此乎！以此言之责叔和者亦一罪之魁耳。贤如叔和，愚意其智不乃尔也。或曰无己。谓无已者，以其注解也。此则近似，何也？己任注解，则当精辨论之条目，详悉各属本义，以迪诸后。不当复强苟且，一概狥己，朦胧训为伤寒，比之于例，俨然一家口语，以此撰已，夫复何疑？且例苟在，非已前亦当暴白其非，不令得以迷误，继述是也。奈何懵此不为，乃固尾之以阿烦可乎！”

闵芝庆曰：“《伤寒论》之称诸证也，证虽纷然，称有定例，其中微旨，非易窥测。至于编列次序，岂不难乎？凡称某经病者，以病在此经也。六经伤寒固如此，杂病亦有此者，如太阳湿证暍证之类。盖辨似伤寒之杂病，称某经者也，有以伤寒二字冠之者。如‘伤寒一日，太阳受之，脉若静者为不传’之类。盖兼中风而言者也，以伤寒为病，多从风寒得之。故或中风，或伤寒，总以伤寒称也。其中专称伤寒，不兼中风者，如‘伤寒脉浮，不发汗因致衄者，麻黄汤主之’之类，是也。有中风伤寒之外，如温病风湿之类，亦在论中者，以明不可混称伤寒也。有但称病人、但称病、称

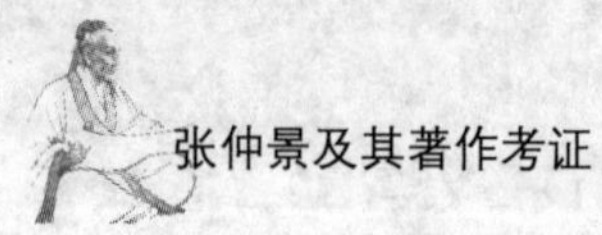

厥、称呕、称下利等证，不明言伤寒中风杂病者，大概论之也，论中称有定例如此。叔和编述，以惠后世，乃立一见，而先列辨脉、平脉二篇，盖谓论病当先明脉也。伤寒例，为六经诸篇要领，故以统论者，列于脉法之后。痓湿暍三种，有似伤寒，故辨又次之。脉既明矣，要领举矣，相似之证别论，而不得淆矣，斯可细论六经，继以霍乱诸篇乎。”

又曰：“伤寒有例，犹律法有例。罪必明证，从例治之；病有明证，从例治之，是皆所谓法也。证可定罪之名，证可定病之名，正名所当先也。伤寒例，先正伤寒所由名，遂及温暑时行冬温寒疫所由名。各正其名者，欲发明伤寒与诸病相异，故论伤寒，而略言诸病耳，此伤寒例所由名也。彰之以六经脉证，曰可汗，曰可下，是明例在可治者也。两感于寒者死，不两感于寒，不传经，不加异气者，得自愈，十三日不差者危。感异气变为他病者，当以坏证治之。是明例各不同者也。又叮咛病须早治，治勿妄施，仁爱之意，深且切矣。须知此篇，乃论中纲领，仅道伤寒之常，而未尽其变。诸变不可胜数，故后有六经诸病，发明此例，前后一贯，岂容偏废哉？方氏作条辨，辨伤寒例非仲景之言，出后之伪，遂削去之。吾不敢谓此例皆仲景言也，中有搜采仲景旧论，录其证候等语，岂仲景言乎？不敢谓此例皆非仲景言也，中有微词奥义，发《素问·热论》所未发者，后人岂能伪乎？谓叔和附以己意则可，谓全非仲景之言则不可。且无论伪与非伪，当观可法与否，以决应存应削。例中发明太阴脉尺寸俱沉细，方氏注：太阴病脉浮者，可发汗。窃沉细一句证之，例中发明厥阴脉微缓，方氏注厥阴中风脉微浮为欲愈。

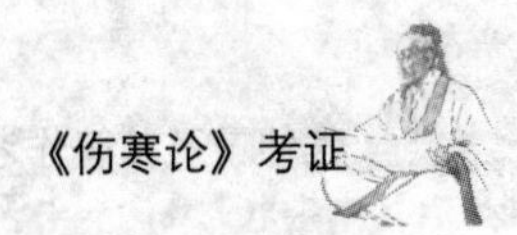

窃微缓二字证之，既窃夫例则取之，而以为可法矣，又胡为削之哉！呜呼！伤寒之不明于天下，由不得其要领，而昧失此例者众也！反谓仲景之道，晦而不明，厄于此例，以至谓成无己不能暴白伪例之非，固为阿烦，妄以春秋赵盾律之，可乎？”

又曰：“世于仲景《伤寒论》，每曰三百九十七法，一百一十三方。方固止于此，法则论中可垂训者，言言皆法，难以数拘焉。今按汪石山《伤寒选录》所述，出自类证者。据其所云，则以六经至劳复八篇，为仲景伤寒论之正，余皆叔和采述仲景之他书，又附以己意者，为三百九十七法之外矣。由是，方仲行作条辨，以六经至劳复为法，而以有论有方，及有论无方者，均数之。其间以承上文立论，如小柴胡论方后证治，同上文作一法；如云‘若其人大便硬，小便自利者，去桂枝加白术汤主之’，同上文作一法；又如‘问曰证象阳且’一条，同上文作一法。如此数之，盖求合于三百九十七之数耳。其太阳上篇六十六法，中篇五十七法，下篇三十八法，阳明篇七十七法，少阳篇九法，太阴篇九法，少阴篇四十六法，厥阴篇五十四法，痓湿暍篇二十法，霍乱篇九法，阴阳易差后劳复篇七法，总三百九十二法。又据将旧本太阳中篇不可汗六法，移在条辨第十五篇中，则是三百九十八矣，此乃小差，而所系重轻，全不在此，亦不必论。但当论六经至劳复八篇之外，是法非法？云三百九十七法也，夫方则尽于八篇一百一十三而已，法则八篇固为法，其余亦皆法也，所以有三百九十七法之说者。盖检八篇，而计其方之数，遂并计八篇中法之数耳。可谓此外非法哉？其中即有

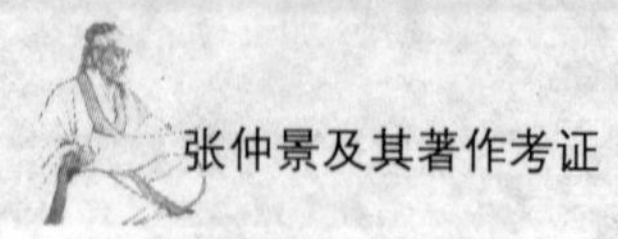

叔和附己意者，不可斥曰非法，应思叔和何如人也，非悉出叔和者耶。故曰：论中可垂训者，言言皆法，难以数拘也。学者勿执三百九十七法之说，而忽其余焉。”

王肯堂曰：“王叔和编次张仲景《伤寒论》立三阳三阴篇。其立三阳篇之例，凡仲景曰‘太阳病’者，入太阳篇；曰‘阳明病’者，入阳明篇；曰‘少阳病’者，入少阳篇。其立三阴篇，亦依三阳之例，各如太阴、少阴、厥阴之名，入其篇也。其或仲景不称三阳三阴之名，但曰‘伤寒某病，用某方主之’，而难分其篇者。则病属阳证，发热、结胸、痞气、蓄血、衄血之类，皆混入厥阴篇也。惟燥屎及屎硬、不大便、大便难等证，虽不称名，独入阳明篇者，由此证类属阳明胃实，非太阳厥阴可入，故独入阳明也。所以然者，由太阳为三阳之首，凡阳明少阳之病，皆自太阳传来，故诸阳证不称名者，皆入其篇。厥阴为三阴之尾，凡太阴少阴之病，皆至厥阴传极，故诸阴证不称名者，皆入其篇。后人不悟是理，遂皆谓太阳病诸证，不称名者，亦属太阳，而乱太阳病之真。厥阴篇诸证，不称名者，亦属厥阴，而乱厥阴病之真。为大失仲景之法也。”

又曰：“仲景立法，凡云太阳病者，皆谓脉浮头项强痛恶寒也；凡云阳明病者，皆谓胃家实也；凡云少阳病者，皆谓口苦咽干目眩也；凡云太阴病者，皆谓腹满时痛吐利也；凡曰少阴病者，皆谓脉微细但欲寐也；凡云厥阴病者，皆谓气上撞心痛，吐蛔也。又如少阴病，不一一逐条曰‘脉微细但欲寐’，而总用‘少阴病’三字括之者，省文也。故各条或曰‘少阴病反发热脉沉，用麻黄附子细辛汤’者，谓脉沉

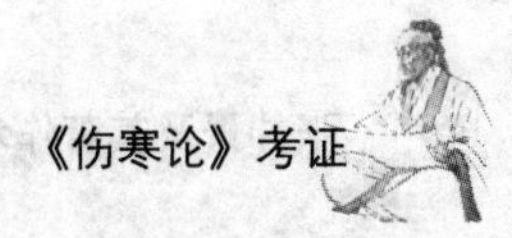

细但欲寐，而又反发热者，用其方也；或曰‘少阴病得之二三日以上，心烦不卧，用黄连阿胶汤’者，谓脉微细但欲寐，二三日后，变心烦不卧者，用其方也。后人不悟是理，遂皆不察‘少阴病’三字，所括脉微细但欲寐之证，但见发热脉沉，便用麻黄附子细辛汤；见心烦不卧，便用黄连阿胶汤。尤为失仲景之法也。”

喻昌曰：“张仲景《伤寒论》一书，天苞地苻，为众方之宗，群方之祖。杂以后人知见，反为尘饭土羹。”

又曰：“后汉张仲景著《杂病伤寒论》十六卷，当世兆民，赖以生全。传之后世，如日月之光华，且而复旦，万古常明，可也。斯民不幸，至晋代不过两朝相隔，其杂病论六卷，已不可复睹，即《伤寒论》十卷。想亦劫火之余，仅得之读者之口授。故其篇目，先后差错，赖有三百九十七法，一百一十三方之名目，可以为校正。太医令王叔和附以己意，编集成书，共二十二篇，后人德之，称为仲景之徒。今世传仲景《伤寒论》，乃宋秘阁臣林亿所校正，宋人成无已所诠注之书也。林亿不辨朱紫菽粟，谓自仲景于今八百余年，惟叔和能学之。其间如葛洪、陶景、胡洽、徐之才、孙思邈辈，皆不及也。又传称成无已注《伤寒论》十卷，深得长沙公之秘旨。殊不知林、成二家，过于尊信叔和，往往先传后经，将叔和纬翼之辞，且混编为仲景之书，况其他乎！如第一卷之平脉法，二卷之序例，其文原不雅训，反首列之，以错乱圣言，则其所为校正、所为诠注者，乃仲景之不幸，而斯道之大厄也！元泰定间，程德斋作《伤寒钤法》，尤多不经；国朝王履所论，虽有深心，漫无卓识，亦何足

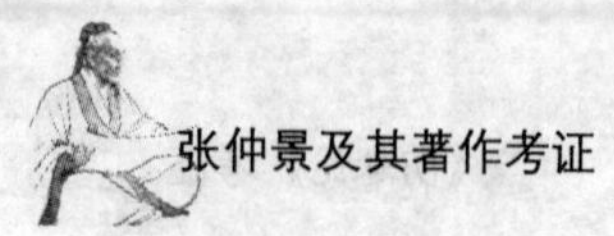

取？万历间方有执著《伤寒条辨》，始先即削去叔和序例，大得尊经之旨，然未免失之过激，不若爱礼存羊，取而校正之，是非既完，功罪自明也。其于太阳三篇，改叔和之旧，以风寒之伤营卫者分属，卓识超越前人。此外不达立言之旨者尚多，大率千有余年，若明若昧之书，欲取而尚论之，如日月之光昭宇宙，必先振举其大纲，然后详明其节目，始为至当不易之规，诚以冬春夏秋，时之四序也。冬伤于寒，春伤于温，夏秋伤于暑热者，四序中主病之大纲也。举三百九十七法，分隶于大纲之下，然后仲景之书，始为全书。其冬伤于寒一门，仲景立法独详于春夏秋三时者，盖以春夏秋，时令虽有不同，其受外感则一，自可取治伤寒之法，错综用之耳。仲景自序云：学者若能寻余所集，思过半矣。可见引申触类，治百病有余能，况同一外感乎？是春夏秋之伤温伤热，明以冬月伤寒为大纲矣；至伤寒六经中，又以太阳一经为大纲；而太阳经中，又以风伤卫、寒伤营、风寒两伤营卫为大纲。向也大纲，混于节目之中，无可寻绎，只觉其书之残缺难读。今大纲既定，然后详求其节目，始知仲景书中，矩则森森，毋论法之中更有法，即方之中，亦更有方，通身手眼，始得一一点出，识之而心开识朗，不复为从前之师说所爚[①]浸。假由其道，而升堂入室，仲景弥光，而吾生大慰矣。”

又曰：“尝观王叔和汇集扁鹊、仲景、华元化先哲脉法为一书，名曰《脉经》，其于仲景《伤寒论》，尤加探讨。宜

---

① 爚（yuè）：火光。照，照耀。煮。

乎显微毕贯，曲畅创法制方之本旨，以启后人之信从可也。乃于汇脉之中，间一汇证，不该不贯，犹曰汇书之常也。至于编述《伤寒》全书，苟简粗率，仍非作者本意。则吾不知之矣。如始先序例一篇，蔓引赘辞，其后可与不可诸篇，独遗精髓。平脉一编，妄入己见，总之碎剪美锦，缀以败絮，盲瞽后世，无繇复睹黼黻①之华。况于编述大意，私淑原委，自首至尾，不叙一语，明是贾人居奇之术，致令黄岐一脉，斩绝无遗，悠悠忽忽，沿习至今。所谓千古疑城，莫此难破。兹欲直溯仲景全神，不得不先勘破叔和。如太阳经中，证绪分头，后学已难入手，乃更插入温病、合病、并病、少阳病过经不解病，坐令读者茫然。譬诸五谷，虽为食宝，设不各为区别，一概混种混收，鲜不耕者食者之困矣。如阳明经中，漫次仲景偶举问答一端，隶于篇首，纲领倒置，先后差错，且无扼要。至于春温夏热之证，当另立大纲，颛自名篇者，乃懵然不识，此等大关一差，则冬伤于寒，春伤于温，夏秋伤于暑热之旨尽晦。致后人误以冬月之方，施于春夏，而归咎古方之不可以治今病者，谁之过呢？至于霍乱病，阴阳易、差后劳复等证，不过条目中事耳，乃另立篇名，与六经并峙，又何轻所重，而重所轻耶？仲景之道，人但知得叔和而明，孰知其因叔和而坠也哉！”

又曰：“王叔和于仲景书，不察大意，妄行编次补缀，尚存阙疑一线。观其篇首之辞，谓痉湿暍，虽同为太阳经病，以为宜应别论者，其一征也；观其篇中，谓疾病至急，

---

① 黼黻（fǔ fú）：a. 古代礼服所绣的花纹；b. 喻华丽的辞藻。

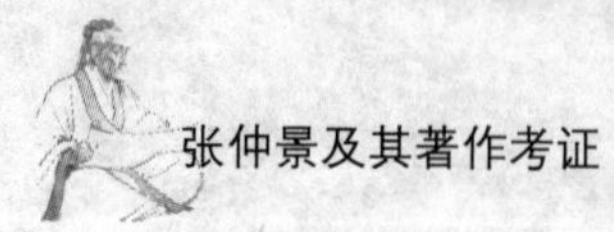

仓卒寻按，要旨难得，故重集可与、不可方治者，其一征也；观其篇末，补缀脉法，分为二篇，上篇仍仲景之旧，下篇托仲景以传，犹未至于颠倒大乱者，其一征也。第其不露补缀之痕，反以平脉本名，易为辨脉，而阴行一字之颠倒，此吾所为讥其僭窃耳。若夫林亿之校正，成无己之诠注，则以脉法，为第一卷矣。按仲景自叙云：《平脉辨证》，为《伤寒杂病论》合十六卷。则脉法洵当隶于篇首，但晋承汉统，仲景遗书未湮，叔和补缀之言，不敢混入，姑附于后，不为无见。二家不察，竟移编篇首，此后羚羊挂角，无迹可求。讵[①]能辨其孰为仲景，孰为叔和乎？然犹隐而难识也，其序例一篇，明系叔和所撰，何乃列于第二卷？岂以仲景之书，非序例，不能明耶？即使言之无弊，亦无先传后经之理，况其蔓引赘辞，横插异气，寸瑜尺瑕，何所见而崇信若是。致令后学画蛇添足，买椟还珠，煌煌圣言，千古无色，是二家羽翼叔和以成名，比以长君逢君无所逃矣！至其诠释之差，已居六七，夫先已视神髓，为糟粕矣，更安望阐发精理乎！”

程应旄曰：“论之为言，断也，断者蔽也，分明指此为伤寒之爰书矣。故首尾分篇，只存论之体裁，而别嫌明疑，指奸摘伏，深文大义，具见于标篇之辨字上。辨之为言，诘也，诘者鞫[②]也，既诘且鞫，则必无枉无偏。方蔽辜，自不得不借论以申其辨。”

按程氏有《辨伤寒论》五篇，王叔和《序例贬伪》一

① 讵（jù）：岂，怎。

② 鞫（jú）：审问；穷究。

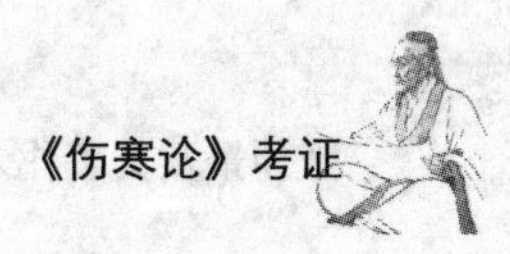

篇，冗文闲语，漫无统纪，故省不录。

汪琥曰："仲景论，为方书之祖，以内经中有论而无方也。叔和起而撰次之，知尊仲景矣，但其于仲景论中，插入己意，使学者不知孰为仲景，孰为叔和，以故后人诽议之，云叔和变乱仲景《伤寒论》。故其《脉经》，亦受高阳生所窃取，此其报也。然仲景书，当三国时兵火之后，残缺失次，若非叔和撰集，不能延至于后。复有成无己，为之注解也。今医但责叔和之过，而忘叔和之功。"

又曰："《伤寒论》自成注以后，在昔明医，如李东垣，不过以治法略举其要，朱丹溪亦仅以疑处，摘问其目，未闻有以仲景原论全解者。至明季有歙人方中行，著《伤寒条辨》八卷，乃成氏之后一人而已。我朝初有喻嘉言者，指广方氏未发之旨，著《尚论篇》五卷，是亦仲景之功臣也。复有程子郊倩，即仿二书之意，著《后条辨》六集，其中亦有可采之处。所可嫌者，三家之书，皆倒乱仲景六经篇原文，彼虽各有其理，要之六经原次，或当日叔和未尽改易，其间仲景妙义，焉知不反由此新编而尽失耶？况方书治病，不过欲每条解明，不致医药有误而已，非若文公章句，必欲承上启下也。孔子云：爱礼存羊。凡六经原次，余不敢乱叔和之旧。"

又曰："王叔和编次仲景方论三十六卷，当是十六卷。据《论集中》云：仲景为《伤寒杂病论》合十六卷。叔和编次，何至遽增二十卷书邪？况仲景当日，止著论二十二篇，为《伤寒杂病论》合十六卷，则是《医林列传》，云三十六卷，误矣。相传仲景论，有一百一十三方，考其书十卷内，

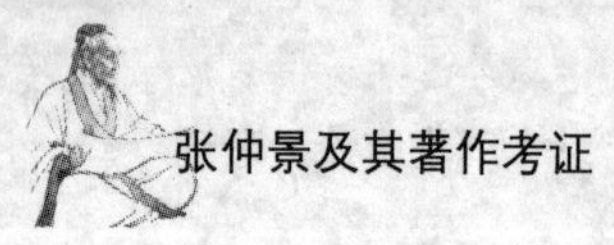

计方止一百一十二道。”

柯琴曰：“按仲景自序言，作《伤寒杂病论》合十六卷，则伤寒杂病，未尝分为两书也，凡条中不贯伤寒者，即与杂病同义。如太阳之头项强痛，阳明之胃实，少阳之口苦咽干目眩，太阴之腹满吐利，少阴之欲寐，厥阴之消渴气上冲心等证，是六经之为病，不是六经之伤寒。乃六经分司诸病之提纲，非专为伤寒一证立法也。观五经提纲，皆指内证，惟太阳提纲，为寒邪伤表立，因太阳主表，其提纲为外感立法。故叔和将仲景之合论，全属伤寒，不知仲景已自明其书不独为伤寒设。所以太阳篇中，先将诸病线索，逐条提清，比他经更详也。其曰‘太阳病，或已发热，未发热，必恶寒体痛，呕逆，脉阴阳俱紧者，名曰伤寒’，是伤寒别有提纲矣，此不特为太阳伤寒之提纲，即六经总纲。观仲景独于太阳篇别其名：曰伤寒，曰中风，曰中暑，曰温病，曰湿痹，而他经不复分者。则一偶之中，可以寻其一贯之理也。其他，结胸脏结、阳结阴结、瘀热发黄、热入血室、谵语如狂等证，或因伤寒，或非伤寒，纷纭杂沓之中，正可思伤寒杂病合论之旨矣。盖伤寒之外皆杂病，病不脱六经，故立六经，而分司之。伤寒之中，最多杂病，而合参之，此扼要法也。叔和不知此旨，谓痉湿暍三种，宜应别论。则中风温病，何得与之合论邪？以三证为伤寒所致，与伤寒相似，故此见之，则中风非伤寒所致，温病与伤寒不相似者，何不为之别立耶？霍乱属肝木为患，阴阳易差后劳复，皆伤筋动骨所致，咸当属于厥阴，何得别立篇目？叔和分太阳三症于前，分厥阴诸症于后，岂知仲景约法能合，而病兼该于六

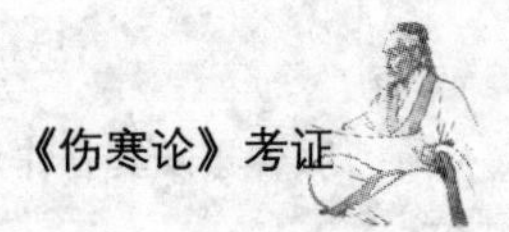

经，而不能逃六经之外，只在六经上求根本，不在诸证名目上求枝叶。叔和以私意，挐乱仲景之原集，于劳复后，重集可发汗不可发汗诸篇。如弱反在关，濡反在巅，微反在下，不知如何名反，岂濡微弱涩等只有定位乎？其云大法春夏宜发汗，春宜吐，秋宜下，设未值其时，当汗不汗，当下不下，必得其时耶？而且利水清火，温补和解等法，概不言及，所以今人称仲景只有汗吐下三法，实由于是。夫四时各病人所同，受病者因人而异，汗吐下者，因病而施也。立法所以治病，非以治时，自有此大法之谬。后人因有随时同药之道，论麻黄桂枝汤者，谓宜于冬月严寒，而三时禁用；论白虎汤者，谓宜于夏，而大禁于秋分后，与立夏之前。夫寒热温凉之逆用，必先岁气，独不曰有假者反之，有是证因有是方，仲景因证立方，岂随时定剂哉？当知仲景治法，悉本内经。”

又曰：“仲景言《平脉辨证》，为《伤寒杂病论》。是脉与症，未尝两分也，夫因病而平脉，则平脉即在辨证中。脉有阴阳，发热恶寒发于阳，无热恶寒发于阴，是病之阴阳也，当列前论之首。脉浮大动数名阳，沉涩弱弦微名阴，是脉之阴阳也，此条当为之继。叔和既采仲景旧论，其录证候诊脉，是知叔和别立脉法，从此搜采耳。试观《太阳篇》云：脉浮者病在表；脉浮紧者，法当身疼痛；脉浮数者，法当汗出愈。诸条脉法，不入辨脉平脉篇，是叔和搜采未尽，犹遗仲景旧格也。由此推之，知寸口脉浮为在表，及寸口脉浮而紧，脉浮而数诸条，皆从此等处采出。脉有阴结阳结条，未始不在阳明中风中寒之间；洒淅恶寒，而复发热者，

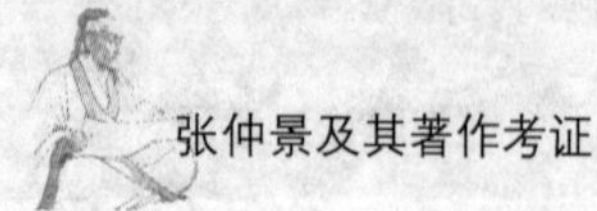

未始不在少阳寒热往来之部；脉阴阳俱紧者，未必非少阴之文；阴阳相搏条，未必不在阳寒脉结代之际。设仲景别集脉法，或有上下之分，绝无辨平之别矣。名平名辨，皆叔和搜采诸说。仲景所云，各承家伎者，是也。叔和既改抉仲景原文，独为伤寒立论，十六卷中，不知遗弃几何？而今六经之文，夹杂者亦不少，岂独然仲景旧集哉？世以《金匮要略》，为仲景杂病，共经魔魅之后乎。”

张志聪曰：“注解本论，必明仲祖撰论之原，方为有本。其序，有撰用《素问》、《九卷》、《八十一难》、《阴阳大论》、《胎胪药录》之说。《素问》九十一篇，毫无遗阙，故举其篇《阴阳大论》者，《素问》中大论七篇，皆论五运六气，司天在泉，阴阳上下，寒热胜复之理。《胎胪药录》，如《神农本经》，长桑阳庆，禁方之类。其序又云：经络腑俞，阴阳会通，元冥幽微，变化难极。自非才高识妙，岂能探其理致哉！由是而才识之士，须知仲祖撰论本《灵》、《素》，而补其未尽。必于伤寒原序，玩索有得，《胎胪》罗列之谓。”

又曰：“《本草》、《灵》、《素》，圣经也。《伤寒》、《要略》，贤论也。贤论，犹儒者之四书；圣经，犹儒者本经。奈千古以来，天下之医，只求方伎以行术，不求经旨以论病。仲祖序云：不念思求经旨，以演其所知，各承家伎，终始顺旧。举世昏迷，莫能觉悟者，是也。夫本论虽论伤寒，而经脉脏腑、阴阳交会之理，凡病皆然。故内科、外科、儿科、女科，本论皆当读也。不明四书者，不可以为儒；不明本论者，不可以为医。经云：非其人勿授。论云：传与贤人。甚哉人之不易得也。”

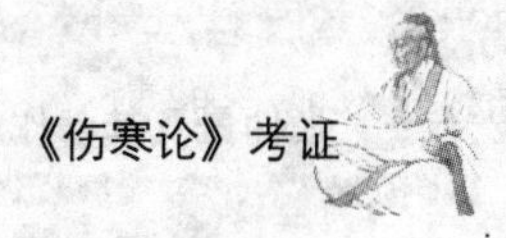

张璐曰："余尝见王叔和集仲景《伤寒论》，未尝不废书而三叹也。嗟夫！犹赖叔和为仲景之功臣，使无叔和之集，则伤寒书同于伤寒之不传矣，何能有六经证治乎？"

钱潢曰："《伤寒论》一书，按长沙公自序，原云《伤寒杂病论》合十六卷，至西晋王叔和编次之后，其杂病论六卷，早已云亡，后人不得复见。相传谓叔和又次为三十六卷，至宋成无已，因王氏之遗书，又注为《伤寒论》十卷。非唯仲景之旧，不得复视，即叔和之书，亦杳不可见矣。第阅叔和所作《伤寒序例》一篇，其妄用经文，创立谬说，亦殊不足观，不若遗亡之为愈也。其成氏注本，原云十卷，今行于世者，究仅七卷。以辨脉平脉，为第一卷，其言原系仲景原文，亦不为过。但第二卷《伤寒例》一篇，乃王叔和所作，非仲景原文，因何亦列于七卷之中，而反居仲景六经之前？非唯文理背谬，且冠履倒置，棼乱[①]错杂矣。其第七卷，虽有霍乱阴阳易，及瘥后诸复症，允为仲景原文，而后之诸可与不可，又非长沙之笔矣。何以知之？其卷首云：夫以疾病至急，仓卒难寻，故重集诸可与不可方治，比之三阴三阳，为易见也。如此语气，确为叔和所集。况大法春宜汗，及春宜吐、秋宜下之说，于理未通，均属可删。"

魏荔彤曰："《伤寒例》，叔和氏修辑医圣之书，发其凡例也。列于论首，名之曰例，标题原未有序字，后人以其文近于序，故更名之曰《序例》。成氏注之，方氏删之，喻氏校之，程氏嬉笑且怒骂之，以为僭滥，以为悖谬。愚平心静

---

① 棼（fén）乱：纷乱。比喻做事没有条理。

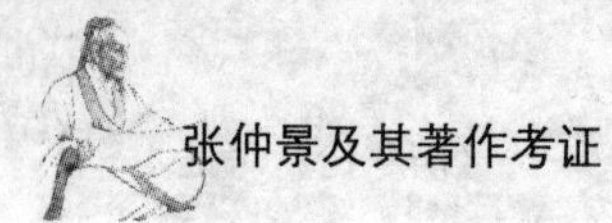

气论之，其意亦未大舛，特欲推广伤寒于伤寒外耳，不知《伤寒论》，原非专论伤寒内也。例之大概，谓四时皆有外感之气，惟冬月乃正伤寒之名，欲推广而反成拘执矣。更为引申春温夏暑疟病热病疫病，原思于伤寒外，多所论列，因医圣自序中，言伤寒疑似之问，误入阶厉，故欲辨其是非，以附益原书之义也。但于诸证，不为条分缕析，一如凡例之制，乃参杂反复，笼统铺叙以成文。既无太司公伯夷列传手笔，必了见凿圆柄，否则重楼叠嶂矣。例不成例，序不成序，是其才力之不逮，体认之未真。以尊崇阐发之心，竟成儒者自分两歧，迄难合一，何也？以医圣原兼万病，而论其一；叔和之例，欲分万病为万病也。至于详明时令气化，以别疾病感受，仍是分析异同之见，何其冗乱无纪乎！因而及于药治之迟早，风土之凉燠，以为明切，实皆郛廓[①]，不能得《伤寒论》之精深，虽欲有言，不能不流为冒语也。复叙六经伤寒，及两感之脉证，与各有愈期不治之故，在《伤寒论》中已明，此非赘疣耶？最是初感风寒二耶，大关巨节，默无分剖，又何疏乎？却将坏证，牵入温疟等症，既明温暑疟热疫证，不同伤寒，分时异感，各成一病，又忽有四变之说，殊觉自相秦起。更及迟治误治诸条，曰若曰凡，纵再增益千百，亦苦于挂少漏多。发凡起例，不言全书持纲携领之处，而以己意泛滥举之，曰此书之例。书自书，而例自例，何以使人读例，而得书之简洁精微乎？徒将画蛇之足，读凫之胫而已，未虽明生愈死亡之机，终亦不可胜言。总因不能

---

① 郛（fú）廓：郛，古代城圈外围的大城。郛廓：外城。

合全书，以为体会，撮其易简之善，著为知从之法。乃以为既辑是书，不可不以推广为发明，本欲附骥名彰，立言不朽，抑知后人不少假借，细加指摘也耶。愚故原其初念，本在遵循，非蒙违戾，而智浅才薄，不能心得全书精义，乃欲以多求胜，备其阙略。岂知医圣之文，言近而指远，辞简而意赅乎。然医圣数千年正学，赖此不坠，其功亦不卫敬仲序诗之下。《诗序》虽经朱子删驳，而古远所传，于今不泯。则叔和之例，可以比照杜氏例以例春秋矣。至可例与否，例之当否，其例是在，叔和不能自达其意者，后之读例君子，可以代明，何必削之？不许天下共见闻，而求其公是耶。方氏谓以传先经非体，愚谓例也，非传也。传必附经，例则仍可首列也。倘叔和当日，能将所谓温暑痉热疫诸证，各就专门，分撰附经，详其《脉论》，精言治法，以述写作。如朱子之补《大学》，岂非医圣之高弟，医门之功臣乎？不能为此，而于例中丛脞言之，吾知其于此数证原委，亦未大明，约略敷衍，不意乃成罪案，因此没其辑书原志，则亦大可惜矣。”

又曰：“《辨脉》一篇，是医圣原文。其辞简括，其义深长，与《伤寒杂病论》心思笔致，皆足令人紬绎不尽，推暨无方矣。盖辨脉为论证之先务，所以叔和叙次为第一，不可谓以传僭经也。既非叔和所能拟议，原为医圣高文巨典，不妨置之诸论之首，以重诊视之事矣。于《平脉》分篇是否，医圣本意，或叔和效《虞书》中分二典之智乎？但忽首为韵语，似反觉肤廓浅近，不类一手。岂少陵不能作散文，而医圣不能作韵语耶？真赝已无可考，孰得而屏之，屏之反为

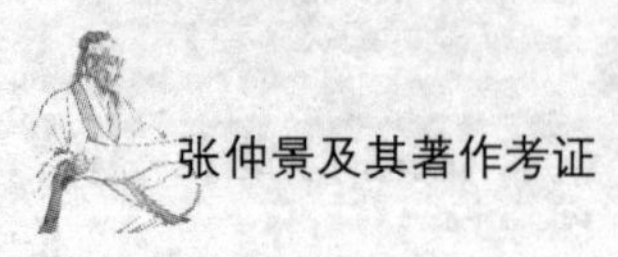

僭矣。”

又曰：“《辨脉》、《平脉》二篇，亦非后人妄分为二也。盖于辨、平二字之义，未能深悉也。辨者，分别之也；平者，较量之也。平如平章之平，非平人之脉，如谓篇中专言平人之脉。试观之，何其言平人之脉？十之一二，言疾病之脉，十反八九乎。然则辨者，始条理也，分为二，推至于无穷也；平者，终条理也，衡如一，究归于不二也。气有阴阳，邪亦有阴阳，病必分阴阳，脉必辨阴阳，故必分为二以辨之。气之阴阳，有有余不足，邪之阴阳，亦有衰盛，病因而有轻重，脉必平阴阳，权衡如一以平之。细玩二篇，洵是此义，不可悉举，略观大意可知矣。至于其文古穆简洁，其义精微广大，惟医圣独擅其能，非王氏所可赞之辞。合《伤寒例》观之，亦自明编次于六经论之首，先脉后证，先辨平乎脉以审证，后条列乎证以处治，序次未亦紊也。”

吴仪洛曰：“仲景书，一语可当千百言，每令人阐发不尽，读者须沉潜反复，必于言外透出神髓，斯为能读仲景书耳。”

姚际恒曰：“《伤寒论》，汉张仲景撰，晋王叔和集。此书本为医家经方之祖，然驳杂不伦，往往难辨，读者苦不得其要旨。”

徐大椿曰：“仲景《伤寒论》，编次者不下数十家，因致聚讼纷纭，此皆不知仲景作书之旨故也。观仲景叙所述，乃为庸医误治而设，所以正治之法，一经不过三四条，余皆救误之法，故其文亦变动不居。读《伤寒论》者，皆设想悬拟之书，则无往不得其义矣。今人必改叔和之次序，或以此条

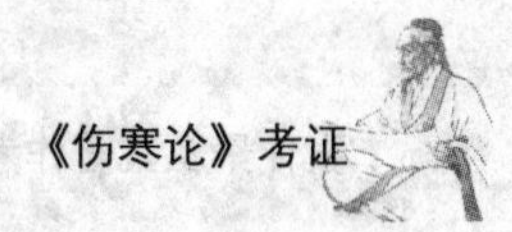

在前，或以此条在后，或以此证因彼证而生，或以此经因彼经而变，互相诟厉。孰知病变万端，传经无定，古人因病以施方，无编方以待病。其原本次序，既已散亡，庶几叔和所定为可信。何则叔和序例云：今搜采仲景旧论，录其证候诊脉声色对病真方，有神验者，拟防世急。则此书乃叔和所搜集，而世人辄加辨驳，以为原本不如此。抑思苟无叔和，安有此书？且诸人所编，果能合仲景原文否耶？夫六经现证，有异有同，后人见阳经一证，杂于阴经之中，以为宜改入阳经之内，不知阴经亦有此证也。人各是其私，反致古人圆机活法，泯没不可问矣。凡读书能得书中之精义要诀，历历分明，则任其颠倒错乱，而我心自能融会贯通。否则徒以古书，纷更互异，愈改愈晦矣。”（《医学源流论》）

周省吾曰：“仲景伤寒书，为叔和编次，已失其真。即林亿校本，亦已难得。今世所传，惟成无己注释之本而已。至三百九十七法，莫不津津乐道，而究鲜确指。汪苓友亦云：前人所未明言。其引张孝培《伤寒类疏》：桂枝汤服后，至以助药力为一法，温覆至如水流漓。又一法，称与诸家不同。顾吾不知其何本而有此考。前明有吾虞赵开美翻刻宋板《伤寒论》全文，其三百九十七法，于每篇之首，注其几先，则节录原文，开明第一第二，次于原文之下，后列一二三之数，总计全书，治法了然也。但不知出自叔和，出自林亿？今之传本亡之者，殆为无己所删乎。后人未见宋刻，茫然不晓，如王安道亦未之见也。国朝王晋三虽于每方之下，注以各法，亦不过继张孝培、汪苓友之志。而爱礼存羊，究有未能悉洽者。故愚以为注书，不应改移，止宜就文辨论。如朱

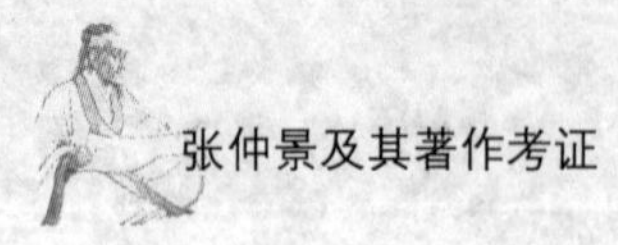

子之贤，阙文错简，皆仍其旧。无己何人？而乃擅削，以致迄今盈庭聚讼也。”（《吴医汇讲》）

按先子曰：《伤寒论》，后汉张仲景著，晋王叔和撰次，经六朝隋唐，而未见表章者。至宋治平中，乃命儒臣，校定是书，孙奇等序：载开宝中节度使高继冲曾编录进上，然其书文理舛误，未尝校正。历代虽藏之书府，亦阙于雠校。国家诏儒臣，校正医书，臣奇先校定张仲景《伤寒论》十卷，总二十二篇，合三百九十七法，除复重，有一百一十二方。其命书以伤寒者，仲景自序，称其宗族余二百，建安纪年以来，犹未十稔，其死亡者，三分有二，伤寒十居其七。感往昔之沦丧，伤夭横之莫救，遂作此书。考论中伤寒，乃外感中之一证：太阳病，或已发热，或未发热，必恶寒、体痛、呕逆、脉阴阳俱紧者，名为伤寒。此即麻黄汤之所主。其十分之七，岂尽以麻黄汤一症而死乎？盖伤寒者，外感之总称也。《素问》黄帝问热病者伤寒之类也。而岐伯答以伤寒一日太阳云云。《难经》曰：伤寒有几？曰：有中风，有伤寒，有湿温，有热病，有温病。《千金方》引《小品》曰：伤寒，雅士之辞，云天行温疫，是田舍间号耳。不说病之异同也，考之众经其实殊异矣。《肘后方》曰：贵胜雅言，总呼伤寒，世俗因号为时行。《外台秘要》许仁则论天行病曰：此病，方家呼为伤寒，而所以为外感之总称者，盖伤寒为天地杀厉之气，亘于四时，而善伤人，非温之行于春，暑之行于夏，各王于一时之比。是以凡外邪之伤人，尽呼为伤寒，仲景所以命书者，只取乎此而已。如麻黄汤证，则对中风而立名者，即伤寒中之一证，其义回别矣。《后汉书》崔实政论曰：

夫熊经鸟伸，虽延历之术，非伤寒之理；呼吸吐纳，虽度纪之道，非续骨之膏。此所谓伤寒者，指天行病，即是雅士之辞也。而仲景称以论者，是论难论。《内经》诸篇，有岐黄问答之语者，必系以论字，无之者则否。《金匮要略》各篇题下，有论几首，证几首，方几首。考之原文，其云论者，乃问题之语也。朱震亨《格致余论》序云：假设问答，仲景之书也，其为论难之义较然矣。后人尊崇之至，遂以经论之论释之，恐非仲景之本旨也。仲景自序首题曰《伤寒卒病论》。卒，乃杂之讹。序中云，作《伤寒杂病论》，合十六卷。其为误写可知矣。《隋志》有《张仲景方》十五卷，而无《伤寒论》之目。盖得非当时以湮晦而不见之故耶？《旧唐志》亦不收之，至《新唐志》，则云王叔和撰次《张仲景方》十五卷，《伤寒卒病论》十卷。杂之讹卒，其来旧矣。杂病乃对伤寒，而谓中风、历节、血痹、虚劳等之类，《杂病论》，即今《金匮要略》。喻昌曰：《卒病论》已不可睹。钱潢云：《卒病论》早云亡。程应旄曰：本论具有治杂病之方法。柯琴曰：条中不贯伤寒者，皆是杂病，故曰《伤寒杂病论》。此说并不可从也。又《隋志》载梁有《张仲景辨伤寒》十卷亡。今《伤寒论》，每篇尽冠辨字，即指今《伤寒论》，而其云亡者，盖《千金方》称江南诸师，秘伤寒方法不传。然则《隋志》云亡者，本实非亡也。而其云十卷者，考诸仲景自序，乃缺六卷，盖《伤寒论》十卷，《杂病论》六卷，各别行于世者。而王焘《外台秘要》载《金匮要略》诸方，而曰出张仲景《伤寒论》某卷中，则唐时其全佚十六卷，不易旧目者，才存台阁中。王氏知弘文馆图籍方书等

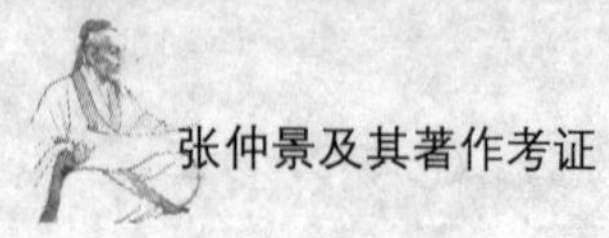

时，特得探其秘要，而载其著书。今所传十卷，虽重复颇多，似强足十卷之数者。然逐一对勘，大抵与《外台》所引符。则今《伤寒论》，不可断为非《七录》及《唐志》之旧也。盖《外台》所引，今考其卷目：桂枝汤，第二卷中，知太阳上篇出第二卷；葛根汤、麻黄汤、小柴胡汤、小建中汤，云出第三卷中，知太阳中篇在第三卷；柴胡桂枝干姜汤、大陷胸丸、大小陷胸汤、大柴胡汤、半夏泻心汤、文蛤散、白散，云出第四卷中，知太阳下篇在第四卷；大承气、茵陈蒿汤、猪苓汤，云出第五卷中，知阳明篇在第五卷；半夏散及汤、真武汤、干姜黄连黄芩人参汤，云曰第六卷中，知少阴厥阴二篇在第六卷。其第一、第七、第八、第九，虽无所考，而葛根黄芩黄连汤，云出第七卷中。其余不引药方，则当第一卷，《辨脉》等篇，第七以下，乃《汗吐下》、《可不可》等篇。且太阳病三日云云，属调胃承气汤条。今本载第五卷阳明篇云出第十卷：'伤寒，汗出恶寒身热，大渴不止，欲饮水一二斗者，白虎加人参汤主之'，此条今本失载，盖系于脱文，而云出第十卷中，知辨发汗吐下后病，在第十卷。由是观之，《伤寒论》大抵与今本无大异同。如杂病，则痉湿暍在第十一卷；黄疸在第十四卷；疟病胸痹心痛、寒疝，在第十五卷；呕吐哕，在第十六卷；而百合病论并方，霍乱，理中汤、附子粳米汤、四逆汤、通脉四逆汤，并云出第十七卷中；肺胀小青龙加石膏汤、越婢加半夏汤，肺痈桔梗白散，并云出第十八卷中。是王氏所见本，不止十六卷，乃知杂病分门次第，与今本《金匮要略》大不同，此可窥旧本之崖略也。晋皇甫谧《甲乙经》序曰：伊尹以元圣之才，撰用《神农本草》，以为汤液；汉张仲景论广汤液，为十数卷，用之多验；近世太医令王叔和撰次仲景遗论甚精，皆可施用。案伊尹作汤液，所未经见，唯《汉书·艺文志》载《汤液经法》四十卷，此岂伊尹所作呢？然仲景自序特云：博采众方。未言及汤液。士安去仲景时不远，岂亲觏所谓汤液者，而为此说呢？自序又云：撰用《素问》、《九卷》、《八十一难》、《阴阳大论》、《胎胪药录》并《平脉辨证》，作《伤寒杂病论》合十六卷。盖伤寒三阴三阳，乃原于《素问》、《九卷》；伤寒中风、温病等之目，本于《八十一难》。其他如《阴阳大论》，虽未知何等书，然要之纂旧典之交而编著者，非悉仲景之创论立方也。元吴澄作《活人书辨序》曰：汉末张仲景著《伤寒论》，予尝叹东汉之文气，无复能如西都。独医家此书，渊奥典雅，焕然三代之文，心一怪之。及观仲景于序，卑弱殊甚，然后知序乃仲景自序，而《伤寒论》，即《古汤液论》，盖上世遗书，仲景特编纂云尔。吴氏此说，原于世安，其论未可完然，但至论文章之更变，则虽非我医家所能及，似宜以资考镜也。林亿等校定序曰：张仲景《汉书》无传，见《名医录》，云：按皇甫谧《甲乙经序》，《晋书·皇甫谧传》，其被称于当时可见，晋去汉不远，其言如此，仲景虽于《汉书》无传，其为汉末人无疑矣。《后汉书·刘表传》曰：建安三年，长沙太守张羡率零陵桂阳三郡叛表，表遣兵攻围，破羡平之。《英雄记》曰：张羡南阳人，盖仲景羡之族，岂表破羡之后，使仲景代之乎？林亿等《校定序》文曰：自仲景于今，八百余年，惟王叔和能学之。成无己亦曰：仲景之书，逮今千年，而显用于

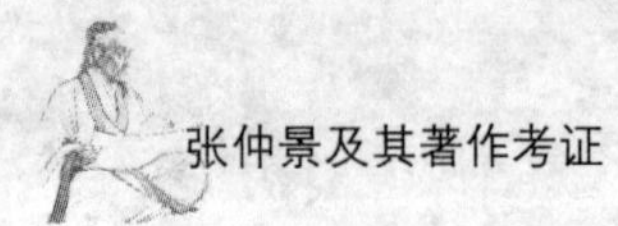

世者，王叔和之力也。盖仲景书，当三国兵燹之余，残缺失次，若非叔和撰集，不能延至于今，功莫大矣。而明洪武中芗溪黄氏作《伤寒类证辨惑》曰：仲景之书，六经至劳复而已，其间具三百九十七法，一百一十三方，纤悉毕备，有条而不紊也。《辨脉》、《平脉》、《伤寒例》三篇，叔和采摭群书，附以己意，虽间有仲景说，实三百九十七法之外者也。《痉湿暍》一篇，出《金匮要略》，叔和反编入于六经之右，又有汗吐下可不可，并汗吐下后证，叔和重集于篇末云，此说原乎王履《溯洄集》，但履以《伤寒例》，为仲景旧文也。从此而降，方有执、喻昌、柯琴辈，从而宗其说，或驳或贬，以加诋诘。如《序例》，则云搜采仲景旧论，《外台》乃载其文，揭以王叔和曰；则此一篇，叔和所撰，非敢伪托而作也。至《辨脉》、《平脉》、《汗吐下》《可不可》等篇，叔和既于《脉经》中引其文，以为仲景语。高湛《养身论》曰：王叔和性沉静，好著述，考核遗文，采摭群言，撰《脉经》十卷。叔和《脉经序》亦曰：今撰集岐伯以来，逮于华佗，经论要诀，合为十卷。《伤寒例》固多不合仲景之绳墨，而言属荒谬者，然叔和亦一名士也，岂有以我所立论，嫁名于前贤，而为采摭于己著书中，如毒手狡狯之伎俩乎？阴阳五行，汉儒好谈之，五脏六腑，经络流注，《史记·扁仓传》间及于此，《汉志》亦多载其书目。仲景生于汉末，何独屏去？今依临川吴氏之言而考之，如六经至劳复，文词典雅蕴奥者，系于所撰用古经之文。其他言涉迂拘，而文气卑弱，世人以为叔和所羼入者，岂知非却是仲景之笔乎？因意《伤寒例》，及原文中，或曰：疑非仲景方；或曰：无大黄恐不

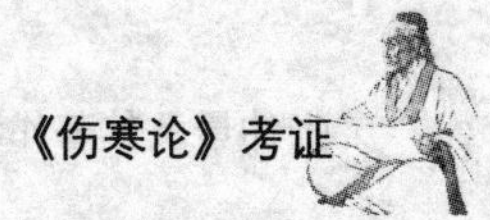

为大柴胡汤；或本云等之语，皆叔和所录，其语气明显。此余是仲景旧文，而其义前后矛盾，文理暧昧难晓者，古书往往有之，又何疑焉？方、喻诸家，逐条更定，删改字句，以为复仲景之旧，殊不知益乖本来，惑乱后人，莫此为甚。视诸叔和，其功罪之轻重，果奈何也。张遂辰仲景全书卷首，载《医林列传》曰：王叔和撰次《张仲景方论》，为三十六卷，大行于世。此原出于《太平御览》，引高湛《养生论》，然《隋志》等，不载三十六卷目。汪琥曰：仲景为《伤寒杂病论》十六卷，叔和编次，何至遽增二十卷书邪？则云三十六卷，误矣。要之《伤寒论》一部，全是性命之书，其所关系大矣。故读此书者，涤尽胸中成见，宜于阴阳表里、虚实寒热之分，发汗吐下、攻补和温之别。而痛着工夫，欲方临证处疗，身亲试验之际，而无疑殆也。其中或有条理抵牾，字句钩棘，不易晓者，勿敢妄为穿凿。大抵施之行事，深切著明者，经义了然，无太难解者。'太阳病头痛发热，汗出恶风者，桂枝汤主之'之类，岂不至平至易乎？学者就其至平至易处，而细勘研审，辨定真假疑似之区别，而得性命上之神理，是为之得矣。其所难解释，诸家费曲说者，纵令钻究其旨，不免隔靴抓痒。如以其不的确明备者，施之于方术，则害于性命，亦不可测。然则其所难解释者，置诸阙如之例而可也。谚云：开卷了然，临证茫然，是医家之通患。学者宜致思于此，亦何苦以诋诘古人为事乎哉！

又按《南阳府志》载清张三翼募建《张医圣祠序》，桑芸《张仲景先生祠墓记》，称南阳郡东高阜处，父老相传，为先生墓，与故宅存在。洪武初，有指挥郭云仆其碑，墓遂

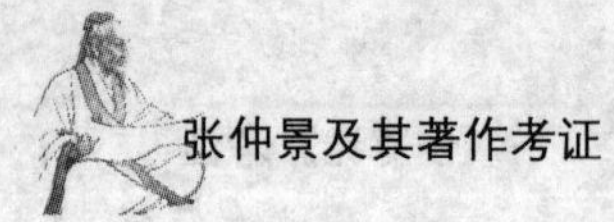

没。越二百六十余年，为崇祯戊辰，有兰阳诸生冯应鳌者，感寒疾殆危，恍惚中，有神人抚体，百节通快，问之曰：汉长沙太守南阳张仲景也。城东四里许有祠，祠后七十七步有墓，今将凿井其上，封之惟子。后病愈，千里走南阳，访之不可得。因谒三皇庙，有仲景像。即纪石庙中而去后数年，园丁掘井得石碣题曰汉长沙太守医圣张仲景墓云，其言荒唐不足信矣。三异序中，仲景名作玑字。考机古与玑通，书受典璇玑玉衡。释文云：玑，本作机。晋书陆机字士衡，可以证矣。

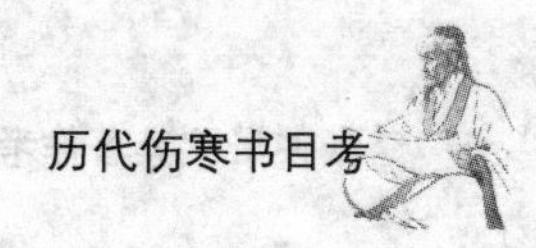

历代伤寒书目考

曹炳章

一、商汉晋隋唐朝（计二十种）

伊尹汤液论四卷　商伊尹著　汉张仲景作伤寒用汤液治病师法此书

仲景广汤液论十卷　汉张机仲景著

仲景大法四卷　汉张机仲景撰

伤寒卒病论十卷　汉张机仲景撰

伤寒论十卷　汉张机仲景著　见薛立斋书目录

伤寒钤法一卷　汉张机仲景撰　张令韶云乃元马宗素伪托

辨伤寒十卷　汉张机仲景撰

辨病要方二卷　汉张机撰

张仲景方论三十六卷　晋王叔和编　见高湛养生论

千金伤寒方二卷　晋孙思邈著　千金方之一

巢氏伤寒论一卷　隋巢元方撰　见伤寒折衷附考

六经要言类方十六卷　南北朝崔邸撰

疗伤寒身验方一卷　见梁书

外台伤寒方论二卷　唐王焘著　外台秘要之一

张果仙伤寒论一卷

玉川子伤寒论一卷

伤寒集论方十卷　著者缺名

伤寒总要方二卷　不著撰人名

伤寒类要方十卷　著者佚名

伤寒辨证集二卷　不著撰人名

二、宋朝（计五十七种）

伤寒总病论六卷伤寒修治药法一卷伤寒音训一卷　宋庞安时著

伤寒补亡论二十卷　宋郭雍撰

伤寒微旨二卷　宋韩只和撰

伤寒论注解一卷　宋刘元宾著

伤寒总括二卷　宋刘元宾著

伤寒论脉诀二卷　宋杨介撰

伤寒摘捷一卷　缺名

伤寒类书活人总括七卷　宋杨士瀛登父著

伤寒类证活人书二十二卷　宋朱肱撰　医统正脉本

伤寒指微论五卷　宋钱乙撰

伤寒百问二卷　宋张松著

伤寒百问经络图一卷　著者佚名

伤寒百问三卷　题无求子即朱肱大观初所著

伤寒证辨集一卷　宋志不著撰人名

伤寒辨疑论四卷　宋吴敏修著元许文正公序刊

伤寒辨疑五卷　宋许叔微著

伤寒百证歌四卷　宋许叔微著

伤寒百证歌注解五卷　宋白沙许叔微著

伤寒发微论注解二卷　宋白沙许叔微著

伤寒九十论一卷　宋白沙知可许叔微著

图翼伤寒论二卷　宋学士许叔微知可著

伤寒辨类五卷　宋白沙许叔微知可撰著

伤寒必用二卷　宋刘温舒著

伤寒证治三卷　宋王实撰　按王系庞安常弟子

伤寒百问二卷　宋李知先次韵成歌名活人书括

伤寒百问歌九十三首　南宋钱闻礼撰

伤寒解惑论一卷　宋汤伊才撰

伤寒要旨二卷　宋李柽撰

伤寒救俗方一卷　宋罗适正撰

伤寒泻痢要方一卷　宋陈孔硕肤仲撰

伤寒活人指掌五卷　宋末吴恕蒙齐撰

伤寒论赋一卷　宋吴恕撰

伤寒百问三卷　宋朱奉议著

伤寒方口诀二卷　宋孙兆撰

伤寒别次一卷　宋沈存中著

伤寒类纂二卷　宋高若讷著

伤寒秘要一卷　宋刘醇著

伤寒治例一卷　宋刘醇著

证辨伤寒论一卷　宋石昌琏著

伤寒钤法十卷　宋李浩著

长沙石函遗著　宋缺名

伤寒玉鉴新书二卷　宋平尧卿著

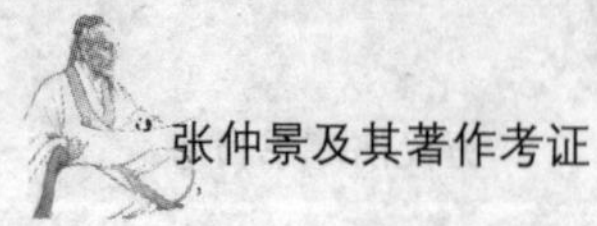

伤寒证类要略二卷　宋汴人平尧卿著

曾谊伤寒论一卷　宋曾谊著

伤寒式例一卷　宋刘君翰著

伤寒要论方一卷　宋上官均著

朱坦伤寒论一卷　宋朱坦著

伤寒括要诗一卷　宋通真子著

伤寒手鉴二卷　宋田谊卿著

伤寒阴毒形证诀一卷

百中伤寒论三卷　宋陈昌允著

孙王伤寒论方二卷　宋宋迪撰

伤寒慈济集三卷

伤寒十劝一卷　宋李子建撰

伤寒类证便览十卷　宋陆彦功著

三、金朝（计二十种）

伤寒论集注十卷　金成无己注

图解伤寒论十卷　金成无己著

伤寒明理论三卷方一卷　金成无己著

伤寒直格方二卷　金刘完素著

伤寒医鉴一卷　金刘完素撰

伤寒标本二卷　金刘完素编

伤寒心要一卷　金刘完素撰

伤寒标本心法类萃二卷　金刘完素撰

伤寒遗方家秘二卷　金著者缺名

伤寒保命集三卷　金张壁洁古撰

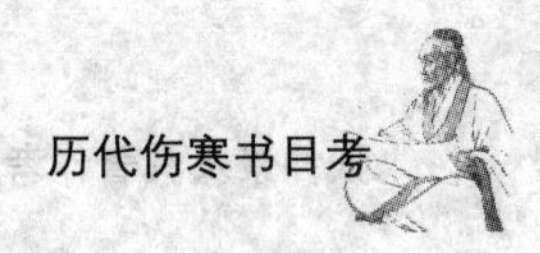

伤寒论三卷　金李嗣庆撰

改正活人书二卷　金李嗣庆撰

伤寒纂类四卷　金李嗣庆撰

伤寒心要一卷　金梁镏洪编　即原名张子和心镜别集

伤寒心镜一卷　金张从正撰

六门二法一卷　金张从正撰

伤寒类证三卷　金宋云公述

内外伤辨三卷　金东垣李杲明之著

辨伤寒一卷　金徐文伯撰

伤寒语一卷　金缺名

四、元朝（计三十种）

伤寒会要一卷　元李杲撰

伤寒治法举要一卷　元李东垣著

东垣伤寒正脉一卷　元李杲撰

五经活法机要一卷　元李杲著

内外伤辨惑论三卷　元李杲著

伤寒摘疑问目一卷　元朱丹溪著

伤寒辨疑一卷　元朱震亨彦修著

伤寒例钞三卷　元滑寿伯仁著

读伤寒论钞一卷　元滑寿著

伤寒蕴要四卷　元吴绶著

此事难知二卷　元王海藏著

伤寒内外篇二卷　元沧洲吕元膺著

伤寒补亡论三卷　元徐正善著

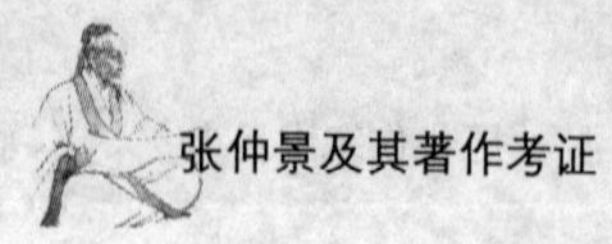

医经溯洄集一卷　元王履安道著

伤寒生意一卷　元崇仁熊仲光著

汤液大法四卷　元王好古撰

伤寒辨惑论一卷　元王好古撰

仲景详辨一卷　元王好古撰

仲景或问一卷　元李浩撰

伤寒大易览二卷　元叶如庵撰

伤寒活人释疑一卷　元赵嗣真著

伤寒心镜别集一卷　元镇阳常德编

伤寒类要一卷　元平尧卿著

伤寒类症要略二卷　元汴人王尧卿撰

伤寒歌括一卷　元王翼撰

金镜内台方议十二卷　元许宏撰

伤寒医鉴一卷　元马宗素撰

伤寒类例一卷　元胡勉撰

郑氏伤寒方一卷　元著者缺名

伤寒论后集六卷　元撰者佚名

五、明朝（计九十一种）

证要伤寒论三卷　明著者缺名

伤寒保命集一卷　明杜思敬撰

伤寒指掌十四卷　明皇甫中撰

伤寒钤法十卷　明李浩撰

伤寒活人指掌图论十卷　宋末吴恕原著　明初熊宗立编注

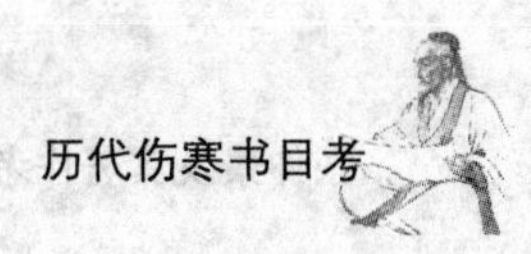

伤寒运气全书十卷　明初熊宗立编撰

伤寒捷书一卷　明仁和陆圻撰

伤寒全书五种　明海虞赵开美编述

仲景伤寒论一卷　明卢之颐著　医种医经之一

足本伤寒疏钞金钍十五卷　明钱塘卢之颐疏钞　曹氏家钞未刊足本

伤寒全书五卷　明余杭陶华节庵著

伤寒全生集四卷　明陶华著

伤寒六书　明余杭陶华节庵著

伤寒琐言一卷　伤寒家秘的本一卷　杀车槌法一卷　伤寒一提金一卷　伤寒截江网一卷　明理续论一卷

伤寒九种书九卷　明余杭陶华节庵著　即前六书加伤寒治例直格一卷　伤寒治例点点金一卷　伤寒直格标本论一卷

伤寒五法五卷　明陈养晦著　石临初编刊

伤寒正宗六卷　明吴嗣昌懋先撰

伤寒立法考一卷　明王履撰

伤寒治例一卷　明刘纯宗厚撰

伤寒余论一卷　明海宁朱檠撰

伤寒六经辨证不分卷　明永乐盛寅启东著

伤寒石髓二卷　明张兼善著

伤寒驳参二卷　明赵嗣真嘉谟撰

新增伤寒蕴要续编二卷　明潜溪彭养光撰　嘉靖刻本

伤寒诸证辨疑六卷　明茭山吴球著

伤寒启蒙六卷　明兰谷黄升著

伤寒指南二卷　明三阳王乾著

伤寒纲目不分卷　明三阳王乾著

伤寒补疑二卷　明王日休著

伤寒类证一卷　明黄仲理撰

伤寒类证二卷　明赵道震撰

伤寒类编七卷　明胡朝臣著

史氏伤寒论注十四卷　明史暗然著

伤寒指南书六卷　明叶允仁集

伤寒活人书括二卷　明李知先撰

伤寒身验方一卷　明王泯著

伤寒要约二卷　明史宝撰

伤寒要格二卷　明史宝撰

伤寒要诀二卷　明霍应兆撰

伤寒家秘心法二卷　明姚能懋良撰

伤寒秘用二卷　明彭浩撰

伤寒书二卷　明方烱撰

伤寒捷法歌二卷　明申相撰

伤寒备览二卷　明吴中秀撰

伤寒汇言十卷　明倪洙龙撰

伤寒会通四卷　明沈贞撰

伤寒准绳八卷　明王肯堂撰

伤寒治例一卷　明汪益敬撰

伤寒撮要一卷　明缪存济著

伤寒撮要二卷　明杨恂撰

伤寒补天石二卷续编二卷　明戈维城存橘撰

伤寒指南二卷　明万拱撰

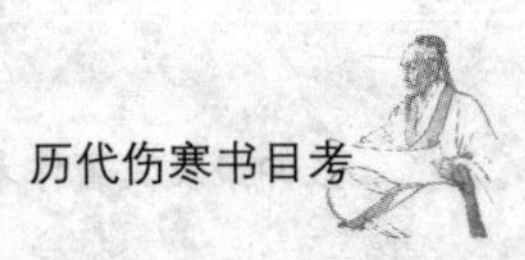

伤寒全生集四卷　明何仁源撰

伤寒论条辨五卷或问一卷痉书一卷本草钞一卷　明方有执中行撰

伤寒选录一卷　明汪机石山撰

伤寒翼二卷　明程宏宾撰

伤寒心法大成四卷　明会稽龚太宇撰　清山阴陈肇庵刊

伤寒世验法八卷　明张春台撰

伤寒论注七卷　明张卿子刊

伤寒阐要编二卷　明末时人撰缺名

伤寒括要二卷　明云间李中梓士材撰　清顺治年刊

伤寒指掌详解十四卷　明邢增捷撰

伤寒书一卷　明方广撰

长洲伤寒十释十卷　明吕复撰

伤寒摘锦二卷　明万全密斋撰

伤寒纂例一卷　明徐彪撰

伤寒钤法书一卷　明高昶撰

伤寒纂读二卷　明王宏翰撰

伤寒活人心法四卷　明著者缺名　明钞本

伤寒典二卷　明会稽张景岳会卿著　景岳全书之一

增删景岳伤寒二卷　明张景岳著　清钱塘诸朝栋订定钞本

伤寒发明二卷　摘录景岳法钞本

景岳伤寒摘要二卷　纂者缺名　参合各家精钞本

伤寒指掌提纲一卷　医要集览之一

伤寒原理四卷　明王仲礼撰

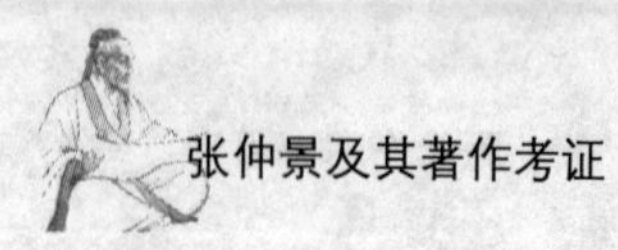

伤寒直指四卷　明马云龙编

伤寒六书纂要辨疑四卷　明崇祯闽中童养学壮吾纂辑顺治辛丑周亮节精刻　附活人指掌河间各法

内科伤寒秘法一卷　明著者缺名　精钞本

伤寒要诀一卷　明著者缺名　精钞本

仲景伤寒论原文一卷　明旧钞精本

伤寒证治二卷　明缺名　精钞原稿本

伤寒证治明条二卷　明王震撰

伤寒秘笈方四卷　明天启无锡钱鸿声起儒著

刘草窗手足证分配四时说一卷　明从化刘邦永撰

伤寒篇一卷　明汪机省之又号石山著　汪氏医读之一

六、清朝　附民国（计一百九十一种）

伤寒尚论篇四卷尚论后篇四卷　清初喻昌嘉言撰

伤寒答问一卷　清西昌喻嘉言撰

伤寒古方通二卷　清初王子接晋三著

伤寒秘笈方续集四卷　清无锡钱维镛鸿声著

伤寒选方解二卷　清初亮宸沈晋垣著

伤寒要旨二卷　清无锡高日震远声著　康熙朝人

伤寒论类疏不分卷　清张孝培著　康熙时人

陈氏伤寒论注二卷　清武林陈亮斯著　康熙朝人未刊

伤寒三注十六卷　清康熙周扬俊禹载著

伤寒宗印八卷　清康熙张志聪隐庵撰

伤寒论集注六卷　清张隐庵撰

伤寒溯源集十卷　清康熙虞山钱潢天来注

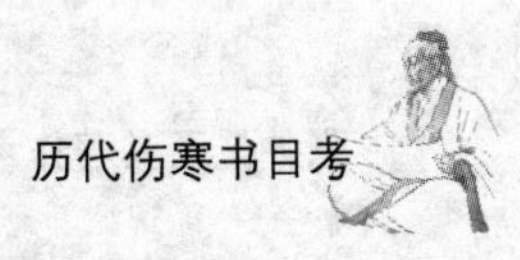

伤寒辨证广注十四卷中寒论广注三卷　清康熙长洲汪琥苓友注

伤寒论本义十八卷首末各一卷　清康熙魏念庭荔彤注

伤寒六经辨证治法八卷　清康熙携李沈明宗目南注

伤寒折衷十二卷类证八卷　清康熙仁和林澜观子撰

伤寒续论二卷绪论二卷　清康熙张璐路玉著

伤寒兼证析义一卷　清张璐子倬飞畴著

伤寒舌鉴一卷　清张璐子登诞先纂集

伤寒典要二十四卷　清徐国麟著

伤寒杂病论二卷　清澄塘张畹庵撰　宝命真诠之一康熙人

伤寒择要敲爻歌一卷　清康熙李承伦著

伤寒大白四卷　清康熙秦之桢皇士著

伤寒论注不分卷　清康熙徐彬忠可撰

伤寒论后条辨十五卷　清康熙新安程应旄郊倩著

伤寒论条辨续注十二卷　清郑在辛重光注

伤寒论辨三卷　清郑在辛重光撰

伤寒辨证五卷　清康熙三原陈素中尧道著

伤寒医宗承启六卷　清康熙歙西吴人驹疏刊　永思堂刊本

伤寒论直解六卷附余一卷　清康熙张锡驹撰

伤寒经纶集十卷　清携李萧埙赓六著

伤寒摘要一卷　选伤寒摘锦　李氏伤寒总律　伤寒证治合例

伤寒汇考二十四卷　医部全录之一

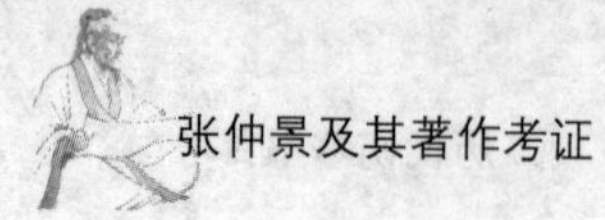

伤寒己任编二卷　清高鼓峰著

伤寒拟论二卷　清无锡王殿表佩绅著

伤寒析义十四卷　清无锡吴廷桂东山撰

伤寒大成五种　清吴门张璐父子著　嘉庆辛酉刊本　续论二卷　续论二卷　舌鉴一卷　兼证析义一卷　诊宗三昧一卷共五种

伤寒述微一卷　清李栻撰

伤寒翼一卷　清蒋示吉著

伤寒论注十七卷　清御纂医宗金鉴之一

伤寒心法三卷　清御纂医宗金鉴之一

伤寒辨证录十四卷　清山阴陈士铎敬之号远公著

伤寒证治明条六卷　清歙县岭南吴澄师朗著　乾隆朝人

伤寒篇一卷　清钱塘董西园魏如纂述　医级宝鉴之一

伤寒条辨一卷　同上　清乾隆朝刊嘉庆年重镌

伤寒类方一卷　同上

伤寒指掌四卷　清吴贞坤安著原刻本

伤寒指掌四卷　清吴贞坤安著　吴门陆懋修九芝重订

伤寒撮要四卷　清乾隆王梦祖竹坪著

伤寒贯珠集八卷　清乾隆吴中尤怡在泾著

伤寒分经十卷　清乾隆武原吴遵程仪洛著

伤寒集注六卷　清乾隆舒诏驰远著

再重订伤寒集注十卷杂著五卷　清江西舒诏驰远著　初稿成于乾隆　重订于庚午　再重订于庚辰

伤寒六经定法一卷　清舒诏驰远著

伤寒卒病论读四卷　清乾隆嘉善沈又彭尧封钞注

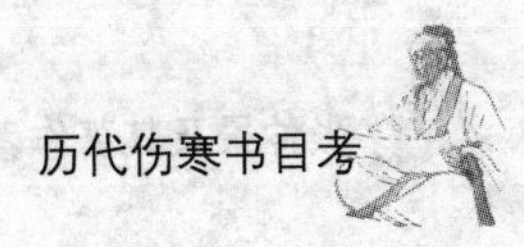

伤寒第一书四卷附余二卷　清会稽车宗辂原著　山阴胡骏宁辑刊

伤寒论近言七卷　清乾隆南海何梦瑶辑刊

伤寒心悟四卷　清乾隆新安汪纯粹撰

伤寒孝慈备览一卷　清汪纯粹撰

伤寒合璧后集三卷　清秀水姚鉴撰　未刊稿本

伤寒约编八卷　清徐大椿灵胎著　医略六书之一

伤寒类方一卷　清徐大椿著

伤寒类方四卷　清徐大椿著　潘霨增辑

伤寒来苏集六卷论翼二卷附翼二卷　清乾隆慈溪柯琴韵伯著

伤寒祖法二卷　清柯韵伯原著　即伤寒论翼删定本钞本

余诠伤寒论翼二卷　清柯韵伯原著　清余景和注解

寒温条辨六卷　清夏邑栗山杨璇玉衡撰

伤寒论集注十卷外篇四卷　清东吴徐赤臣注

伤寒活人心法五卷　清王文选撰　辨舌其精

伤寒辨证集解八卷　清黄珏撰

伤寒论注四卷　清朱咏清撰　医理元枢之一

伤寒近编八卷　清陈治三农著

伤寒心印一卷　清钱塘顾敏三著

伤寒辨证抉微四卷　清仁和郑伯埙著

伤寒医鉴二卷　清著者缺名

伤寒辨色观验二卷　清著者佚名

伤寒辑要一卷　清著者缺名

孝慈备览伤寒论卷　清汪惇士著

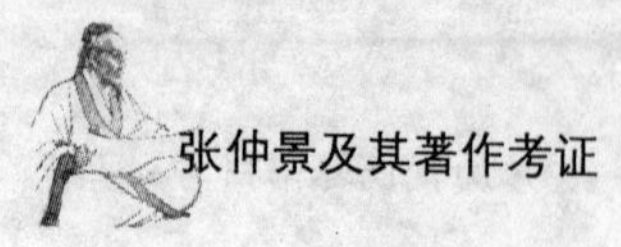

伤寒证治明辨不分卷　清著者缺名　旧钞本

伤寒类方二卷伤寒证辨一卷　清夏白董恕云编

伤寒医验六卷　清成缥子卢云程著

伤寒捷径不分卷　清撰者佚名　嘉庆间钞本

伤寒论浅注六卷　清长乐陈念祖修园撰

伤寒真方歌括六卷　清陈念祖撰

伤寒医诀串解六卷　清陈念祖撰

长沙方歌括六卷　清陈念祖撰

伤寒心法不分卷　清江阴戚圣俞撰

伤寒论补注六卷　清金山顾观光著　武陵山人遗书本

伤寒杂病论述一卷　清金山顾观光著

时病慈航集四卷　清王于圣撰　嘉庆朝人

伤寒杂病论正义十八卷　清会稽孙桢松涛撰　道光甲申序精钞稿本六册

伤寒纲目十八卷　清沈芊绿金鳌撰

伤寒说意十卷伤寒悬解十四卷　清黄元御坤载著

伤寒宗印六卷　清渭南严岳莲撰

伤寒论本旨九卷　清会稽章楠虚谷撰　医门棒喝本

伤寒论注六卷　清王朴庄撰

伤寒论附余二卷　清王朴庄撰

伤寒例新注一卷　清王朴庄注

读伤寒论心法一卷　清王朴庄读

时节气候治病法一卷洄澜说一卷　清王朴庄著

伤寒杂病录十六卷　清武胡进嗣超著　道光年刊

伤寒提钩一卷伤寒析疑一卷　清新安程文囿杏轩述　程

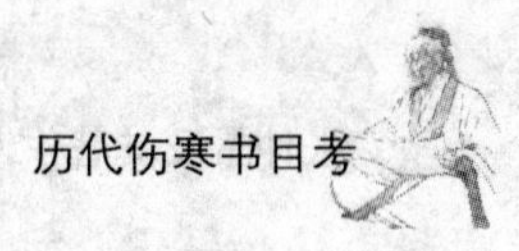

氏医述本之一

伤寒寻源三卷　清钱塘吕震名搽村撰

伤寒集注九卷伤寒类编八卷　清马良伯冠群著

伤寒集注辨诬篇十卷　清毕节秦克勋著

伤寒尚论篇辨似四卷　清会稽高学山汉峙注

伤寒方经解二卷　清四川姜国伊著

伤寒恒论十卷　清蜀南郑钦安著　光绪丁酉刊

伤寒补例二卷　清周学海澄之著

仲景归真不分卷　清陈焕堂著

伤寒点睛一卷　清覃怀孟承意著

伤寒纲要一卷　上海中医书局铅印　即伤寒点睛改名

伤寒论通解四卷　清邹澍润庵撰

伤寒金匮方解六卷　清邹润庵撰

伤寒辨证直解八卷　清张兆嘉撰

伤寒讲义六册　清甬王仲香编　浙江中医专门学校本

伤寒法眼二卷　清岭南飞驼山人著　光绪已亥广州刊本

伤寒类证十卷　清清江关耀南述　光绪丙戌刻澄园医类初集本

伤寒说约不分卷　清绍兴俞文起著　下附针灸穴法　原稿钞本

伤寒论经注七卷　清壶隐居清标许政敷撰　未刊精钞稿本

伤寒提要不分卷　清不著撰人名　六经证治各法精钞一厚本

感证入门一卷　清著者缺名　原稿精钞本

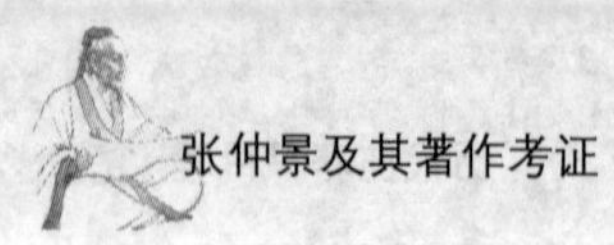

感证宝筏四卷　清苕南吴坤安原著　邵仙根评注　何廉臣增订　子幼廉校录

西塘感证三卷　清四明高鼓峰著

伤寒全书不分卷　清著者缺名　六经证治各法精钞一厚本

伤寒浅说一卷　清著者缺名　旧精钞本

仁斋活人书伤寒总括摘钞一卷　宋杨士瀛原本　摘要本

伤寒纲要二卷　清著者缺名　摘钞要法稿本

伤寒秘诀二卷　清著者缺名　证治分论原稿钞本

伤寒要略二卷　清著者缺名　旧钞本

伤寒一提金六经证治捷法一卷　清著者缺名　集陶氏法钞本

删定伤寒论一卷　清无锡丁福保编辑

伤寒论通论一卷　清丁福保仲祜编辑

伤寒百证歌二卷　清著者缺名　附杂诀精钞一册

伤寒注证集要不分卷　清著者缺名　精钞本

伤寒活人指掌图摘要二卷　元吴蒙斋原本　清摘钞本

伤寒要论一卷舌鉴一卷　清著者缺名　旧钞本

伤寒诸证二卷　清湖南罗国纲辑　乾隆人　罗氏医镜之一

伤寒审证表一卷　清包诚兴言撰

伤寒问答一卷　清江苏沈麟汉卿著

伤寒论浅注补正七卷　清陈修园浅注　唐容川补正

伤寒讲义六卷余论一卷　清长沙郑兆年编次

六气感证要义二卷　清周岩伯度撰

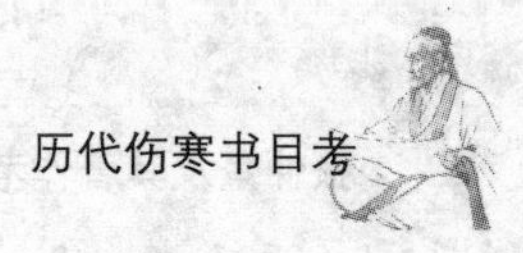

伤寒述微不分卷　清李栻撰

伤寒翼一卷　清蒋示吉撰

伤寒正医录十卷　清邵庸济成平辑　三当轩刊

伤寒摘要二卷伤寒分类集成三卷　清沈灵犀编　钞本

伤寒秘旨一卷　清阳湖赵惇著　乾隆刊本

伤寒三说辨一卷　清休宁汪必昌燕亭著　嘉庆年刊

六淫诸病十三卷　明徐春甫撰　徐氏医统之一

感证集腋四卷　清武林毛钟盈辑

伤寒会参四卷　清常德张拱端著　节修园容川之要参以发明

伤寒论读本一卷　清章成选录　钞本

伤寒新元编四卷　清浏阳王立庵撰　民国十一年铅印

伤寒释义六卷　清吴门李缵文注

切总伤寒一卷　清道光廖云溪辑　医学五则之一

伤寒伏阴篇二卷　清汉川田宗海著刊

伤寒古本考一卷　清四川成都井研廖平撰

伤寒杂病论古本一卷　清四川井研廖平撰

伤寒平义四卷　清四川成都井研廖平著

伤寒总论一卷补证一卷　清四川廖平著

伤寒讲义二卷　清四川成都井研廖平著

仲景三部九候诊法一卷　清井研廖平注

伤寒杂病论章句十六卷伤寒杂病论读本三卷　清湘潭孙鼎宜撰　中华书局仿宋铅印本

加批伤寒集注三卷　清张隐庵原注　陈莲舫批按　广益书局印行

伤寒汇注精华九卷　清婺源汪莲石著　光绪年刊本

百名家注伤寒论十六卷　清海门吴考槃编辑　千顷堂石印本

伤寒杂病指南二编　清叶隐衡编纂

增订伤寒百证歌注四卷　宋白沙许叔微原著　清越医何廉臣增订　子幼廉筱廉校录

伤寒论识六卷　日本浅田栗园著　清越医何廉臣校刊

新增伤寒广要十二卷　日本丹波元坚著　越医何廉臣增订　子幼廉校刊

伤寒论述义五卷　日本丹波元坚著　越医何廉臣校刊

通俗伤寒论十二卷　清山阴俞根初原本　何廉臣增注　曹炳章参补　幼廉校刊

伤寒论纲要二编　清宝山朱鸿寿编　以新学理发明　广东印行

增订伤寒备要十卷　清乾隆古瀛施涛源晖编集　民国十八年及门弟子孙录刊　上海中医杂志本

伤寒六经分证表附方四张　清鄞县周歧隐著

夹阴伤寒论一卷　民国四明曹炳章述　钞本

伤寒研究四卷　民国武进恽铁樵著

伤寒论辑义按七卷　日本丹波元简著　武进恽铁樵按

伤寒论蜕一卷　民国陈无咎著

伤寒论发微一册　民国江阴曹颖甫著

伤寒论今释八册　民国陆渊雷辑　废弃六经气化倒乱经旨离实验越远

伤寒论新注一册　民国汉口王和安注　用科学论理发明

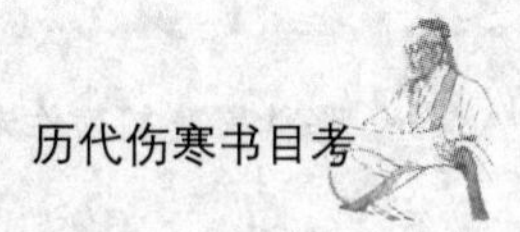

皇汉医学三卷　日本汤本求真著　黄岩周子叙译述

皇汉医学两册　日本汤本求真著　镇海刘泗桥译述

伤寒论校刊托一卷　民国秦又安著　上海中医书局铅印本

伤寒论新注四卷　民国黟县胡剑华注释　中医书局印行

仲景学说之分析不分卷　民国嘉善叶劲秋著　民国十九年中医书局印

伤寒讲义五卷　民国闽杭包识生著　分章节方法伤寒表论讲义方论讲义六册

伤寒新义一册　民国山阴祝味菊著　虽参新理论并无实验发明不切实用

伤寒方解一册　民国山阴祝味菊著

伤寒纲要讲义六编　民国王慎轩著

伤寒杂病论义疏十六卷　汉长沙张仲景原文　清江西张隐君传述　长沙刘仲迈　昆湘义疏

伤寒杂病论十六卷　汉张仲景原文　民国长沙刘瑞瀜刘昆湘同编校　湘主席何芸樵手写刻本

伤寒论读法一卷微言一卷　民国重庆邹趾痕撰　杭三三医报刊本

伤寒详解四卷　民国重庆邹趾痕撰

伤寒自疗法一卷　民国崇义萧屏萍寄著　大众书局印

伤寒汲古三卷　民国鄞县周岐隐纂辑摘录古本伤寒佚文一百六十四条订误七十九条佚方八十有八别为波古三卷

伤寒心解六卷　民国鄞县周岐隐撰

伤寒图表八张　民国鄞县周岐隐编印

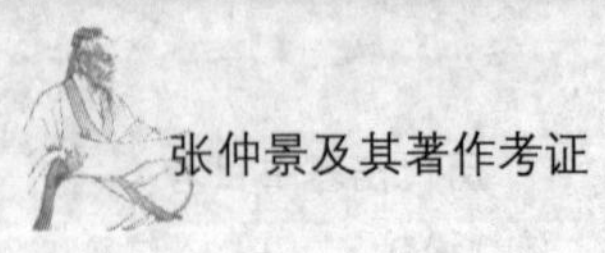

七、日本伤寒书（计七十七种）

古本伤寒论一卷　古益东洞取舍　桃井安贞述

伤寒论分注二卷　橘春晖著　一本

伤寒论外传三卷　橘春晖著　三本

伤寒论迩言一卷　橘春晖著　一本

伤寒论微辞辨六卷　花井先生著　六本

伤寒论反正二卷　龟井安贞著　一本

伤寒论特解六卷　尾州养老著　六本

伤寒论微四卷　泰岳先生著　四本

伤寒译通一卷　缺名　一本

伤寒粹言一卷　桥本节斋著

伤寒药品体用二卷　小越先生著　二本

伤寒启微六卷　片仓元周著　三本

伤寒论集成十卷　山田正珍辑　十本

伤寒论考六卷　乾乾堂主人著　文化十三年刊本

伤寒论私考八卷　了庵今村著

伤寒论订正二卷　了庵今村著

伤寒论定本二卷　高谷德彰撰　天明乙巳刊

伤寒论识六卷　浅田栗园著

伤寒辨要一卷　浅田栗园著

伤寒辨术一卷　浅田栗园著

伤寒杂病辨证三卷　浅田栗园著

伤寒翼方一卷　浅田栗园著

伤寒吐则一卷　浅田栗园著

伤寒论类释十卷　枣轩水间著

伤寒论取策五卷　枣轩水间著

伤寒论辑义七卷　丹波元简廉夫著

伤寒论述义五卷　丹波元坚著

伤寒广要十二卷　丹波元坚著

和训伤寒论一卷　晋王叔和著　日本文林堂刊本

伤寒论辨正六卷　中西维忠著

伤寒论正文辨正一卷　日本钞本

伤寒论选注二卷　泮田世赏著

标注伤寒论一卷　小原兰峡撰

伤寒六经志一卷　加藤犹龙著

伤寒论疏义十二卷　喜多村直宽士栗著　十二本

伤寒论义疏十卷　山田业广著　附伤寒卒病论　解伤寒论

伤寒考据一卷　山田正珍撰　一本

伤寒辨正四卷　中西残斋著

伤寒后条辨钞译二卷　陶苋廷美撰　宝历五年刊

伤寒论解二卷　日本旧钞本

伤寒论解故七卷　月耕道人著　内藤福弥手写本

伤寒论撮解一卷　河野通定口授　河野通德笔记钞本

伤寒新书三卷　杉田玄白著　大村玄泽译

伤寒圆机四卷　著者缺名

复圣正文伤寒论一卷　浅井贞蒲辑

复古伤寒论征一卷　天泰岳著

伤寒论张义二卷　伊藤大助著

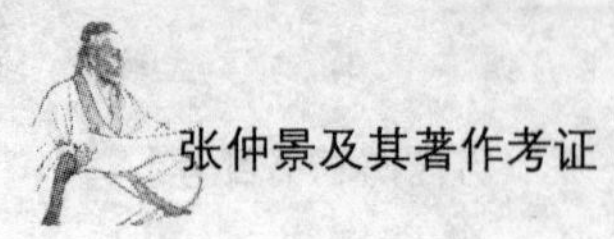

伤寒论津氏微二卷　津田赏子延撰　宽政四年刊

伤寒论实义四卷　早川宗安著

伤寒一家言二卷　经子常撰

伤寒脉证式三卷　正俶大亮著

伤寒论脉证式一卷　中川故其德著

修正伤寒全论附论一卷　中川故其德著

伤寒全论附录一卷伤寒药录一卷　中川故其德著

杂病遗编附言一卷杂病药录一卷遗逸药录一卷　中川故其德著

长沙证汇一卷　田中荣信著　村尾维庵校　温故堂刊

伤寒初步一卷　宫本叔著

伤寒类症鉴别法一卷　寺尾国平著

伤寒方机一卷　东洞吉益著　一本

伤寒类聚方广义一卷　尾台逸士超述　一本　系东洞门人

伤寒类聚方集览一卷　雉间子炳著　一本

伤寒名数解五卷　中西维忠著　五本

伤寒考一卷　山田正珍著　一本　青梨阁刊本

伤寒正文解三卷　和田东郭著

补正辑光伤寒论二卷　东洞吉益著

医圣方格五卷附录一卷治方佩瑛一卷　保安玄长编

伤寒论方一卷　中泽养亭著　一本

伤寒论议义一卷　山田橘井著

伤寒约言注解一卷　衡阳先生解

伤风约言一卷　椿庵先生著

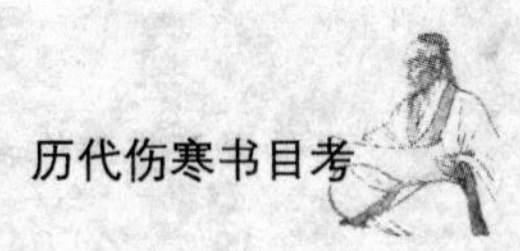

伤寒论五注一卷　日本著者缺名

伤寒论刘氏传一卷　著者待考

伤寒古训传二卷　著者待考

伤寒百问六卷　著者待考

八、附录验舌类（计六种）

伤寒金镜录一卷　元杜清碧著

伤寒舌辨二卷　明申斗垣著

伤寒舌镜三卷　明宁化王景韩著

伤寒辨舌決一卷　清康熙林澜观子撰　伤寒折衷之一

伤寒舌鉴一卷　清长洲张登诞先撰

伤寒舌鉴图论一卷　清吴江徐大椿灵胎著　医略六书之一

《伤寒论》单论本题辞

章太炎

隋《经籍志》《张仲景方》十五卷，梁有《张仲景辨伤寒》十卷，唐《艺文志》、《王叔和张仲景药方》十五卷，又《伤寒卒病论》十卷，《唐志》以十五卷者题王叔和，则《伤寒论》在其中。今《伤寒论》单论本十卷，《金匮要略》则三卷，合之不及十五卷数，然《要略》亦尚有阙文。据林亿序，翰林学士王洙在馆阁日，于蠹简中得仲景《金匮玉函要略方》三卷，称《要略》则不详，言蠹简则不备可知也。《五脏风寒积聚篇》脾无中寒肾无中风中寒，亿等已知其阙矣。又《周礼·天官疾医疏》引张仲景《金匮》云："神农能尝百药，则炎帝者也。"今《要略》不见其语；《千金方·诊候篇》引张仲景曰："欲疗诸病，当先以汤荡涤五脏六腑"云云，凡二百五十余字，不详所出。依《宋志》，《金匮要略方》三卷、《金匮玉函》八卷皆称《王叔和集》，林亿序《要略》亦云："先校定《伤寒论》，次校定《金匮玉函经》，今又校成此书，是《金匮玉函》有详略二本。详者则为贾疏《千金方》所引，宋时八卷，隋唐时五卷。两志所云十五卷者，合《伤寒论》与《金匮玉函经》；十卷者，即此《伤寒论》也。"其书传于今者，宋开宝中高继冲所献，治平二年林亿等所校，明赵开美以宋本摹刻，与成无已注本并行，至清而逸（按赵开美《仲景全书序》：先以成注《伤寒》《金匮要略》合刻，命之名《仲景全书》。既刻已，复得宋板《伤寒论》，复并刻之。然清世所传唯成注本，而单论本则清修《四库书》时，已不可见），入日本枫山秘府。安政三年，丹波元坚又重摹之，由是复行于中土。其与成本异者，卷首各有目录，方下亦多叔和校语数事，及亿等校语，成本亦尽删之矣。叔和于方下或云"疑非仲景方，疑非仲景意"，终不敢以己意删剟，以是知其编次审慎。宋文宪习于金华口耳之学，顾谓叔和变乱仲景故书，此足以杜其口。林校虽简，亦甚有精善者。今据成本："寒实结胸无热证者，与三物小陷胸汤，白散亦可服。"二方寒热僢[①]驰，疑论蜂起。及检《千金翼方》，则云"与三物小白散"。而林校所引一本，正与《千金翼方》同，成注本不著林校，则终古不可得决矣。信乎稽古之士，宜得善本而读之也。《千金翼方》所录论文太阳篇，则孙氏以己意编次，诚不如本书善。检其文字，今作"硬"者，皆作"坚"（《千金方》同），"固瘕"亦作"坚瘕"，盖孙氏所据为梁本（按《唐书隐逸孙思邈传》：隋文帝辅政，以国子博士召，不拜。密语人曰："复五十年，有圣人出，吾且助之。"是时去梁亡不及三十年，故得见梁时旧本。思邈又言："江南诸师秘仲景法不传，是其得之甚难也。"若隋平江南以后，则《仲景方》十五卷已在书府，何忧其秘乎），继冲所献，亿等所校者为隋本。故一不避隋讳，一避隋讳也。近世治经籍者，皆以得真本为亟，独医家为艺

① 僢（chuǎn）：古同"舛"，违背。

事，学者往往不寻古始。方、喻以下，恣意颠倒，清世唯有成无已注本为稍完善，然尚不能窥其本原，是本之出，非论古方技者之幸呢？或曰：昔《礼记》已行，而魏徵有类礼，《说文》以形分部，徐铉复为之韵谱。厥在医经，《素问》不刊之书也，然《甲乙》、《太素》，即重为诠次。《伤寒论》录在《千金翼方》者，太阳篇乃以方剂部署，其后朱肱作《活人书》，又类证而列焉。今独矜其编次，何也？应之曰：近代治《伤寒论》者，若柯琴、徐大椿据方为次，即《千金翼方》例；尤怡又据诸篇分列正治、权变、救逆诸法，亦于活人为近。是二者非吾所訾也。方、喻诸师，横以叔和所编为次，自定其文，谓仲景本书故，然则诬罔亦甚矣。今以孙、朱、柯、徐、尤诸书羑[①]也学者，比于类体韵谱可也，然不得《礼记》、《说文》真本，即亦无以信后。存其本迹以为审，观其会通以为明，上工之事也。且以《金匮玉函》八卷之书，成无已、许叔微尚时引其文，而元明以来不可见，此《伤寒论》十卷，独完好与《梁七录》无异，则天之未绝民命也，虽有拱璧以先驷马，未能珍于此也。

① 羑（yǒu）：诱导。

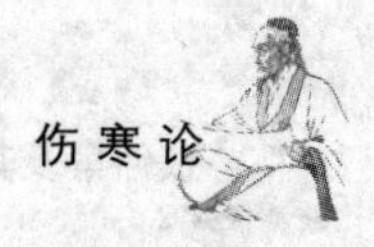

伤寒论

郑文焯

仲景《伤寒论》十卷，梁以前无称者。孙思邈《千金方》论伤寒多引仲景之说，而云“江南诸师秘仲景要方不传”。《千金翼方》又曰：“尝见太医疗伤寒，惟大青、知母等诸冷物投之，极与仲景本意相反。汤药虽行，百无一效，伤其如此，遂披《伤寒大论》，鸠集要钞，以为其方，行之以来，未有不验。其谓《伤寒大论》，即此书也。”叶梦得《避暑录话》称思邈作《千金》前方时已百余岁，妙尽古今方书之要，独伤寒似未尽通仲景之言，故不敢深论。后三十年作《千金翼》，论伤寒者居半，盖始得之。余以张居节纂《史记正义》，引王叔和《脉经》，而不及仲景此论，是其书之晚出可证。晁公《武郡斋读书志》题汉张仲景述，晋王叔和撰次。案《名医录》云：“仲景南阳人，名机，仲景其字也，举孝廉，官至长沙太守。以宗族三百余口，建安纪年以来，未及十稔，死者三之二，而伤寒居其七。乃著论二十二篇，证外合三百九十七法，一百十二方。”陈振孙称其文辞简古奥雅，又名《伤寒卒病》。论按伤寒名起于《素问·生气通天论》，云“冬伤于寒，春必温病。”又云：“风者，百病之始。清静则肉理闭拒，虽有大风苛毒，弗之能害。此因时之序也。故病久则传化，上下不并。”是《伤寒》传经之说可证。《汉志》有风寒热十六病方，五针伤中十一病方，其中或具伤寒之证。《魏志·华佗传》有府吏儿寻、李延共止，俱头痛身热，所苦正同。佗曰："寻当下之，延当发汗。"或难其异，佗曰："寻外实，延内实，故治之宜殊。"其云头痛身热，即伤寒本病。今治有宜汗宜下之方，盖仿于此，而孙思邈引华佗疗伤寒诸说，今《后汉书·魏志》及《别传》并不载。宋庞安时《伤寒总病论》有解华佗内外实说，为阳表阴里之辨，而疑陈寿著《佗传》误用内外字，其说近理。是书自叔和编集，而经方始传，今隋唐志皆载之，宋林亿等始校上颁行，金成无已乃为之注，并以自撰《明理论》三卷《论方》一卷附之。明方有执作《条辨》，则历诋叔和、无已多所改窜，且以《叙例》一篇为叔和伪托而删之。国朝喻昌作《尚论篇》，攻击尤详，皆剿袭[①]袭方氏说，自谓复长沙之旧本。康熙间顺天林起龙又微诋喻氏，取方本点黜而重注之，今医家所据惟此而已。窃谓是论本仲景未成之书，叔和编次，止名一家之言。自宋庞安常、朱肱、许叔微、韩只和、王实之流互相阐发，变通于其间，而叔和之学微，金元成无已、刘完素、马宗素诸家又从而难宋人之所学；明方有执、刘一、皇甫中辈则并叔和而非之；而仲景书几无完本。近世如喻昌之《尚论》，张登之《舌鉴》，张倬之《兼证析义》，徐大椿之《类方》，张璐之《缵论》，吴仪洛之《分经》，郑重光之《续注》，黄元御之《悬解说意》诸书，佹得佹失，伐异党同，其攻取既不资经史之左证，其门户又

① 剿（chāo）：以别人的语言文句作为自己的。亦作"抄袭"。

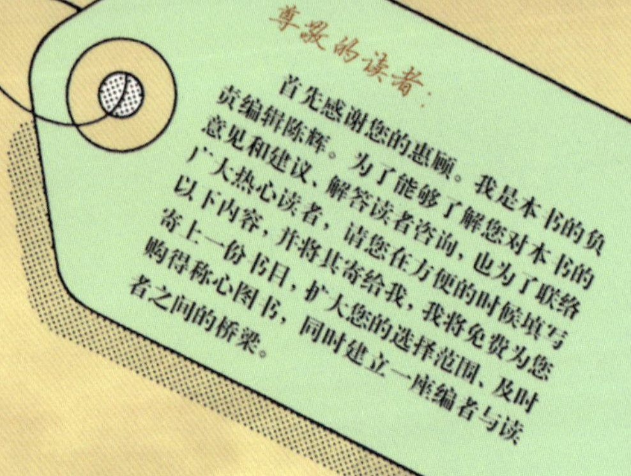

我的地址：北京市丰台区南方庄2号院1号楼
邮　　编：100078
学苑出版社　**陈　辉**
我的电话／传真：010-67601477
我的E-mail：chenhui706@sohu.com
读者服务部联系人：**许　力**
电话：010-67601101
E-mail：xueyuanyg@sina.com

请您填写以下内容并寄回出版社

① 姓名：

② 职业：

③ 电话／传真

④ E-mail：

⑤ 通信地址：

⑥ 所购书名：

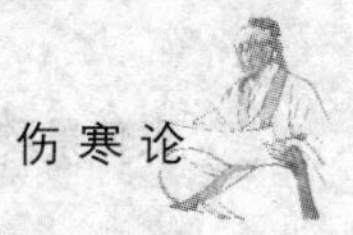

非若汉宋之师承。此亦一是非，彼亦一是非，必待审证饮药而后知之。此班志引谚所谓有病不治常得中医也。

伤　寒　论

奥田谦藏

后叹，汉时医圣张仲景始著《伤寒杂病论》公于世，此为汉方医学之鼻祖，凡医学之真髓亦不外于此。然此学本出于三代之创设，而张氏集其大成。其方法简明严正，条理整然，变通无穷，由始终一贯之条理而成。宽猛之治，和攻之法，无不周悉赅备。比较现代之医学，彼立脚于解剖学、生理学，而此由临床的经验出发，其立论无不本诸实际、治验。故虽无演绎的、推理的之发达，呈今日之美观，又未达到能说明生物学上一切现象之域，然蕴蓄归纳的实证的学说，使临病床者无些些之遗憾。试缙其方证论，其方与证，常如形影之不可离。非如现代医学之治疗法，多为病名而投药，殆如千篇一律。乃其处处根据病证而运方，自由非突进于原因治疗者，何也？又其说有阴阳，有虚实，有寒热、真假、表里、顺逆、脉应、腹证等，悉为汉方医学之特有。更有汉方医学之特长可举者，现代医学之视人体，恰如精巧之机器，而此则善窥其灵妙，必须待之以有机的。诊断病症时，同时参酌其个人之体质素因，明察其精神之统率状态，然后施治其总括的原因是矣。是以能玩味其学术之立论，推其意，扩其义，造次颠沛，必于是焉。能穷究而不怠，则必能达其堂奥，至是能活用自由，操纵自在，神明于规矩之中。病虽万殊，其治法可运如掌上矣。

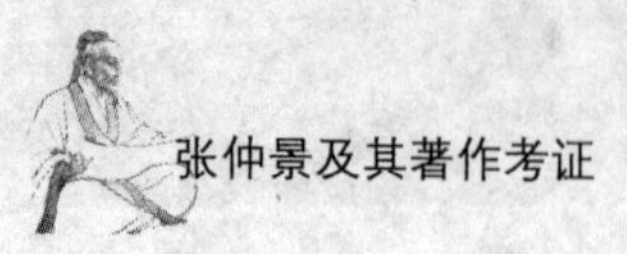

《伤寒论》考

顾惕生

张仲景即张机，章炳麟《葑汉微言》有考证甚明。《梁志》载有《张仲景辨伤寒论》十卷；《新唐志》载《王叔和张仲景伤寒卒病论》十卷，盖其书为叔和所编次，故即属之叔和也；《读书志》、《书录》、《解题通志》、《宋志》俱作仲景《伤寒论》十卷。传于今者，宋开宝中高继冲所献，治平二年林亿等所校，明赵开美以宋本摹刻，与成无已注本并行，至清而佚，入日本枫山秘府。日本安政三年，其国人丹波元坚又重摹之，由是复传入中国。陈振孙云："其文辞简古奥雅，古今治伤寒者，未能出其外者也。"今日本人精于医术，始知其书所治病甚广，不限定于伤寒，并西医所不能治之病，汉医亦能医之云。然成无已本，盖即林亿校本，而有所损益，并删去其校语者。自明以来，方有执、喻昌诸家，又横以王叔和所编为失次，任意改编，以求仲景之原本，则诬妄弥甚矣。

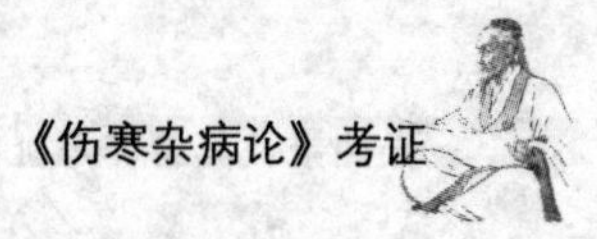

《伤寒杂病论》考证

谢利恒

《内》、《难》、《本经》而外，医家古籍，无过仲景之《伤寒杂病论》。案史载仲景书目甚多：《梁七录》有《黄素方》二十五卷，《伤寒身验方》一卷，《平病要方》二卷。《隋志》有《疗妇人方》二卷，《张仲景方》十五卷；新、旧《唐志》亦载仲景十五卷；《宋志》又载《脉经》、《五脏荣卫论》、《五脏论疗》、《黄经》、《口齿论》各一卷。陈自明云："男子妇人伤寒，仲景治法别无异议。比见民间有《妇人伤寒方》，书称仲景所撰，而王叔和为之序，以法考之，间有可取，疑非古方，特借圣人之名，以信其说于天下也。"(《妇人良方》）则诸史所载，亦不免依托矣。孙真人称："江南诸师秘仲景要方不传。"其所秘者，岂果尽出于仲景哉？盖自汉而后，明于针灸者，惟元化独传；长于方药者，则仲景最著。二人实为当时两大师，故从而依托之者众也（观魏晋而后论列医家者，恒以元化、仲景二人并举可知）。然书虽不必果出于仲景，其中亦必多存古方，而今竟无一传者，可惜也（《范》、《陈》二史，皆不为仲景立传，论者多疑之，余谓此无足异也。古之视医，不过执伎事上之流，越人元化，盖亦后世草泽铃医之类耳。仲景尝为太守，则史家不复厕之方伎之列矣，然医家则固奉为师也）。

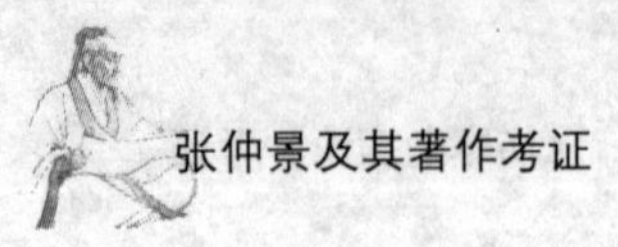

《伤寒论》综概

丹波元简

《伤寒论》，后汉张仲景著，晋王叔和撰次，经六朝隋唐，而未见表章者。至宋治平中，始命儒臣校定之，高保衡、孙奇、林亿等序载："开宝中，节度使高继冲曾编录进上，其文理舛错，未尝考正。案开宝，宋太祖时号。刘完素《原病式》云："唐开宝中误。"历代虽藏之书府，亦阙于雠校。国家诏儒臣，校正医书，先校定张仲景《伤寒论》十卷，总二十二篇，合三百九十七法，除复重有一百一十二方。"案原一百十三方，阙禹余粮丸一方，故云尔。其命书以伤寒者，仲景自序，称其"宗族余二百，建安纪年以来，犹未十稔，其死亡者，三分有二，伤寒十居其七。感往昔之沦丧，伤横夭之莫救"，遂作此书。考论中，伤寒乃外感中之一证："太阳病，或已发热，或未发热，必恶寒，体痛，呕逆，脉阴阳俱紧者，名为伤寒。"此即麻黄汤之所主。其十分之七，岂尽以麻黄汤一证而死乎？盖伤寒者，外感之总称也。《素问》黄帝问热病者，伤寒之类也。而岐伯答以伤寒一日太阳云云。《难经》："伤寒有几？曰：有中风，有伤寒，有湿温，有热病，有温病。"《千金方》引《小品》云："伤寒，雅士之辞，云天行温疫，是田舍间号耳。"不说病之异同也，考之众经，其实殊异矣。《肘后方》云："贵胜雅言，总呼伤寒，世俗因号为时行。”《外台秘要》许仁则论天行病云：“此病方家呼为伤寒，而所以为外感之总称者，盖寒为天地杀厉之气，互于四时，而善伤人，非温之行于春，暑之行于夏，王于一时之比。”是以凡外邪之伤人，尽呼为伤寒，仲景所以命书者，只取于此而已。如麻黄汤证，则对中风而立名者，即伤寒中之一证，其义回别矣。后汉崔实政论：“夫熊经鸟伸，虽延历之术，非伤寒之理；呼吸吐纳，虽度纪之道，非续骨之膏。案所谓伤寒，乃指天行病，盖用雅士之辞也。”张子和《儒门事亲》云：“春之温病，夏之暑病，秋之疟及痢，冬之寒气及咳嗽，皆四时不正之气也，总名之曰伤寒。”孙应奎《医家类选》云：“凡风寒暑湿热燥，天之六气，自外而中人五脏六腑、十二经络者，四时之中，皆得谓之伤寒。”程氏《后条辨》云：“伤寒有五之寒字，则只当得一邪字看。”而系之以论者，程氏《后条辨》曰论，即论定后官之论。案续王载，司马辨论官材，论定然后官之，是也。论之为言，有法有戒，有案有例。在仲景俨然以笔削自任，作一部医门断定之书，故论字，断不可以曰篇曰书曰集等字代之。方氏辨条亦曰：“书曰论，何也？论也者，仲景自道也，盖谓愤伤寒之不明，戚宗族之非命，论病以辨明伤寒，非谓论伤寒之一病也。”其文经也，其事则论，其意则又不欲以经自居。《易》曰：谦谦君子。此之谓也。吾故曰：名虽曰论，实则经也。虽然，若曰伤寒经，殊乖矣，必曰医经，称情哉。案论，是论难之论。《内经》诸篇，有岐黄问答之语者，必系以论字，无之者则否。《金匮要略》各篇标题下，有论几首，证几条，方几首。考之于原文，其云论者，乃问答之语也。丹溪朱氏《格致余论》序云：“假说问答，仲景之书也，则其为论难之论。”盖较然矣，后人尊崇

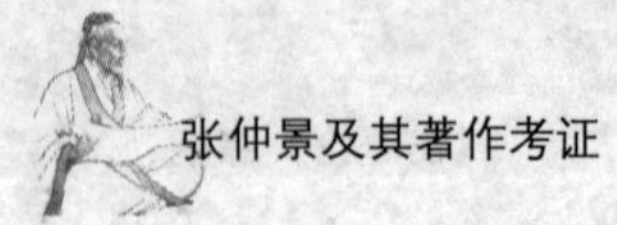

之至，遂以《论语》之论释焉，恐非命书者之本旨也。

仲景自序，首题曰《伤寒卒病论》。卒，乃杂之讹。序中云："作《伤寒杂病论》合十六卷。"其为传写之谬可知矣。《隋经籍志》有《张仲景方》十五卷，而无《伤寒论》之目。盖得非当时以湮晦而不见之故耶？旧《唐经籍志》亦因《隋志》，而不收其目。至新《唐艺文志》，则云王叔和《张仲景方》十五卷，《伤寒卒病论》十卷。杂之讹卒，其来旧矣。杂病，乃对伤寒，而谓中风、历节、血痹、虚劳等之类，《杂病论》，即今《金匮要略》。喻氏云："《卒病论》已不可复睹。"钱氏云："《卒病论》早云亡。"程氏云："本论具有治杂病之方法，故云《伤寒杂病论》。"柯氏云："凡条中不贯伤寒者，皆是杂病，故曰《伤寒杂病论》。"此数说皆不可从也。又《隋经籍志》注，载《梁七录》，《张仲景辨伤寒》十卷亡。今《伤寒论》，每篇尽冠辨字，即此指今《伤寒论》，而其云亡者，盖《千金方》称江南诸师，秘仲景伤寒方法不传。然则《隋志》云亡者，其实非亡也。《七录》、《艺文志》并云十卷，考诸仲景自序乃缺六卷，盖《伤寒论》十卷，《杂病论》六卷，各别行于世者。而王焘《外台秘要》载《金匮要略》诸方，而曰出张仲景《伤寒论》某卷中，则唐时其全帙十六卷，不易旧目者，才存台阁中。王氏知弘文馆图籍方书等时，特得探其秘要，而载之其著书。今所传十卷，虽重复颇多，似强足十卷之数者。然逐一对勘，大抵与《外台》所引符。则今《伤寒论》，不可断为非《七录》及《唐志》之旧也。案《外台》引《伤寒论》，考其卷目：桂枝汤，云出第二卷中，知太阳上篇，在第二卷；葛根汤、麻黄汤、小柴胡汤、小建中汤，云出第三卷中，知太阳中篇，在第三

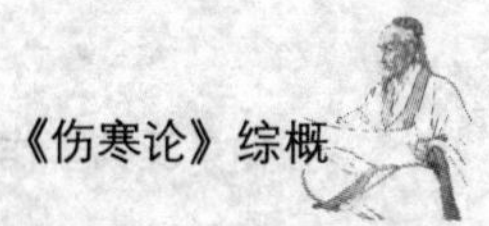

卷；柴胡桂枝干姜汤、大陷胸丸、大小陷胸汤、大柴胡汤、半夏泻心汤、文蛤散、白散，云出第四卷中，知太阳下篇，在第四卷；大承气汤、茵陈蒿汤、猪苓汤，云出第五卷中，知阳明篇，在第五卷；半夏散及汤、真武汤、干姜黄连黄芩人参汤，云出第六卷中，知少阴厥阴二篇，在第六卷。其第一、第七、第九，虽无所考，而葛根黄芩黄连汤，云出第七卷中。其余不引药方，则当第一卷，《辨脉》等篇，第七以下，乃《汗吐下》、《可不可》等篇。太阳病三日云云，属调胃承气汤条。今本载第五卷阳明篇，而云出第十卷："伤寒，汗出恶寒，身热，大渴不止，欲饮水一二斗者，白虎加人参汤主之。"此条今本不载，盖系于脱漏，而亦云出第十卷中，知辨发汗吐下后病，在第十卷。由是观之，《伤寒论》大抵与今本无大异同。如杂病，则痉湿暍在第十一卷；黄疸在十四卷；疟病、胸痹、心痛、寒疝，在十五卷；呕吐哕，在十六卷；而百合病论并方，霍乱，理中汤、附子粳米汤、四逆汤、通脉四逆汤，并云出第十七卷中；肺胀小青龙加石膏汤、越婢加半夏汤，肺痈桔梗白散，并云出第十八卷中。是王氏所见本，不止第十卷，乃知杂病分门次第，与《金匮要略》大不同。此可以窥唐旧本之崖略也，故备录于此。

晋皇甫谧序《甲乙经》云："伊尹以元圣之才，撰用《神农本草》，以为汤液；汉张仲景论广汤液，为十数卷，用之多验；近世太医令王叔和撰次仲景遗论甚精，皆可施用。案伊尹作汤液，所未经见，唯《汉书·艺文志》载《汤液经法》四十卷，《活人书》、《本事方》、《卫生宝鉴》等，间引《伊尹汤液》，此后人依士安言所伪托，史人等未见著录者。此岂伊尹所作欤，然仲景自序，特云"博采众方"，未言及汤液。士安去仲景时不远，岂亲覩所谓汤液者，而为此说欤？自序又云："撰用《素问》、《九卷》、《八十一难》、《阴阳大论》、《胎胪药录》，并《平脉辨证》，作《伤寒杂病论》合十六卷。"盖伤寒三阴三阳，乃原于《素问》、《九卷》；伤寒中风、温病等之目，本于《八十一难》。其他如《阴阳大论》，虽未知何等书，然要之纂旧典之文而编著者，非悉仲景之创论立方也。元吴澄作《活人书辨》序云："汉末张仲景著《伤寒论》，予尝叹东汉之文气，无复能如西都。独医家此书，渊奥典雅，焕然三代之文，心一怪之。及观仲景于序，卑弱殊甚，然后知序乃仲景自序，而《伤寒论》，即古《汤液论》，盖上世遗书，仲景特编纂云尔。"吴氏此说，原于世安，其论未可定然，但至论文章之更变，则虽非我医家所能及，而宜以资考镜也。高保衡等校定序称"自仲景于今八百余年，惟王叔和能学之"，成无已亦云："仲景之书，逮今千年，而显用于世者，王叔和之力也。"盖仲景书，当三国兵燹之余，残缺失次，若非王叔和撰集，不能延至于今，功莫大矣。而明洪武中，芗溪黄氏作《伤寒类证辨惑》曰："仲景之书，六经至劳复而已，而其间具三百九十七法，一百一十二方，纤悉具备，有条而不紊也。《辨脉法》、《平脉法》、《伤寒例》三篇，叔和采摭群书，附以己意，虽间有仲景说，实三百九十七法之外者也。又《痓湿暍》三称一篇，出《金匮要略》，叔和虑其证与伤寒相似，故编入六经之右。又有汗吐下可不可，并汗吐下后证，叔和重集于篇末，比六经中，仓卒寻检易见也。今一以仲景书为正，其非仲景之书者，悉去之，庶使真伪必分，至理不繁，易于学者也。"案此说，渊源于王履《溯洄集》，但履以《伤寒例》为仲景原文。从此而降，方有执、喻昌、柯琴辈，从而宗其说，或驳或贬，以加诋诘。如《序例》则云："搜采仲景旧论。"《外台》乃载其文，揭以王叔和曰："则此一篇，叔和所撰，非敢伪托而作也。至《辨脉》、《平脉》、《汗吐下》、《可不可》等编，叔和既于《脉经》中引其文，以为仲景语。”又高湛《养生论》云：“王叔和性沉静，好著述，考核遗文，采摭群言，撰《脉经》十卷。”叔和《脉经》序亦云：“今撰集岐伯以来，逮于华佗，经论要诀，合为十卷。其阮、王、傅、戴、吴、葛、吕、张所传异同，咸悉载录。《伤寒例》固多不合仲景之绳墨，而言属荒谬者，然叔和亦一名士也，岂有以我所立论，嫁名于前贤，而为采摭于己著书中，如毒手狡狯之伎俩乎?”阴阳五行，汉儒好谈之，五脏六腑，经络流注，《史记·扁仓传》间及于此，《汉书·艺文志》亦多载其书目。仲景生于汉末，何独屏去之?今依临川吴氏之言而考之，如六经至劳复，文辞典雅简奥者，系于所撰用古经之文。其他言涉迂拘，而文气卑弱，世人以为叔和所羼入者，岂知非却是仲景之笔乎?因意《伤寒例》，及原文中，或云：疑非仲景方；或云：无大黄，恐不为大柴胡汤；或本云云云之类。皆叔和所录，其语气为明显。此余尽是仲景旧文，而前后义相矛盾，文理晦暧难晓者，古书往往有之，又何疑焉?方、喻诸家，逐条更定，删改字句，以为复仲景之旧，殊不知益乖本来，惑乱后人，莫此为甚。视诸叔和，其功罪之轻重，果奈何也。案程氏、志聪、汤驹等，以《序例》为叔和所撰，其他为仲景原文是固然矣。以钱氏，《序例》及《发汗吐下》、《可不可》等篇，为叔和所增，始无明据焉。又案张遂辰本，及全书卷首，载《医林列传》云：“王叔和次《张仲景方论》，为三十六卷，大行于世。”此原出《太平御览》，引《高湛养生论》，然《隋志》等，不载三十六卷之目。汪氏云：“仲景为《伤寒杂病论》合十六卷，叔和编次，何至遽增二十卷书邪?则云三十六卷误矣。”要之《伤寒

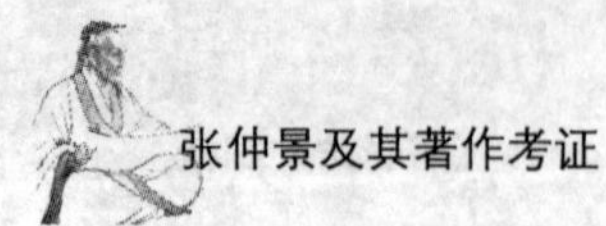

论》一部，全是性命之书，其所关系大矣。故读此书，涤尽胸中成见，宜于阴阳表里、虚实寒热之分，发汗吐下、攻补和温之别。而痛者工夫，欲方临证处疗身亲试验之际，而无疑殆也。其中或有条理抵牾，字句钩棘，不易晓者，勿敢妄为穿凿。大抵施之于行事，深切著明者，经义了然，无太难解者。“太阳病，头痛发热，汗出恶风者，桂枝汤主之”之类，岂不至平至易乎？学者就其至平至易处，而细勘研审，辨定真假疑似之区别，而得性命上之神理，是为之得矣。其所难解释，诸家费曲说者，纵令钻究其旨，不免隔靴抓痒。如以其不的确明备者，施之于方术，则害于性命，亦不可测。然则其难解释者，置诸阙如之例而可也。谚云：“开卷了然，临证茫然。”是医家之通患。学者宜致思于此，亦何苦以诋诘古人为事乎哉！宽政辛酉正月之望元简撰。

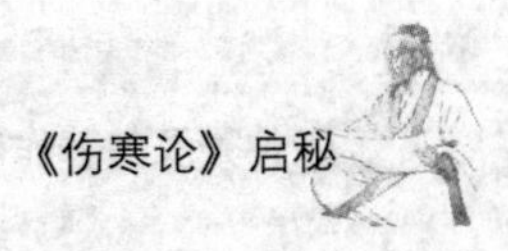

《伤寒论》启秘

叶劲秋

现在中医受了时代潮流的激荡，似乎根本已经起了动摇或是崩溃的状态。一般中医立场的，也许深信它有动摇和崩溃的可能。可是中医虽然起了动摇和崩溃的状态，是否从此杌陧不安①再无振作之望，这恐任何人不能轻易下得肯定。说来可怜，中医确有数千余年的历史，但是怎是中医的真面目，也恐未能轻易认识出来。惟其不易认出真面目，所以起了许多人的怀疑，受了不少人的攻讦。中国讲医药的书，比讲别的书——如农工法政——都多，那么我人要估定它的价值，辨认它的真迹，要从这许多许多的医药书中去整理，自然是先要寻获它的核心，方才可以下手。什么是中医的核心？《伤寒论》差堪近似。且看各家对于《伤寒论》的言论吧。

徐氏灵胎之言曰："《伤寒论》为一切外感之总诀，非独治伤寒也。明于此则六淫之病，无不贯通矣。"

陆氏九芝曰："《伤寒》无问全不全，苟能用其法，以治今人病，即此亦已足矣。后学能识病，全赖此数书。"

东人和田启十郎曰："人多谓仲景氏《伤寒论》，论述一

① 杌陧不安：杌陧（wù niè），树没有枝。局势、局面、心情等不安。

种热性传染病即伤寒（肠窒扶斯）之症状治法，非万病通用之书。然仲景氏《伤寒论》，本名《伤寒卒病论》，书中历述中风、霍乱、痛风、喘息、肺炎、盲肠炎等数十种病。其治法施于诸种疾病，无不应验如神。窃恐古时所谓《卒病论》，即杂病论之意也，且即仲景氏之本意。其书名虽不过述伤寒一种，然其记载之诊候治则，以至一切药方用法，殆用之于万病无不适当。则虽谓之一切疾病治法之规矩准绳可也，况其所谓伤寒中风者，非即今之所谓伤寒中风耶。西医仅知书名，而未熟读其一页，知方名而未实验其一种，漫然加以诋谤，是非仅医学之蟊贼，且误人之甚者也。”

时贤西医阮其煜先生曰：“窃余尝读仲景《伤寒论》，辨证特详。知此书无论内科、儿科，对于诊断，详述其脉七表八里；对于病状，详述其发热、头痛、汗出、恶寒等等；对于判症结局，详述其辨别生死吉凶诸法；对于治疗，详述其汗下清和，固其本原诸法。其不知者，以为中医仲景《伤寒论》一书，范围甚小，仅论热病而已。其实医理显明，本末兼赅，直可为内科各症之基础书。能熟读此书，方得为中医内科之有根底者。凡欲研究中医内科，必须先读仲景《伤寒论》一书。否则，中医内科，不以此书入门者，仅得内科之皮毛，而不能精通其医理。故仲景《伤寒》一书，实可改其名为《中医内科全书》。故曰治病不难，辨证为难。若不知其本，而徒事其末，无论内科、儿科，无有不偾事①者，此中西医之所以有实学，方有实效，焉可以不揣其本而齐其末

① 偾（fèn）事：偾，败坏，破坏。偾事，搞坏事情。

哉？医者其注意及之。”

张凤博士曰：“汉时《伤寒论》出，于是始有统系可言，渐入科学之途径，而医学为之一变。”

章太炎先生曰：“仲景《伤寒论》为治时感之要录，其于病机，乃积千百年之经验而来。

全部《伤寒论》，原无什么神秘，怎奈蹈了千家注杜、五百家注韩的习气，于是乎缠上了不少的藤蔓瓜葛，反而损失它本来的真价值，愈感它不易研究。正因《尚论》愈奇，去理愈远，条分愈新，古法愈乱。甲人的注疏每拘泥著一己当时的环境，结果遂成甲人的伤寒论；乙人的解释完全是乙人的主观直觉，结果遂成乙人的伤寒论。甚至用治文学的眼光去咬文嚼字，望文生训，以至于铸成大错。《伤寒论》流传到今日，不都是在荆天棘地里走，险些儿连它的命运都葬送了。

我们如今要读《伤寒论》，与其费时费日去读那些王的李的诠释《伤寒论》作品，不如单去研究它的白文。用不染点尘的心灵去赏鉴它，玩味它，以我自己的精神，直接去求对象中的一切，这样的反可产生一种新生命，方不致为古人所囿，而又易于找握它真价值的所在。真价值既已找握到，那么就不难估定它现在的时价，以决中医的存废之最终运命。

本来《伤寒论》的可贵，在于作者态度的真挚。凭症论治，不事雕琢，论症用药，亦尝一贯而有系统。——纠缠不清、牵强附会，就是后人注释之过失——我人倘能本着这种精神去研究《伤寒论》，也很不难领悟其神髓所在。

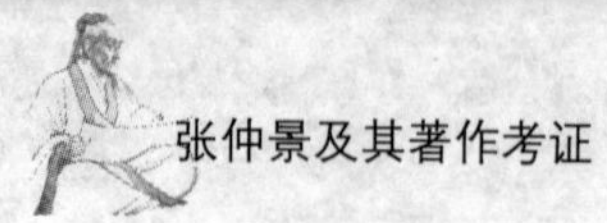

《伤寒论》确是入门的大道，医宗的基础。可是书传颇久，转辗传钞，不无错误。要知书经三写，乌焉成马。而后之读者，崇古心坚，若将谓圣训贤传，古代珍宝，断无一字之差，于是故意推求，多所附会，断章取义。非特不为世重，反启后人的轻视之心。”

柯氏韵伯曰："著书者往矣，其间几经兵燹，几番播迁，几次增删，几许抄刻，亥豕者有之，杂伪者有之，脱落者有之，错简者有之。

能明乎此，然后可以读《伤寒论》，可以究中医学。一切穿凿牵强之谈，空洞浮泛之论，尤当摧毁无遗。即如中风、伤寒的定名，亦不过包括几种病症，而假定其名曰中风、伤寒。初非中风的定为风所中，伤寒的定为寒所伤。但须辨证明晰，自然药到病除。究竟病体中有风无风，有寒无寒，不特病者不自知，亦为医者所不易知。纵或知之，实承伪袭谬之臆说吧。”

唐氏容川曰："归某经，见某症，即用某药。"

程氏应旄曰："有是症，用是药。"

又曰："从前之误，不必计较，只据目前。"

这都是凭症用药，不计病名的要语。再诸先哲辟风寒之名之说如下：

柯氏韵伯曰："冬月风寒，本同一体。故中风伤寒，皆恶风、恶寒，营病卫必病，中风之重者，便是伤寒，伤寒之浅者，便是中风。不必在风寒上细分，须当在有汗无汗上着眼耳。"

又曰："仲景之方，因症而设，不专因脉而设。盖风寒

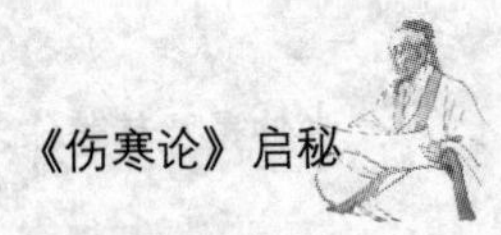

本是一气阳，故汤剂可以互投。仲景审脉症而施治，何尝拘拘于中风、伤寒之名是别乎？”

《金鉴》曰：“风寒二气，多相因而少相离，有寒不皆无风，有风不皆无寒。”

《金鉴》桂枝汤方解曰：“凡中风伤寒，脉浮弱，汗自出，而表不解者，皆得主之。”

尤氏在泾曰：“学者，但当分病症之有汗、无汗，以严麻黄、桂枝之辨，不必执营卫之孰虚孰实，以证伤寒中风之殊。”

辟三纲鼎立之说如下：

沈氏尧封曰：“按三纲鼎立之说，桂枝治风伤卫，麻黄治寒伤营，大青龙治风寒两伤营卫，其说创自许叔微，相延至今。不知其说似是实非也，窃谓麻黄症已属风寒两伤营卫，而大青龙症则外伤风寒，而内伏暍热也。若不审病症方药，徒泥于一脉，妄作三纲鼎立，则一误无所不误矣。”

柯氏韵伯曰：“麻黄汤主寒伤营，治营病卫不病；桂枝汤主风伤卫，治卫病营不病；大青龙汤主风寒两伤营卫，治营卫俱病。三方割据瓜分，太阳之主寒多风少，风多寒少，种种蛇足，羽翼青龙，曲成三纲鼎立之说，巧言如簧，洋洋盈耳，此郑声所为乱雅乐也。”

辟经病之说如下：

沈氏尧封曰：“夫恶寒太阳证也。微恶寒不恶热者，犹未离乎太阳也。惟不恶寒而反恶热，乃是阳明的症。伤寒注家，皆以胃家实为在内之腑证，承气主治；以身热、汗出、恶热，为在外之经病，桂枝汤主治。不思桂枝汤为恶寒而设，若不恶寒而反恶热，如何可用桂枝汤？是经病之谬说也。”

至于论中六经的分配，也不足为信。灵胎氏之论，最为概要的了。

徐氏曰：“《伤寒论》当时已无成书，乃叔和之所搜集者。虽分定六经，而语无诠次。阳经中多阴经治法，阴经中多阳经治法，参错不一。后人各生议论，每成一书，前后必更易数条，互相訾议，各是其是，愈更愈乱，终无定论。不知此书非仲景依经立方之书，乃救误之书也。盖因误治之后，变症错杂，又无循经现症之理，当时著书，亦不过随症立方，本无一定次序也。”

六经传变，本无一定。张氏令韶曰：“本太阳病不解，或入于阳，或入于阴，不拘日数，无分次第，如传于阳明，则见阳明症；传于少阳，则见少阳证；传于三阴，则见三阴证。”《伤寒绪论》曰：“因此经本虚，邪即传之，本无定例也。”沈氏明宗亦曰：“最虚之处，便为容邪之处。”虽然，传经之无定，亦从病体而分与药误之变。《伤寒论》曰：

太阳病三日，发汗不解，蒸蒸发汗者，属胃也。

伤寒三日，脉浮数而微，病人身凉和者，此为欲解也。

伤寒脉弦细，头痛发热者，属少阳。少阳不可发汗，发汗则谵语，此属胃，胃和则愈，不和则烦而悸。

心下有水气，咳而微喘，发热不渴，服小青龙汤已。渴者，此寒去欲解也。

太阳病，发热汗出，不恶寒而渴者，此转属阳明也。

服柴胡汤已，渴者，属阳明也。

本太阳病，医反下之，因而腹满时痛者，属太阴也。

时贤章太炎先生曰："按日传一经，义出《内经》，而仲景并无是言。且《阳明篇》有云：'阳明居中，土也，无所复传。'可见阳明无再传三阴之理。更观《太阳篇》中，有云二三日者，有云八九日者，甚至有云过经十余日不解者。何尝日传一经耶？盖《伤寒论》全是活法，无死法。阳明无再传三阴之理，而三阴反借阳明为出路，乃即《内经》所谓中阴溜腑之义也。且伤寒本非极少之病，亦非极重之病。仲景云：'发于阳者七日愈，发于阴者六日愈。'足见病之轻者，不药已可自愈，更可见伤寒为常见之病。若执定日传一经者为伤寒，否则非是，不独与本论有悖，且与《内经》所谓'热病者伤寒之类也'一句，亦有抵触矣。故六经递传之说，予以为不能成立。"

又张山雷先生曰："仲景《伤寒论》次序，以太阳病始者，正以风寒之邪，必多先入太阳经，亦以太阳循行部位，自头至足，所过之地位最多，外感初步，必多太阳见证故耳。非谓伤寒之病，必先太阳，次阳明，次少阳。如行路者，必按部就班，循次进步也。自诸家之注《伤寒论》者，多谓太阳为六经之第一层，故表病必先太阳，而后递及阳明、少阳，以入三阴者。则又误以仲景《伤寒论》之次序，认作病情传变一定之次序。抑知病状万变，活泼泼地，岂有依样葫芦，逐步进退之理？《素问·热病论》：'一日太阳受之，二日阳明受之。'虽曰言其步骤之板法，以立之标准，固无不可，余终嫌其说的太呆，恐非医理之上乘。而为伤寒作注者，又有拘执一日、二日、三日等字面，教人必以日数推算，而辨其病在某经者，抑何呆笨乃尔。又有知一日二日之必不可以分别六经传变者，则又造为气传而非经传一说。尤其向壁虚造，画蛇添足，更非通人之论。试观仲景六经皆有中风之明文，及《甲乙经》'或中于阴，或中于阳'之说，可见六经无一不可为受病发端之始，又何得曰一日必在太阳，二日必在阳明，三日必在少阳乎？近贤论伤寒温热病之传经，已知病之轻而缓者，多日尚在一经，不必传变；病之重而急者，一日递传数经，难以逆料，最是阅历有得之言，学者必须识此，庶不为古人所愚。要之手足十二经，本无一经不能发病，而其传变也，亦惟病是视。必不能谓某经之病，必传某经，然后可以见证论证，见病治病，心虚手敏，应变无方，岂不直捷？而伤寒传足不传手，温病传手不传足之说，皆是[illegible]npm①言，胥②当一扫而空。不使束缚学者之性灵，方是斩绝葛藤之大彻大悟也。"

张氏令韶曰："病邪之相传，随其症而治之，而不必拘于日数，此传经之大关目也。不然，岂有一日太阳，则见头痛、发热等症，至六日厥阴不已，七日来复于太阳，复见头痛、发热之证乎？此必无之理也。"

本论尚有一日间即有变端之条，其论曰：

病有得之一日，不发热而恶寒者，虽得之一日，恶寒将自罢，即自汗出而恶热也。

本论所有病名，概皆凭证而定，是以认症尤为治疗上第

---

① 譠（wèi）：虚伪，欺诈。

② 胥（xū）：全，都。

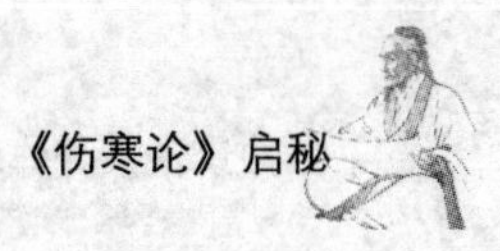

一要义。

太阳之为病，脉浮头项强痛而恶寒。

阳明之为病，胃家实也。

少阳之为病，口苦咽干目眩也。

太阴之为病，腹满而吐，食不下，自利益甚，时腹自痛，若下之，必胸下结硬。

少阴之为病，脉微细，但欲寐也。

厥阴之为病，消渴气上冲心，心中疼热，饥而不欲食。食则吐蛔，下之利不止。

发热汗出恶风，脉缓者，名为中风。

或已发热，或未发热，必恶寒体痛呕逆，脉阴阳俱紧者，名为伤寒。

发热而渴，不恶寒者，为温病。

太阳中热者，暍是也，汗出恶寒身热而渴也。

太阳病，关节疼痛而烦，脉沉而细者，此名湿痹。其疾小便不利，大便反快，但当利其小便。病者一身尽疼发热，日晡所剧者，此名风湿。

太阳病，发热无汗，反恶寒者，名曰刚痉。

太阳病，发热汗出，不恶寒者，曰柔痉。

要而言之，不过随症以分经，并非因经以定症，凭症用药，乃治疗者所不能违。至于病发何经，或始终只在一经，或转属他经，合病，并病，各经自有各经之的证可验，断断然必不可以拘泥日数之多寡而定名取治。

沈氏尧封曰："即以渴字认燥热，小便不利验湿气，汗字判风寒。"

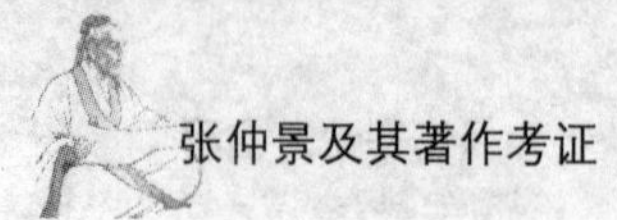

程氏郊倩曰："仲景六经条中，不但从脉症上认病，要人兼审及病情。太阳曰恶寒，阳明曰恶热，少阳曰喜呕，太阴曰食不下，少阴曰但欲寐，厥阴曰不欲食，凡此皆病情也。"

柯氏韵伯曰："太阳为一身手足壮热，阳明为蒸蒸发热，少阳为往来寒热，此三阳发热之差别也。"

合参诸家，未有不偏重于认症的，所以桂枝、麻黄两汤，原为正治太阳经中风、伤寒之正法。然而《太阳篇》中，除两汤外，尚有承气汤、抵当汤、真武汤等。

太阳病三日，发汗不解，头不痛，项不强，不恶寒，反恶热，蒸蒸发热者，属胃也，调胃承气汤主之。

太阳病，身黄，脉沉结，少腹硬，小便不利者为无血也。小便自利，其人如狂者，血证谛也，抵当汤主之。

太阳病发汗，汗出不解，其人仍发热，心下悸，头眩身瞤动，振振欲擗地者，真武汤主之。

承气、白虎，原为正治阳明之汤剂。然而《阳明篇》除两汤外，尚有太阳之桂枝汤、麻黄汤，少阳之小柴胡汤等。

阳明病，脉迟汗出多，微恶寒者，表未解也。可发汗，宜桂枝汤。

阳明病，脉浮无汗而喘者，发汗则愈，宜麻黄汤。

阳明病，发潮热，大便溏，小便自可，胸胁满不去者，小柴胡汤主之。

太阴经中亦有桂枝汤。

太阴病，浮脉者，可发汗，宜桂枝汤。

少阴经中亦有承气汤。

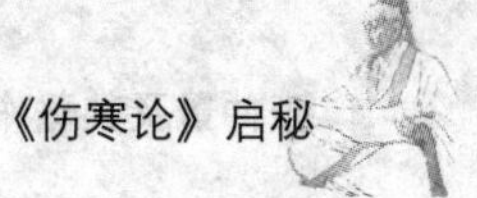

少阴病得之二三日，口燥咽干者，急下之，宜大承气汤。

柯氏之言曰："风寒本是一气，汤剂可以互投。或拘泥成法，强别六经，妄定风寒，则荆棘满途，无所措手矣。"又曰："仲景之道，至平至易；仲景之门，人人可入。而使茅塞如此，令学者如夜行歧路，莫之指归，不深可悯耶。"尤氏曰："能不胶于俗说，斯为豪杰之士。"予虽不敢望圣希豪，然取法乎上，仅得其中，为求中医之改进，当先不胶于谬见，不囿于邪说始，以莨莠一去，嘉禾自生。论中论脉论症，精义独阐，审慎周详，自非他书所能几及。诚行之千年而无憾，推之中外而皆准。徐氏灵胎曰："仲景之论脉，其立论反若甚疏，而应验如神。若执《脉经》之说，以为某病见某脉，某脉当得某病，虽《内经》亦间有之，不如是之拘泥繁琐也。试而不验，于是或咎脉之不准，或咎病之非真，或咎方药之不对症，而不知皆非也。"再节录仲景脉法大纲，辨证用药法如下：

凡阴病见阳脉者生，阳病见阴脉者死。

凡脉浮大滑动数此名阳也，沉弱涩弦微迟此名阴也。脉浮为在表，沉为在里，数为在腑，迟为在脏。

寸脉下不至关为阳绝，尺脉上不至关为阴绝，此皆不治决死也。

寸口、关上、尺中，三处大小浮沉迟数同等，虽有寒热不解者，此脉阴阳为和平，虽剧当愈。表有病者，脉当浮大；里有病者，脉当沉细；肥人当沉，瘦人当浮。

辨燥屎用大承气汤攻下法。

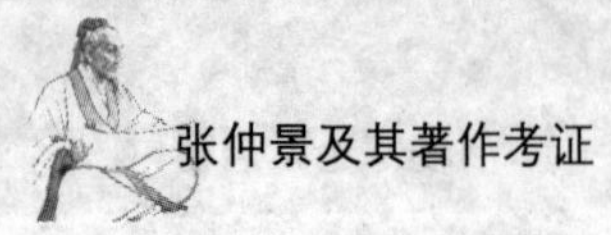

以小便利不能食辨燥屎。

若小便利者，大便当硬。

若不大便六七日，小便少者，虽不能食，但初头硬后必溏，未定成硬，须小便利，屎定硬，乃可攻之，宜大承气汤。谵语有潮热，不能食者，胃中有燥屎五六枚也，宜大承气汤。下之若能食者但硬耳。

以潮热手足汗辨燥屎。

有潮热者，此外欲解，可攻里也。手足濈然汗出者，此大便已硬也。

阳明病潮热，大便硬者，可与大承气汤。不硬者，不可与之。

以谵语辨燥屎。

下利谵语者，有燥屎也，宜大承气汤。

汗出谵语者，以有燥屎在胃中，须下之。

胃气不和谵语者，少与调胃承气汤。

以腹满痛胀辨燥屎。

发汗不解，腹满痛者，急下之，宜大承气汤。

少阴病六七日腹胀不大便者，急下之，宜大承气汤。

吐后腹胀满者，与调胃承气汤。

以汗多辨燥屎。

阳明病其人汗多，以津液外出，胃中燥，大便必硬。

发热汗多者，急下之，宜大承气汤。

以喘冒不能卧辨燥屎。

小便不利，大便乍难乍易，时有微热，喘冒不能卧者，有燥屎也，宜大承气汤。

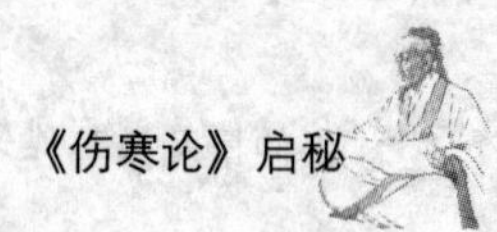

仲圣论症，概必如斯精详，惟恐或误，此特举其一例罢了。一经汇参，了如指掌，孰谓仲景之书是不易读呀！况且大便燥结一症，随在皆有，岂伤寒外皆不足为法呀！本论法治，最为扼要的如下：

本发汗而反下之，此为逆也；若先发汗，治不为逆。本先下之而反汗之，此为逆也；若先下之，治不为逆。

凡病若发汗、若吐、若下、若亡津液，阴阳自和者必自愈。

古昔圣贤，本数十年的精力学识，发为至论名言。后之学者，不于此等真理处探索，偏于风中于卫、寒伤于营等谬处推敲，此正食古不化，所以不能日见精进而反日退，这是多么悲伤可叹的事情呀。

伤　寒　论

信阳源通魏氏

张仲景一百十三方，为治万病而设焉。其方之变化妙用固无论，然不知所本，则虽日夜讲习砥砺、论辩，症状混淆杂糅，不能用备仓卒矣。大凡物求其本则一也。人身百病蜂起，欲一一求病名，一一处药方，则虽记忆万卷之书，何以得足？况于方汇方类乎，方其无如之何之时，妄以私意加减。曰医者，意也。医岂如此乎？仲尼曰："吾道一以贯之。"又曰诗三百，一言以蔽之。其道之广大，诗之多思，不可胜论。然求其本，则不过一贯，思无邪。仲景不题万病论，而名《伤寒论》者，

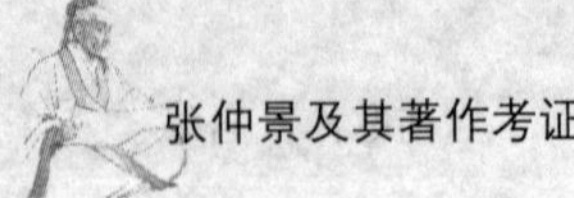

三百九十七法，一百十三方，一以蔽之之谓也。然唯知伤寒总万病，而不知所以总万病。则犹知一贯一蔽，而不识为一贯者即忠恕，一蔽者即思无邪。仲景直题《伤寒论》，不言所以名伤寒者，犹夫子言一以贯之，而不言所以贯。至曾子对门人，则曰："夫子之道，忠恕而已矣。"而后进者，始识一贯即为忠恕。仲景者，所谓侯医门之曾子者也。予窃谓夫百病之生，皆因郁塞痞滞，凝结不通。概言之，则万病一郁也。郁之甚，无大于伤寒大邪。怫郁体中，便令神志惑乱，谵言狂走，郁甚则解亦难矣。治伤寒之难解，则万郁之易解，亦自可知，所谓先难后易者也。然则指《伤寒论》为郁病论可也，一百十三方指为解郁方亦可也。以万病为一郁者，犹诗也道也，一蔽一贯。仲尼仲景道不同而不相悖，同轨可见。此可谓求其本欤，请举一百十三方悉证之。

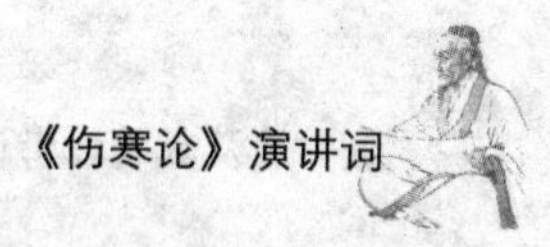

《伤寒论》演讲词

章太炎

西医与中医治疗上结果之比较，彼西医重在解剖实验，故治脏腑病见长；吾中医求岁时节令，故治时感病见长。不独近今为然，古亦如此。如华陀善刳割之术，及治伤寒，则技甚短。《外台秘要》述其方，伤寒一篇，仅有五苓散而已，故元化之治伤寒，不见信于后世。而仲景《伤寒论》为治时感之要录矣。要知仲景《伤寒论》，其于病机，乃积千百年之经验而来，闲及五行之说，特犹算家之以甲乙丙丁代数耳。若近代叶氏之流，于病状尚未说明，先以五行之谈为铺张，则直是油腔滑调矣。五行六气所配，本亦不同。例如言五行，肺为金，胃为土；言六气，则太阴为湿土，阳明为燥金。则知五行之说，不妨随意分配，故只可作比例观也。至说解剖一事，亦已载在《灵枢》。但所以多错谬者，盖由只刳胸腹，而不能割剥肌肉，故所载十二经特为谬误，至世人误言肝脏在左。滑伯仁独言肝脏在右，其道在左，其说则与事实相符。盖脏腑部位，本较血管为明了也，其他如膀胱无上口之说，亦以视察不精故尔。自远西解剖之说行，有可以证明吾土旧说者。即如冲任督三脉，冲即大动脉。《内经》云“冲为十二经之海”，又曰“冲为血海”，明谓血脉之本源，其义可知。又考《灵枢经》云“冲脉出于颃颡”，乃即

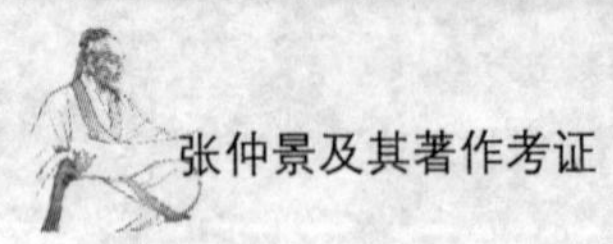

西医所谓大动脉弓者近是。又云“上胸中而散”，亦是大动脉之一支，惟大静脉尚未明言耳。任即输精管，旧谓须由任脉上荣所生者，误也。督即脊髓神经，惟神经散布于周身者，为吾土所未知也。至十二经脉之说，《内经》云“心合脉”，又云“血皆属心”，此义中西本无异论。但谓脏腑各自有脉，外通手足，则与解剖实验者迥异。盖血之流行，由心脏搏动，自大动脉出而分布各处，其头面手足之脉，与各脏腑原不相干。如《灵枢》所说“手之三阴，从胸走手；足之三阴，从足走胸；手之三阳，从手走头；足之三阳，从头走足”者，则恐当时臆想之谈也。仲景以太阳阳明等名篇，不过沿用旧名，要于经脉起止之说无与也。又如三焦属手少阳经，内经言“上焦如雾，中焦如沤，下焦如渎”，是象其形。又曰“三焦者决渎之官，水道出焉”，是指其用。《难经》则谓“三焦有名无形”，试问三焦究有物否？大概即西医之所谓“淋巴腺”者是。故《素问》称之曰“孤腑”，因其各处皆有。又谓“半表半里”者何？盖半表者，即《金匮》所谓“腠者是三焦通会元真之处”；半里者，谓其内在胸腹之中也。考解剖学中言淋巴干，左曰“胸管，由下而上”，右曰“右淋巴管，由上而下”。大约所谓胸管即是上中二焦，其淋巴管之在下者，即是下焦。且经言“下焦别回肠”，则系淋巴管在下者无疑。总之，三焦是腺，似属可靠，故《内经》谓为“决渎之官”。凡此皆可据彼新说，以相证明者也。若夫诊脉之法，《内经》有三部九候，仲景《伤寒论》，则仅有三部，则无九候。所谓三部者，人迎寸口趺阳是也，较《内经》则为直截易明矣。《伤寒论》一书，大概是治外感的书。

《难经》云："伤寒有五：有中风，有伤寒，有湿温，有温病，有热病。"则《伤寒论》是广义的伤寒，非五者中之一种伤寒。即如痉湿暍三症，本在《太阳篇》中，叔和因与伤寒少异，特为移其篇次。若据仲景原书，则三症亦可谓之伤寒，可见伤寒是广义之伤寒，非专指发热恶寒一种。而自唐以来，或以狭义视《伤寒论》，如唐孙思邈《千金翼方》，首谓"伤寒全论，不过三方：桂枝、麻黄、大青龙是也，其余均为救逆之方"云云。余意不然，若小青龙，亦岂为救逆者乎？又如金刘河间，以为《伤寒论》只论伤寒，与温病无干。讵知《伤寒论》提纲中已说明"太阳病，发热而渴，不恶寒者，为温病"乎，且如"服桂枝汤，大汗出，大烦渴不解，脉洪大者，白虎加人参汤主之"，则明明揭出温病之治方。又有所谓"汗后恶热，用调胃承气汤"，亦为温病立法。况阳明一篇，全为热病而设，所谓正阳阳明，即热病是也。柯韵伯曾谓："仲景六经，各有提纲，非定以次相传。"其语甚确。柯氏又谓："伤寒只太阳、少阴有之，肝胆为发温之原，阳明为成温之薮，其病伤寒者鲜矣。"语尤精辟。故"厥阴脉滑而厥，用白虎汤"，"少阴脉微而厥，用通脉四逆"，同是一厥，治有不同。即《少阴篇》中之用黄连阿胶汤，甚则用承气汤，亦是温病非由太阳经传来可知。昔人谓少阴病必由太阳传入者，则由叔和《序例》"日传一经"之说误之。按"日传一经"，义出《内经》，而仲景并无是言。且《阳明篇》有云："阳明居中，土也，无所复传。"可见阳明无再传三阴之理。更观《太阳篇》中，有云二三日者，有云八九日者，甚至有云过经十余日不解者，何尝日传一经耶？盖《伤寒论》全是活法，无死法。阳明无再传三阴之理，而三阴反借阳明为出路，乃即《内经》所谓"中阴溜腑"之义也。且伤寒本非极少之病，亦非极重之病。仲景云："发于阳者七日愈，发于阴者六日愈。"足见病之轻者，不药已可自愈，更可见伤寒为常见之病。若执定日传一经者为伤寒，否则非是，不独与本论有悖，且与《内经》所谓"热病者，伤寒之类也"一句，亦有抵触矣。故六经递传之说，余以为不能成立。近日本人以远西所谓肠窒扶斯译为伤寒，因其病亦有七日一期，颇有相似，但究未确当，其实乃为吾国《伤寒论·太阳篇》中之抵当汤证也。所谓抵当汤证者，"脉微而沉，少腹硬满，其人如狂"，仲景断为太阳随经，瘀热在里，经即小肠，不涉膀胱，故小便仍利。与热结膀胱用桃核承气汤证之小便不利者绝对不同。且当六七日间，尚有表证，颇与肠窒扶斯证潜伏期相似，惟用药治疗则绝异。西医谓肠窒扶斯不可下，误下则肠穿孔而下血，将引起腹膜炎。而此乃猛药下血者，盖发病至此止六七日，非有两星期之久，故下之无穿孔之患。《金匮》治肠痈："脓未成，可下之，用大黄牡丹汤。脓已成，不可下。"即其例也。若至两星期后，用《小品》犀角地黄汤加黄芩方，方为近是。总之，肠窒扶斯①，只是太阳伤寒之一证，非可以证伤寒全体也。至厥阴中之厥热相间一种，先寒后热，数日而平，平后复发，乃即西医之所谓回归热也。但其"中厥少热多，用白虎汤；厥多热少，用当归四逆汤"，须有分别。昔

---

① 肠窒扶斯：即西医学的伤寒病。日本人称做"肠窒扶斯"。

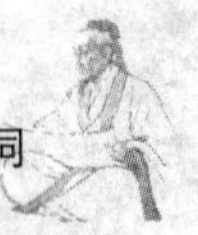

高世栻有《厥疟之说》，恐非是疟，亦是此厥热一类耳。又伤寒少阴病，本多寒证，河间以为传经之病，无有不热，而疑仲景为误。不知少阴寒证，本是猝发，绝非由传经所得。其与太阳伤寒，证状既异，分为两种病亦可。若依内因外因言之，则太阳伤寒，全是外因，而少阴伤寒，乃素有内因，而新遇外因者也。内因者何？心脏虚弱是也。少阴厥逆，固由于此。即间有热证，亦所谓心虚者热收于内也。但仲景书本是广义，故尽称为伤寒耳。要知《伤寒论》所包者广，即泛言五种伤寒，恐亦不能包括，何况太阳一种乎？观仲景《序论》云：宗族数百人，十年之中，病伤寒而亡者过半。则非一种伤寒可知。又曰："虽未能尽愈诸病，庶可见病知源。若能寻余所集，思过半矣。"苟其中不涉温病，何能思过半耶？总之，治外感症法，悉自《伤寒论》出，可无疑义。至近今治温病方，叶香岩开其端，吴鞠通继其后，王孟英统其成。惟孟英胆气较叶吴为大，然银翘桑菊等方，服而即愈者，恐亦非真温病，不过小小风热，或少阳之游热耳。如真为温病，此等方亦不能治，必《伤寒论》中栀子白虎等汤，治可奏效。而叶吴辈以为苦寒遏伏，不如改用甘寒。讵知真正温病，未有不至阳明者。苦寒尚有泄热之功，甘寒则徒增液而厚肠胃。不独此也，更有以为温病药总寒凉，每令早服犀角，而反致神昏谵语者比比。观仲景方，未有用犀角者。《本草》谓犀角解毒。《千金》、《外台》方中，多以犀角止血。故凡大吐衄、大崩下，或便血等，多以犀角治之，盖犀角有收缩血管之功用也。阳明病原有自汗，今反以犀角收之，于是将邪逼入肠胃，神昏谵语，自然起矣。人每不明此

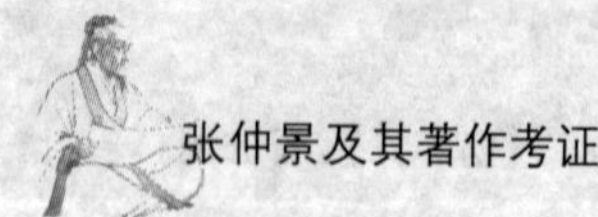

理，以为神昏谵语，总是邪入心包。因此犀角之误服，终不了然，惟陆九芝为能知之耳。由是一观，河间已逊仲景，叶吴辈更不如河间远矣。夫仲景方法，本甚圆活，用之得当，效如桴鼓。其于温热，惟麻、桂二方，所治有异。余如麻杏甘石等方，均可用也。至河间双解散、防风通圣散，虽间有可用，而立法已不如仲景甚远。即如防风通圣散一方，既用麻黄之发汗，复用硝黄之攻下，其法固属两解表里，自仲景麻杏石甘汤大柴胡汤得来。然仲景立法精严，分两解表里者：外既用麻黄之发汗，内只用石膏清里，而不任硝黄之攻下，如麻杏甘石汤是也；内既用大黄之攻下，外只用柴胡和解，而不任麻黄之发汗，如大柴胡汤是也。若一汗一下，彼此牵制，则仲景从无此法。河间之方，盖已变仲景之本，无怪柯韵伯斥之为庸医矣！

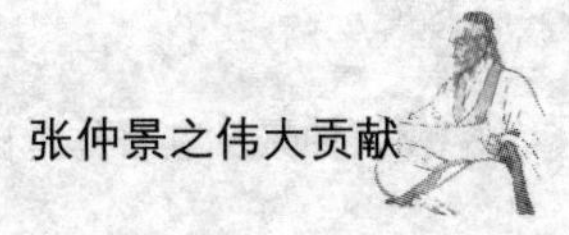

张仲景之伟大贡献

秦伯未

继《内》、《难》之后，而以切实之经验，贡献于世人者，则为仲景之《伤寒论》、《金匮要略》二书。《伤寒》为时病之金科，《金匮》为杂病之玉律。日本医学，窃中土之绪余，以为三岛文明，弈世钻研，颇有青蓝之胜。如吉益氏父子之精当，丹波氏父子之渊雅，其他若尾台榕堂、山田正珍、中西惟忠等，皆风发踔厉，卓然成家。要其归俱取法于仲景，故日本之认为东方古医学者，即仲景之学。而日本之汉医，直可称为仲景之医学。盖其书不尚空浮之议论，以凭证用药为主，不啻临床之导师。即在吾国，仲景之书，亦在必读。历代各家诠注之可考者，达一百二十种以上，可谓盛矣。

《伤寒》全书，以太阳、阳明、少阳、太阴、少阴、厥阴六经为提纲。后世多主经络脏腑，殊觉穿凿，今特详述以明真义。考方有执云："六经之经，与经络之经不同，六经犹儒家六经之经，犹言部也。"程应旄云："六经犹言界也，亦犹言常也。"又云："《素问》之六经，是一病共具之六经；仲景之六经，是异病分布之六经。《素问》是因热病而原及六经，仲景是设六经以该尽众病。"柯韵伯云："仲景之六经，是经略之经，而非经络之经。"中西惟忠云："六经之名

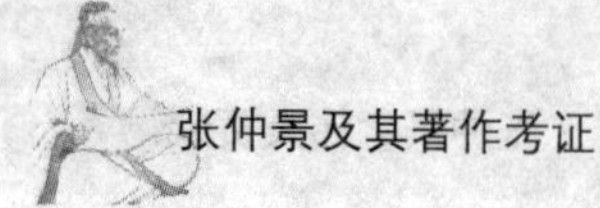

出于《素问》，本是经络之义。而仲景假以分表里之部位，配其脉证，以为之统名也。”由田正珍云：“《伤寒论》六经之目，虽取诸《素问》，非以经络言也，假以表里脉证而已。故观全论，无一及经络者。”藤本廉云：“三阴三阳之目，何为而设焉？凡疾病有六等之差，而地位脉证不相同也。”概观诸说，皆以六经为病位之假称，而不取于经络之义。盖阴阳者天地造化之本，四象判焉，万物生焉。圣人所以立为天之道，而医之言阴阳亦既尚矣。庄子言“病为阴阳之患”，医和论“六气为阴淫寒疾、阳淫热疾”，晏子解景公病曰：“所病者阴，日者阳。一阴不胜二阳，故病将已。”班固之《原医经》云：“血脉、经络、骨髓、阴阳、表里，以起百病之本，死生之分。是阴阳者不出寒热表里之义，寒有紧慢，热有微剧，表有浅深，里有闭脱。”其间不能无始中终上中下之区别，于是立三阴三阳之目，以该尽病情病机，犹天之阴阳无不统万物也。学者苟领会斯旨，庶几许窥作者之微意乎。

述仲景书者，以《医宗金鉴》本较为平正。其他柯韵伯之《伤寒论注》，程云来之《金匮直解》，尤在泾之《伤寒贯珠集》、《金匮心典》等，俱有独到之处，可资参考。兼收各家之说以便检查者，则王考槃之《伤寒论百家注》，尚可采置。至于近人中有不能深求古学，袭取中西之皮毛，强以仲景学说附会于新名词之上，且倡种种不经之邪说，以迷惑青年者，一概屏弃毋阅。盖中医果应研究改进，惟研究云者，当以中医为主体。倘以西医为标准，则无异舍己耘人。亦当处处发挥真义，以期晓畅。倘见古奥而遽尔攻斥，则更无异

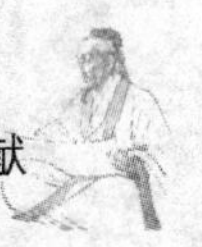

弃宗灭祖。此辈捣乱有余，建设不足，非特仲景之罪人，亦为中医之败类。与其美其名曰融会中西，毋宁恶其名曰盗名欺世。吾友张山雷君曰：“天地之大，何事不可为？而乃借此救人疾苦之仁心，逞彼索隐行怪之伎俩，以惑世俗而博微利，充其流弊所极，淆惑后学之心思，变乱古人之成法。行世愈广，势必误人愈多。”洵有感而发也，愿学者各以精锐之目光辟之。

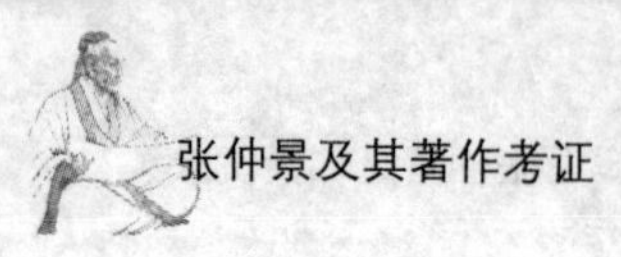

《伤寒论》著作之真诠

黎伯概

余按仲景《伤寒论》序云："余宗族素多，向余二百，建安纪元以来，犹未十稔，死亡者三分有二，伤寒者十居其七。"《伤寒论》即为感宗死亡而作。死于伤寒者十之六，其三即或暍病、温病、风温、湿病，及其他杂病可以意想。作书当从死亡最多处着眼，是以作《伤寒论》。虽论中亦有温病、风温，然只一节；亦有风湿相搏，然只二节。温病、风温，纪于《太阳篇》中风、伤寒之后节，以下仍论风寒。以此证之，温病、风温一节，似为借宾定主之文，伤寒为主，温病为宾。伤寒中风二者有分别，其实中风，亦是寒候之风，虽二而一。风鼓动，寒懔栗，稍为分别耳。论中言风寒治法，除有汗无汗分麻黄、桂枝外，其余多太阳病伤寒中风二者并言，治法同样。《太阳篇》末之风湿相搏，亦是寒候之风，本文有"伤寒八九日风湿相搏"语可证。湿与风并言，而不单言湿，以下各文仍言伤寒。六经本文中，并不言暍、言燥，只《金匮》有湿痉暍篇，其文极短，无多传变。王叔和取以入《伤寒论》，与《序例》、《平脉》、《辨脉》等篇相次。叔和撰述，亦不外借宾定主，教人认症之意。是则仲景原著，实论伤寒，从宗族死亡最多处证之，从著书体裁上证之，皆为不诬。至于六经分王六气，亦仍包入伤寒内说，此为仲景撰用《素问》“法天之纪”之精义。其六经提纲，不尽与《素问·热病论》同。而法天之纪，传经次第，则无不同。此为象数名理之学，非沉潜于《素问》有年，而又旁通诸经百子之学者不能喻。然而吾不可不说，何谓法天之纪？盖天道无时不变，地球与太阳相吸摄，而成运行，是活动的。以一年论之，冬可以变而为春、为夏、为秋；以一日论之，昼可以变而为夕、为夜、为朝。黄帝岐伯之意，谓天道有此变动，则病体亦有此变动。是以太阳之寒，可以变为阳明之燥，可以变为少阳之火，可以变为太阴之湿，可以变为少阴之热，可以变为厥阴之风。一日太阳，二日阳明，三日少阳，是揆合一日中气候变动意思；四日太阴，五日少阴，六日厥阴，是揆合一夜中气候变动意思。日与夜相通，夜与日相通，故六经可以相传。阳不通阴则死，阴不通阳亦死。故阳明少阳厥阴，三经皆多死症，谓其不能如天道昼夜之环转，六气之循流也。其次六经之中，各有标本中见之气，亦为阴阳之会通。故病传亦有从标本中见而传变者，不必拘于日夜气候之层次。此须通观其大意而后有得，不能为枝节穿凿之谈。伤寒所以有六经之传变者，即法天之纪也，仍是言伤寒也。非分言六淫之书也。非《难经》所言“伤寒有五”之语，所能混淆也。又非《素问》“热病者，皆伤寒之类”一类字，所能藉口而比例也。且《素问·热病论》亦系言伤寒，经文中有“人人伤于寒也，其两感于寒者，其不两感于寒者”诸语，可证不能以有类字，即以伤寒为外感普通之名词。经文篇末有“病伤寒而成温者，先夏至日为病温，后夏至日为病暑”，温暑皆会发热，与篇首“伤寒之类”

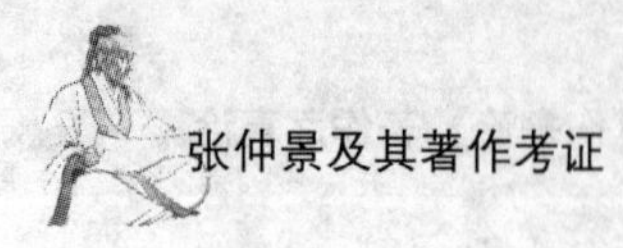

也类字，遥遥相应。是伤寒与温暑不同，经文首尾已皆抉出，而本篇全数皆论伤寒。仲景《太阳篇》有温病、风病，证之《素问·热病篇》，皆明是陪笔，是宾不是主。《难经》虽有“伤寒有五”之语，竟以伤寒为普通六淫之名词，或其时风气名称如此。不必尽与经合，毋庸为之纠缠，千载葛藤，一刀两断。至后人用伤寒方以治六淫，方与症合，温凉寒热，各适其用，未尝不可。盖论中固有寒热温凉各种方剂，供人选用。又推演之于如陈修园等所云“能治伤寒即能治万病”，亦未尝不可。盖论中固有表里阴阳虚实补先后缓急诸法，尽可脱胎效法，更推尊之以为医圣，皆无乎不可。圣则无所不能，此《伤寒论》之沾溉实众，皆由于此。要之仲景原旨，只是论伤寒耳，而后人之推演崇拜，百用百效，万用万灵，自当另论。譬犹亚细亚美孚等公司之土油罐，本来盛土油，乃有人亦用以为担水桶，为茶罐，为糖罐，为米瓮，亦莫不适用之。要之各该公司制罐，实盛土油。而诸人之引用善变，茶水糖米，无所不可盛，是固由罐质之好，原所不禁。若曰各该公司制罐，并为茶水糖米而设，则未必也。《伤寒论》被人认为统治六淫之书，统治万病之书，颇似此等公司一土油罐。吾述至此，不禁一笑。然吾自写吾识，人之赞许与否，固不敢必，亦不计也。

读《伤寒论》原书评议

李耀常

汉张仲景《伤寒论》，为中医内科学之一大标准也。其原书分十卷，系宋治平高保衡、孙奇、林亿等奉敕校定，题曰“汉张仲景述，晋王叔和撰次”。可知述者已有渊源，非撰次者所能擅易。故宋本较定序，称“自仲景于今，八百余年，惟王叔和能学之”。考原书，如大柴胡汤方下云：“一方加大黄二两，若不加，恐不为大柴胡汤”，“蜜煎方”，“谓疑非仲景意”，“已试甚效”之类，又可知叔和撰次成帙，当时必人有全书，断不敢妄为增减，语意甚明，凿凿有据。至林亿等，或时于汤方下谨加按语，亦不敢僭易一字，以存古说。前贤校定之功，可谓慎矣。原书粹然古经，灏灏噩噩，并无笺注。迄金成无已作注解，严器之为之序，亦曰“仲景之书，迄今千有余年，不坠于地者，得王氏阐明之力”。迨明万历时赵开美，刻仲景全书，实遵成本。既刻已，复得宋版《伤寒论》，乃曰“得是书，不啻拱璧”，因复补增宋本为眉批旁注。是《伤寒论》原书之可宝可贵如此。乃至明万历中，方有执著《伤寒论条辨》，谓“王叔和妄为伪例”，竟削《伤寒例》焉，而置《平脉》、《辨脉》于第十三卷之后。由是喻嘉言、程郊倩辈，又从而附和之，至柯韵伯更以意为更改焉。于是《伤寒论》原书，几于不可复识矣。不知《伤寒例》，具载于《千

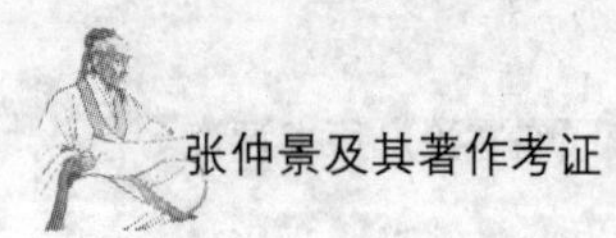

金要方》卷第九，《伤寒论》并伤寒宜忌，备载于《千金翼方》卷第九、第十。至唐王焘《外台秘要》第一卷，引诸论伤寒者八家，自《阴阳大论》起，至“此则时行之气也”止。林亿等注明谓仲景，及《巢氏病源》，陈延之《小品》，孙思邈《千金方》并同，以下接王叔和曰。则是叔和之言，古书班班可考。故近人陆懋修《论王叔和伤寒序例》谓“叔和一代名医，去古未远，其学当有所受。其《序例》一篇，自晋迄宋，绝无异议。《序例》之存亡，大有关于《伤寒论》之兴替。方、喻和诸家，未见原文，以为《伤寒论》坏自叔和，目为叔和伪例，尽可痛诋。却不知出诸仲景者，尚有《千金》、《外台》、《病源》、《小品》，皆可取证”。且不特此也，考宋淳熙中郭雍著《伤寒补亡论》卷第一，有伤寒名例十问于《伤寒例》，皆叙明王叔和述仲景之言云云。以郭雍之贤，理学名家，穷经探索，可决其必无杜撰之理。可知研究内科学者，当以《伤寒论》原书为标准也，可断言矣。然而宋本《伤寒论》原书，苦无注释，原难学步。惟成氏本，王肯堂特收入《医统正脉》中，窃以为研究《伤寒论》者，当仿赵氏以原书增补成本之缺，删去成本运气加临图说，免为近世科学家所訾议，然后采集诸名家笺注，为之折中。如方、喻、程、柯诸家，其注书皆大有可采，惟必俾学者得读原书，庶有可疑者，而后可以阙疑，斯无可疑者，而后可以笃信。夫仲景原书，自汉迄晋，屡经兵燹，王叔和得之搜采之余，又安保其一无遗失错漏者？郭白云所以有《伤寒补亡》之作，黄璧山所以有《伤寒辨证》之编也，故许叔和曰：“读仲景论，不能博通诸医说，以发明其奥旨，专守一书者，吾未见

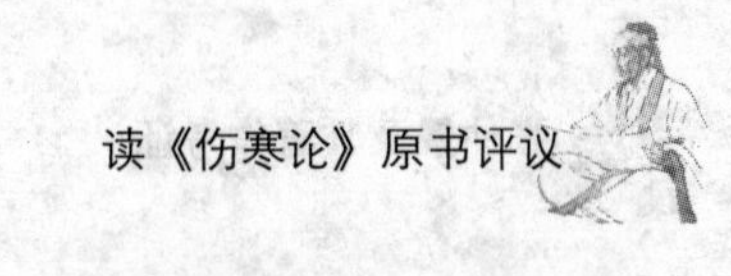

其能通。”其论最的。然沈芊绿又谓：“读《伤寒》书，家自为说，不胜驳杂。欲学者如是以为业，恐白首不知所据。”由二子之言而定之，则学者又当博而知要，乃得指归。今约选《伤寒论》注十家，其议论得以从源溯流，其注解可以参观合勘者，大略陈之。金成无己《伤寒论注》，明万历方有执《伤寒论条辨》，清顺治喻嘉言《尚论篇》，康熙程应旄《伤寒论后条辨》、张隐庵《伤寒论集注》、张令韶《伤寒论直解》，乾隆柯韵伯《伤寒论注论翼》、舒驰远《伤寒集注》，嘉庆尤在泾《伤寒贯珠集》，光绪唐容川《伤寒论浅注补正》。诸家别具才思，各摅心得，以饷来哲。虽其中互有瑕疵，而见智见仁，皆有以阐发南阳之奥旨。学者果博观而约取之，本不致纷而难纪矣。若犹恐注释之未周也，而又欲便于博览，免致头绪纷繁。则更有集诸家之说，汇成一书者。明万历王肯堂《伤寒证治准绳》，清乾隆《医宗金鉴·订正伤寒论注》、沈金鳌《伤寒论纲目》、东都元廉夫《伤寒论辑义》，清同治黄宝臣《伤寒辨证集解》，光绪汪莲石《伤寒论汇注精华》，悉皆荟萃众说，不为一家之言所囿，足令阅者易于检校，启发心思。惟学者必以原经为众说郛，乃不致淆乱于群言，而折中一是。盖仲景论，除王叔和编次外，更无所谓原书矣。故张令韶继张隐庵《集注》之后，而著《伤寒论直解》，谓其章节井井，前后照应，血脉流通，无有遗漏，仍列《辨脉》、《平脉》为首，正所以存先脉后证之提纲也。近人井研廖平著《伤寒古本考》，谓明清以下，各本变易我本，更误中又误，不可究诘。笑方、喻诸家伤寒本，佚去头部，遂成为刑天氏之无首，为刑天伤寒。以乳为目，以脐为口，左手执干，右

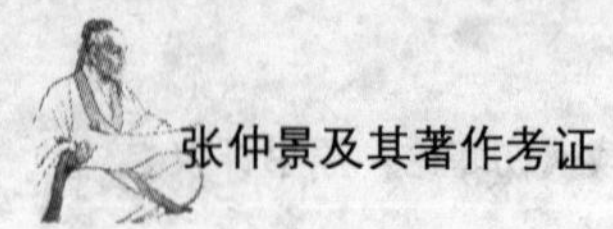

手执戚而舞，不自知其七窍不具也。且欲据《千金》而补之，其说虽过于泥古，而其论实可为乱编《伤寒论》者，当头棒喝矣。《语》曰“温故而知新”，可知读《伤寒论》者，仍当读王叔和所编次，以为标准。其庶为原原本本之学也乎。

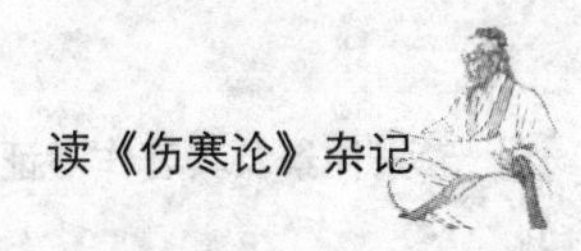

读《伤寒论》杂记

周学海

三阴三阳者，阳经为阳，阴经为阴，此以外言之也；五脏为阴，六腑为阳，此以内言之也。在外也，又以寒伤营，在脉中者为阴；风伤卫，在脉外者为阳。在内者，六腑又以胃为阳，大肠为阴，膀胱为阳，小肠为阴，胆为更阴也；五脏又以肺为阳，心脾为阴，肝肾为至阴也。《内经》以脾为至阴。

三阳亦有里证，三阴亦有表证。在表者，无论阴阳，多在足经见证。在里，则手足俱有矣。阳明承气攻大肠非攻胃也，岂有燥屎而在胃耶？太阳抵当攻小肠非攻膀胱也。膀胱果有蓄血，当如血淋，而小便不利矣，何得小便利而反大便黑耶？且其证兼见昏昧谵妄如狂者，心证也。心与小肠脉络相通，故气相通也。

陶节庵谓伤寒至沉脉，始分阴阳。意谓邪在三阳之经者，脉皆浮也。至脉沉，则有三阳之里，与三虚之经矣。然浮而无力无神，乃阴虚之极，比邪陷于里，以致里实者，更属危险。张景岳重论此义，最为有功，正不得谓阴脉皆沉而浮必无阴也。

三阴皆有吐利四肢逆冷证。盖邪入三阴，非遽入脏也。必先动于腑，寒邪在腑，故变见诸证。若动脏，即死矣。

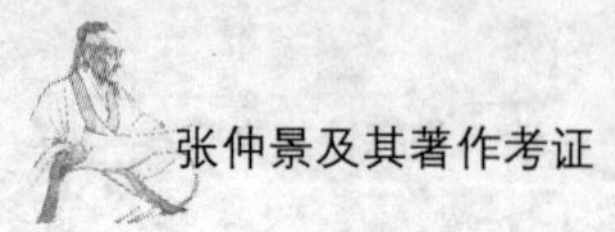

《灵枢》曰："邪中于阴，则溜于腑。"是也。且吐属胃利属大肠，四肢属脾，故邪入三阴，最重脾胃。脾胃不败邪虽入里，易治也。

胆为清净之腑，无出无入，故禁三法。然所谓足少阳证者，即其经也。经气岂无出入耶？若入里，则不必在胆，而在三焦矣。三焦属气，虽不似抵当承气之有形可攻，而升降调气之法，于胆犹远，于三焦最切。故大柴胡亦加入攻药者，为三焦设也。故丹溪《脉因证治》谓："少阳禁三法，亦宜三法。"

三阴下利，与阳明之燥实对看。三阴大便寒实，即为阴结；三阳下利，即为协热。然则岂无寒利耶？曰：寒利即三阴也。

外淫有六，而仲景以伤寒名论。方中行、张隐庵必以三阴三阳属于六气，大谬。谓讲明此书之理，即通于治六气，则可耳。然自古及今，未见有此通人也。

伤寒邪在表，则分六经，入里则亦分三焦。吴鞠通谓温病分三焦，伤寒亦何独不分三焦？是矣，而不言在表在里，语欠分晓。

少阴一经，赅左右肾，为水火同居。寒脉与水合气，而火为所抑，故脉沉细，但欲寐。阳抑而不得伸也，火抑而又当欲伸，故当有心烦欲吐之象也。或曰：少阴入里，即通于心，其心烦者，非即心证耶？不知寒邪果入心，必至昏迷不寐矣，何得尚有烦也！其心烦者乃下元真火为寒邪所抑，不得抒发，但能一线直上，以扰包络之气也。

心不受邪，惟少阴一经不入，手以手厥阴心包络代之。

包络者，心之外宫城也。妇人热入血室之证，即男子热入心包之证，验之屡矣。仲景于热入血室，治以小柴胡。叶天士于此证，独忌柴胡，非无见也。徐灵胎讥之，未免孟浪。细思此证，与小柴胡何涉？仲景此方，盖治少阳之热感于心包者。热入心包，身静不欲动，神昏诂语。其邪气实者，亦或躁扰如狂，皆热证也。何以无寒入心包络证也？盖心包虽代心君受邪，究为纯火之脏，与神明之主，只隔一间。若寒水贼邪上犯，必是火衰神去，其窜入心脏，至人于死，顷刻间事。故中寒伤心之证，其死极速，不及施救。伤寒之邪，不及中寒之猛，不得遽入心包，必待化热而后熏蒸渐渍，同气相召矣。故有热入血室，无寒入血室；有热入心包，无寒入心包也。非无也，有之则死。如吐利、恶寒、身蜷、四逆、烦躁，即心阳之渐熄也，而况其卒中者耶。

大便闭结，亦有潮热谵语、神昏不识人之证，全与热犯心包无异者，以其皆是热在血分也，当以脉辨之。心包热者，左寸脉必缓而滑；大便开者，右尺脉必郁而实也。又少阴病，咳而下利，谵语者，以火劫汗故也，小便必难。又伤寒脉浮，以火劫汗，惊狂，起卧不安者，救逆汤主之。此二者，皆强汗亡阳之证。汗为心液，心液虚，不能养神故也。大抵谵语总属于心神迷乱之所致。但有邪气正在包络者，有邪气感动包络者，邪之虚实不同，病之微甚有别。即如肝乘脾，腹满谵语，寸口脉沉而紧，名曰纵。刺期门，亦以邪气有与心相感者。

伤寒传经，有此经之邪，延及彼经者；有前经之邪，移及后经者。合病、并病，皆邪气实至于其经也。更有邪在此

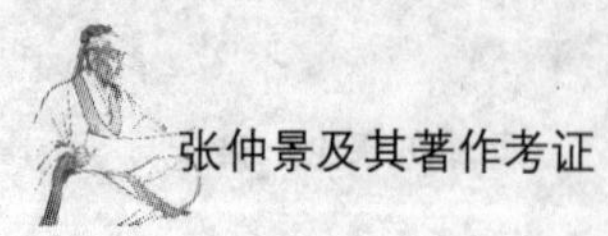

经，而兼见彼经之证者；邪在阳经，而兼见阴经之证者。邪气未入，证何由见？盖人身经络相通，一气相感，虽有界畔，终难划分。如少阳病，脉浮大，上关上，但欲眠睡，合目则汗，此少阳心证也。心气不任少阳之疏泄而然也。此气之所感，非邪由少阳已心也。他经此类甚多。气相感者，大抵寒从寒，热从热。寒多感于肺肾，热多感于心肝，所谓同气相求也。其与传经证候，虚实微甚之间，自有辨别。有先感而邪因传之者，有先感而邪亦终不传之者。前人于传经之说，刺刺不休，皆未发明及此，岂以浅不足道耶？王勋臣极诋分经之谬，是又但知气之相感，而未知有形之邪气，固各有界畔也。

《伤寒》、《金匮》中，每为死证立方，此义最可思。

伤寒有证异而治同：如自利不渴属太阴，自利而渴属少阴，皆用四逆温之。有证同而治异：如阳明自利腹痛者，此内实也，宜下之，太阴为病，下之则胸下结硬矣。究竟同者，必有其所以同。少阴渴而用四逆者，以其小便色白，下焦虚寒，太阴不渴，亦以其脏寒也。异者必有所以异。腹痛宜下不宜下，一能食，一不能食也。读书须从此等处，用心参校，自有领悟。然必先逐条熟读，方可如此。否则抛荒本义，彼此错综，徒乱人意。

尝读《至真要论》。所谓胜至，胜气屈伏而未发也。因思凡治胜气，必宜顾忌复气，不可太过，反助伏气为患也。不然，复已而胜，宁有止期耶。伤寒诸方，有寒热合用，咸辛酸苦并投者。虽曰对证施治，亦未始非顾虑复气之微意也。六经复气，少阳厥阴二经最甚，《内经》所谓“火经热也”。又曰：“木发无时，水随火也。汗则伤阳，阴盛者寒起矣；下则伤阴，阳盛者热生矣。且或汗之而阳愈炽，下之而阴愈深，以汗药多热，下药多寒也。大法如火胜，治以咸，必佐以甘酸。咸者正治，甘为子气，导其去路。所谓泄之酸，为母气护其根基，防本气受制之太过也。火之复为水，甘以制水，而酸又泄水矣。故火淫所胜，以酸复之。”王注云：“不复其气，则淫气空烈，招其损矣。”厥旨精微，读《伤寒》者，必须透此。

治病必求其本。所谓本者，有万病之公本，有各病之专本。治病者当求各病专本，而对治之，方称精切。薛立斋一流，专讲真水真火，特治公本者耳。《伤寒》、《金匮》乃真能见病治病，故药味增损，确切不移。读者每于一方药味，须一一从本证来源去路，本经虚实子母，本气标本胜复上，委曲搜求。确有见地，如自己出，他日自能独出手眼，无俟扶墙摸壁，岂非快事。

凡读成方，须先揣摩方前所列之证，再看方中药味主对。如有不协于心，尽可拟改旁注，以俟异日考正。《伤寒》、《金匮》中，有许多今人不能遵用之方。向来注者，皆循例解说，甚或穿凿，深求反浅。惟舒驰远能不讳所疑，然不自任不知，而必诋古人传误，未免讪上。

实则谵语，虚则郑声。然谵语亦有虚实。实者，阳明腑实证，协热下利证，热入血室证，太阳蓄血证。虚者，如过汗亡阳，过下亡阴。《内经·评热论》所谓“汗不衰”，狂言失志者皆是。乃五脏之津液干枯，脏体燥热，神无所养也。经曰：“津液相成，神乃自生。”津虚故神愦也。郑声者，邪

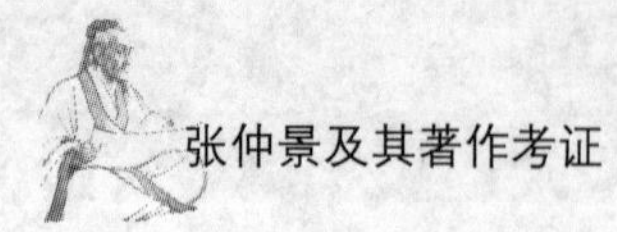

声也。旧解谓郑重也，尾声重浊。此实也，非虚也。凡气虚者，发语之始，其声如常，及其中末，气有不续，声忽转变如他人语，不似其人平日之本声，故曰邪也。

六经篇首，皆列中风脉证一条，是借以衬明伤寒之脉证也。盖中风闲有不挟寒者，而伤者则必因于风。风力挟寒伤人，极重者为中寒，次为伤寒，轻即中风也。可见六经有中风表证，即皆有伤寒表证。陶节庵直中之说，讵为杜撰。况《内经》更有“中阳溜经，中阴溜腑”之明文耶。但风寒初伤在经络，虽属于阴，在病气仍属于表，其治法总不外温散。太阳篇中六经初伤之证俱在，可按而考也。

伤寒一病，初起冬同于中风，死证多类于中寒。

《伤寒》一部书，只有寒死证，无邪死证。白虎承气，本非死证也，若温病，则反是矣。

反字有数解：不应也，卻也，复也。如“弱反在关，濡反在巅”，只是语助，俗言卻也。“当不能食，而反能食”，乃不应也。“始得之，反发热，脉沈者，麻辛附子汤”，谓既始得之，复有发热表证，虽脉沉，亦宜汗法也。读者当随文生义，勿执一而例百。

《伤寒》全论外感，《金匮》亦有外证，不见一方用羌活者，何也？即风湿，亦只用麻黄、薏苡、附子、白术、黄芪、防己。诸家皆言六经每篇有提纲，其后凡浑言某经病者，即某经提纲所列诸证也。然“太阴病，脉浮者，可发汗，宜桂枝汤”，若果“腹满而吐，食不下，自利益甚，时腹自痛”，纯属阴寒内证，可仅据脉浮而用汗耶？此等更须参详，读书不可执一而例百也。

寒极反热，热极反寒。此化气也，真假勿淆，前人辨之矣。至于所以反热反寒之故，迄无发明。若谓寒邪在内，而逼人身之热气于外，似于寒极反热之义，未甚切矣。窃思寒极反热者，若果外见面赤唇红，尚是真阳外越，仅可谓之假热。惟外无热象，而燥渴索饮，漱水不咽，小涩大秘，时下微溏，此乃阴寒内结，微阳欲熄，不能运化津液，以潮于经络腑脏，所谓水冷成冰之寒燥也，此真反热者矣。热极反寒者，若因腠理开泄，卫阳不固，尚是正气内怯，仅可谓之假寒。惟热邪涌盛，奔逸于经络脏腑之中，内外津液，全为灼干，气管全为槁涩，热邪奔迫不利。如人之疾趋而蹶者，壅积而不得四达，此真反寒者矣。前人于此等治法，每以回阳泄热，约略立言。殊不知治假热者，引火归元；治反热者，温化津液，岂可同耶？治假寒者，生津益气；治反寒者，生津泄气，岂可同耶？假寒假热为虚气之游行，犹有此二气也。反寒反热，为虚象之疑似。其寒也，正其热之极；其热也，正其寒之极也。

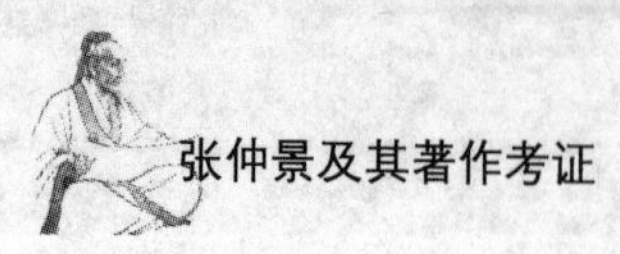

与友条论读《伤寒论》法

周学海

伤寒非奇病也，《伤寒论》非奇书也，仲景据其所见，笔之于书。非既有此书，而天下之人，依书而病也。其三阴三阳转变之处，前人往往词涉硬派。一似暗有鬼物，指使邪气，如何传法，并不得如何传法。读者须消去此等臆见，每读一段，即设一病者于此，以揣其病机治法，而后借证于书，不得专在文字上安排。

第一须辨伤寒为何等病。此四时皆有之病也，但三时多有挟温、挟湿、挟燥、挟风之异，其气不专于寒。其肤腠疏松，初伤即兼二三经，再传而六经已偏。惟冬时腠理固密，寒邪必先伤皮肤，以渐深入。故谓三时伤寒治法不同则可，谓三时无伤寒则不可。仲景是专论冬时伤寒，惟即病于冬，与迟病于春，中多相间错出，未曾分析。其迟病于春者，亦系专指寒病，未及化热者。与《内经》“冬伤于寒，春必病温”之旨不同（前释发阴发阳篇可参看。伏气二字，本不必过于深求。今日感寒，今日即病，固即病也。上月感寒，下月始病，亦常有之事。谓之伏气可也，谓之即病可也。岂得一言伏气，便有许多奇怪）。

第二须辨论中寒热二字。为何等气？寒者，天地之邪气也；热也，人身之正气也，为寒邪所束，不得宣发，郁结而成。与寒邪是两气，非寒能化热也，与温热病伤于天地之热邪者不同。寒邪既散，即当阳气伸而热解。其有不解者，正气久困，经脉凝滞，不能自运，抑或误治使然。

第三须将传字看得活。非邪气有脚能自初中转变，步伐正齐也。病证变见何象，即为邪伤何经。如少阳主行津液，津液灼干，即少阳证；阳明主运渣滓，渣滓燥结，即阳明证。读者须思何以头痛呕吐，晕眩胁胀？何以大便秘结，潮热自汗？不得诨之曰，邪入少阳故尔也，邪入阳明故尔也。当在气化上推，推求不得专在部位上拘泥。

第四须辨初伤。有三阳，有两感，有直中。太阳行身之后，而主表，其时阳明少阳，决无不伤。《内经》曰："中于顶则下太阳，中于面则下阳明，中于颊则下少阳，中于阳则溜于经，中于阴则溜于腑。"即仲景所叙"太阳中风……鼻鸣干呕"，岂专太阳？但邪在大表，治法不外麻、桂、葛根，故不必多立名色。两感直中，皆因其人阳气之虚或邪气之猛也。太阳少阴，阳明太阴，皆有两感。少阳厥阴，两感殊少，直中亦然。少厥两感，即阳气蔑矣。直中与两感不同者，两感是一阴一阳同病，其邪相等；直中是邪甚于阴也，其阳亦断无不伤，但阴分之病，较两感为急。

第五须识伤营伤卫，不能判然两途。仲景"风则伤卫"、"寒则伤营"，只略叙于麻黄证中，不过分析风寒所伤之偏重如此，其意侧重在寒，是串说，非平说。况夫中风脉缓自汗，汗即营也，营液外泄，桂枝汤是充助营气之剂。伤寒脉紧无汗，是卫气为寒所拘，麻黄轻迅，是过营透卫以开表，其力正注于卫。何得谓风伤卫，不伤营，寒伤营，不伤卫？

更何得以此劈分两大纲？按冬月腠理闭密，寒邪以渐而深。初伤皮肤，只在气分，此时发之，不必得汗，其邪自散。次伤肌肉，乃在津液，邪与汗俱，汗出邪退。次伤经脉，乃入血分，既入经脉，则或窜筋骨，或溃三焦而据脏腑；亦有已及筋，而仍未入经脉之中者，故三阴亦有表证可汗也。既入经脉，必连脏腑，非可专恃汗法矣。其未入经脉时，所称太阳病、阳明病、少阳病及三阴病者，只是三阳三阴之部，非经也。

第六须辨寒热传化之机。初伤固总是寒，日久有寒邪内陷者，是其人本内寒也；有寒去热不解者，是其人阴不足也。寒邪内陷必下利，即所谓阴传太阴也，其实即阳明之下陷耳。继即少阳之气陷，继即少阴之气陷，至厥阴肝气亦陷。无复生机矣，始终总不离乎下利。若利早止于厥阴未陷之前，即不得死；止于厥阴已陷之后，息高时冒，阴气竭矣。热气不解必秘结，必自汗，即所谓阳传阳明也。此时太阴之津液，必已亏矣，治之失治，而少阴之精又亏，厥阴之血又亏，始终总不离乎秘结。非邪至阳明，即无腹传也，总不离乎阳明耳。

第七须识伤寒温病始异终同之说，不可执也。此只说得热传阳明一边，其寒传太阴，迥乎不同。伤寒有寒死证无热死证。阳明内实，非死证也。其有死者，皆由误治，若温热病，则有自然一成不变之热死证。

第八须识合病并病之中，有真假之不同。前并分别合病阳病，语多牵强。当是两阳同感，谓之合病。由此连彼，谓之并病。更有邪气未及彼经，而彼经为之扰动者，其见证必

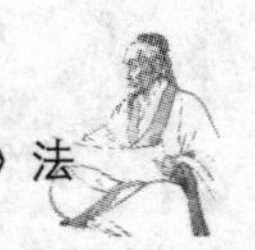

有实虚之不同。如素胃寒者，一伤于寒，即口淡，即便滑。素阴虚者，一伤于寒，热气内菀，即喘咳，即口渴。岂真邪传阳明太阴耶？但散其寒，诸证即瘳，亦有略须兼顾者。必其内虚之甚，预杜邪气内陷之路也。

第九须求寒热气化之真际。六经传次，本不必依仲景篇次也。无如前人越经传表传里等语，说得过泥，并未靠定各经，切发其所以然。如少阳主经脉之津液，经脉灼干，即见少阳证；太阴主肠胃之津液，肠胃灼干，即见太阴证；阳明主肠胃之渣滓，渣滓燥结，即见阳明证；厥阴主筋膜之津液，筋膜枯索，即见厥阴证；少阴主下焦之气化津液，津竭气散，即见少阴证。此从热化也。从寒化者，阳气不足而下泄，寒水淫溢而上逆。总是何脏受伤，即何经见证。

第十寒化热化，各视本体之阴阳虚实。此语浅而极真。论中误汗后，有为内寒者，有为内热者；误下后，亦有内寒者，有内热者。若执过汗亡阳，过下亡阴一例，便不可通。故读者以随文生义为贵，夫六经乘虚而传，寒热随偏而化也。

第十一须知表里之说。有形层之表里，有经络之表里，有脏腑之表里，有气化之表里。形层即前所指皮肤肌肉筋骨，所谓部分也。邪在三阴之部，里而仍表，仍宜汗解；邪入三阳之经，表而已里，只有清化，即和解也。少阳半表半里，亦有数解：以部位言，则外在经络，而内连三焦也；以气化言，则表寒未清，而里热已盛也。总是气化燥结之象。

第十二须知手经足经，并无分别。足经部位大，邪气在表，尚在经脉之外，其气是一大片，故见足经证。邪入经脉

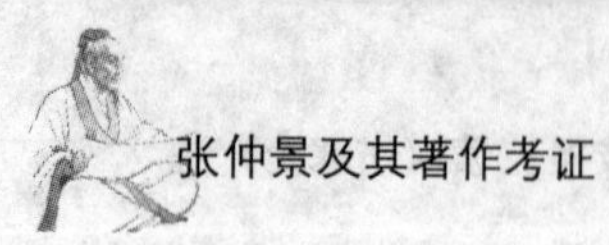

之中，反多见手经证矣。大抵足经证见者，多在躯壳之外；手经证见者，多关脏腑之中。足证有在经者，手证绝少在经也。经者，身形之事也。脏腑者，神明气化之事也。

第十三须知三阴三阳，只是经络表里之雅名，于脏腑气血之阴阳，不相涉也。若谓邪入三阳，即为伤阳；邪入三阴，即为伤阴，则差矣。《内经》心为太阳，肝为少阳，肺为少阴，肾为太阴，脾与六腑为至阴。此以气血清浊言之，今人已不讲。其实各经，各脏各腑之中，各有阴阳。此说甚长，细读《内经》，自能辨之。

第十四读书须知阙疑。论中叙证，有极简者，有极繁者，有方证不合者，有上下文义不贯者。一经设身处境，实在难以遵行，安知非错简脱简耶？不必枉费心机，以俟将来之阅历。即如“少阳阳明合病，自下利者，黄芩汤”，“太阳误下利不止者，此协热利也，承气汤。”此必内有伏热，三焦阳胃，秽气郁浊，颇似温病之发于伏邪者。于伤寒自利，及误下而利者，殊不合格。又太阳误下结胸，正宜兼开兼降，以宣内陷之阳，而开邪气之结。乃反用甘遂巴豆以重泄之，是以一误为不足而又益之也。又“太阳阳明合病，自利者，葛根汤。不下利，但呕者，葛根汤加半夏”。既不下利，何以仍用原方？是原方只治合病，并非治下利也。前文何必特署下利字样？此类宜详思之。前人只说三阳合病皆有下利，绝不说合病所以下利之故，此之谓半截学问。总之，读《伤寒论》，只当涵泳白文，注家无虑数十。以予所见二十余种，皆不免穿凿附会，似言新奇，莫能见之行事。鄙见只当分作四层：曰伤寒初起本证治法；曰伤寒初起兼证治法；曰

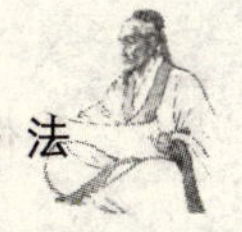

伤寒日久化寒，并误治化寒证治；曰伤寒日久化热，并误治化热证治，其霍乱、风湿、食复、劳复，以杂证附之。再参之陶节庵书，及各家温热书，互相考证，庶读书有条理，而临诊亦可有径途矣。盖经脉部位与夫形层表里浅深之事，固不可不讲而究不可过执也，著力仍在气化上。此书在唐以前，已非一本，其章节离合，本无深意，读者只应各就本文思量，不必牵扯上下文，积久自能融会贯通。

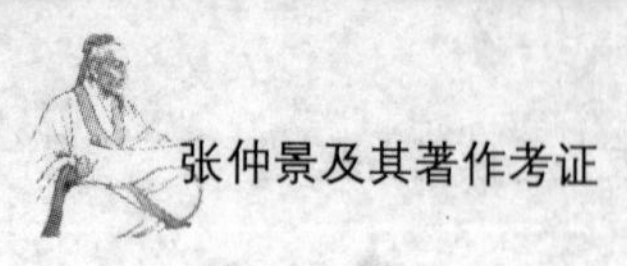

读《伤寒论》心法

胡慎庵

一　六经即太阳、阳明、少阳、太阴、少阴、厥阴。

二　六气即寒水、燥金、相火、湿土、君火、风木。人身不外六经，百病不外六气。

三　伤寒六经，专重气化。气化即寒水、燥金、相火、湿土、君火、风木。

四　六气为本，六经为标。

五　仲景《伤寒论》，最重六经气化，旨出《内经》，不分手足，言手而足在中，言足而手在其内。后贤谓传足不传手，谬矣。

六　六经有标，有本，有中气，有气化，有从标者，有从本者，有从中者，有从气化者，亦有不从气化者，细读全论自知。

七　六经皆有经症，皆有腑症。在经宜汗，在腑宜下。此仲景遵《内经》"中阳溜经，中阴溜腑"之义也。

八　《伤寒论》原文，凡冠以某经病者，指即病之中风、伤寒也。但冠以伤寒二字，则温病、热病、湿病也，称合病者亦温、热、湿之病也，读者最宜留意。

九　五种伤寒者，指五种伤寒论而言也。有即病之伤寒，有不即病之伤寒。即病之伤寒，是冬月正伤寒、中风二症也；不即病之伤寒，是冬伤于寒，至春为温，至夏为暑等病也。故无论温、暑、湿，《内经》统名伤寒。观“凡热病者，皆伤寒之类也”一节可知。陆氏谓仲景《伤寒论》为五种伤寒论，其言直辟千古疑团，其功大矣。

十　伤寒传遍六经，乃经气，非病也。六经提纲，专主气化。如寒水、燥金、相火、湿土、君火、风木，所以分经者如此。

十一　凡看一切外感，如伤寒、温病之类，先要看症在六经中何经，下手始有准的。吴鞠通主以三焦，是臆说也。如恶寒、头痛、身热、无汗、脉紧、脉弦，此太阳经之症也。太阳气化寒水，或从标，或从本，太阳本寒而标热。六经以气化为重，太阳主开，所以用麻黄汤散寒水之气，而合太阳主开之旨，使邪从汗解，则不致传入他经而生变。岂似后人率以荆、防、羌独，妄汗妄发哉？太阳主开，或从标，或从本。气化为寒水，三端为治太阳之三要。其他五经，大率类此。实系太阳经证毕见，虽值酷暑，亦主温散。纵是温病，起初岂离太阳主开之旨。

十二　太阳经有汗法，麻、桂二汤是也。

十三　太阳经有下法，桃仁承气、抵当汤丸是也。

十四　太阳经有调和胃气微下法，调胃承气汤是也。

十五　汗法为邪在经而设，下法为邪入腑而设。

十六　太阳病不解，不解则太阳不开，太阳标热由经入腑。膀胱为多气多血之海，热入则血与热结，下之则太阳开，热入与血相结，则入太阳之腑。太阳之腑膀胱也，膀胱有热，则气被阻，无以化汗而出。治之必先自导瘀，瘀去则

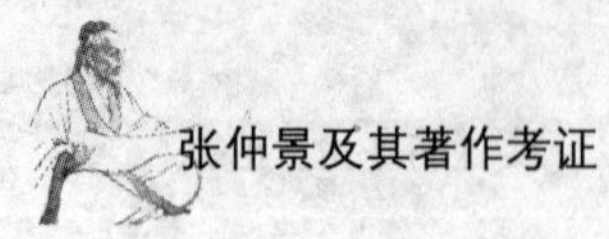

太阳之气自开。是以仲景用桃仁承气、抵当汤丸以攻之，攻其瘀，即所以开太阳。

十七　太阳病不解，热人与水相结，亦入太阳之腑，腑即膀胱也。膀胱为多气多血之海，为人身之水腑，藏水是其专职。故太阳病不解，其标热由经而入太阳之腑，往往弗与热结，即与水结。与水相结，必有渴欲饮水，水入则吐，小便不利，水逆等证。仲景用五苓散，多服暖水者，取其有导水泄热之功。膀胱之水一去，膀胱之气自开，太阳主开，此其征验。

十八　太阳病误下成结胸，仲景用大小陷胸汤丸诸方出入，此是救误法。用三泻心汤治痞满，亦是救误法。总之六经有太阳恶寒表证在，切戒攻下，仍宜解表，断不可拘执日数，表解乃可治里。何谓表证？恶寒是也。恶寒为太阳寒水之气，六经专重气化。凡一切外感，即病之伤寒，与不即病之伤寒，皆如是观。若有一分恶寒，全为表邪未尽，今人必以发热、头疼、身痛、肢酸，为有表邪，是未读仲景书之过。

十九　“太阳病发汗，遂漏不止，其人恶风（恶风与恶寒不同，又在汗后，其为表阳虚无疑），小便难，四肢微急，难以屈伸，用桂枝加附子汤。”是太阳回阳救表法，此因发汗太多，有亡阳之变。现证皆阳虚象，故用附子扶阳，而救表则仍以桂枝也。

二十　太阳病发汗，汗出不澈，或不汗出，以致太阳寒水之气不去，郁于心下，“发热而咳，或咳而微喘，或干呕发热而咳，或渴，或噫，或利，或少腹满，或小便不利”，种种见证，皆不外表未解，心下有水气。仲景用小青龙汤，是行水涤饮，发表之法也。大青龙汤则又是发汗除烦之法矣。然大青龙汤较麻黄汤峻甚，为发汗第一方，麻黄汤之麻黄，不及大青龙麻黄之半。仲景何不举大青龙为太阳篇之首方？不知大青龙专为汗不出而生烦者设，除烦必用石膏。若但不汗而无烦躁，则不用石膏。不用石膏，即不用大青龙，而用麻黄汤矣。麻黄汤为表实无汗而不烦者设，虽同一发汗，而用治悬殊，学者其明辨之。

二十一　太阳病服桂枝汤后，大汗出，脉转洪大，白虎汤清之。此太阳转阳明，阳明气化燥金，故用白虎辛凉重剂清肃之，此太阳经之清法。

二十二　病发热头痛脉沉，若不差，身体疼痛，当救其里，用四逆汤。此太阳经病因里气虚寒，故脉沉身疼，四逆汤为太阳救里温中法。

二十三　“伤寒二三日，心中悸而烦者”，此因正不足而邪欲入内，中气不能自立，用小建中汤，是温养中气以达表邪法。

二十四　“伤寒脉结代，心动悸，炙甘草汤主之。”此因邪气阻滞，而营卫涩少，神气不振，而都城震惊。仲景以证见如此，虚象虽有邪气，然亦不用攻邪之法。方中营卫双调，冀其营为得充，脉复神完，而后从而取之，则无有不愈者矣。此又扩小建中之制，是阴阳并调之法。今人治病，不问虚实，概与攻发，岂知真气不立，病虽去亦必不生，况病未必去耶！

二十五　“太阳病发汗，汗出不解，其人仍发热，心下悸，头眩，身瞤动，振振欲擗地者，真武汤主之。”此因发汗过多，不解太阳之邪，而反动少阴之水气，是以悸眩瞤动诸水证并作。用真武汤，是镇水扶阳法。

二十六　“太阳中风，下利呕逆，表解者乃可攻之。其人漐漐发出，发作有时，头痛，心下痞硬满，引胁下痛，干呕短气，汗出不恶寒者，此表解里未和也，宜十枣汤。”此外中风寒，内有悬饮之证，用十枣汤，是下气逐饮法。

二十七　“发汗后，身疼痛，脉沉迟”，此虽有身疼脉迟之表，而不能汗，仲景用桂枝加芍药生姜人参新加汤。既能益不足之血，而又可散未尽之邪。是汗下后，血气虚衰之治法。

二十八　“发汗过多，其人叉手自冒心，心下悸欲得按者”，用桂枝甘草汤，是生阳化气法。盖发汗过多，有动肾中之阳者，有动心中之阳者。救肾阳必用辛热，如四逆、附子、白通、真武之类。救心阳必用甘辛故桂枝甘草汤，为汗多伤乎心阳，益心阳之法也。

二十九　“发汗后，其人脐下悸，欲作奔豚”，用茯苓桂枝甘草大枣汤。是汗后动水气，而作奔豚之治法。

三十　芍药附子甘草汤，是发汗后病未解，反见恶寒，阳虚之治法。

三十一　调胃承气汤，是发汗后，不恶寒，但恶热，和胃气之治法。

三十二　麻杏石甘汤，是发汗后邪入于肺，汗出而喘，无大热之治法。

三十三　旋覆代赭石汤，治伤寒发汗吐下解后，惟见心下痞硬，噫气不除。此因胃气弱而未和，痰气动而上逆。用此汤，是镇逆和胃，而利痰气之治法。

三十四 “发汗，若下之，病仍不解，烦躁者，茯苓四逆汤主之。”此因汗下不但邪不尽去，而正反伤。正欲复而不得，邪虽微而未去，邪正交争，乃生烦躁。是不可更以麻桂之属逐其邪，亦不可以栀豉之类止其烦。方中干姜附子之辛，所以散邪，茯苓甘草人参之甘，所以养正，是强主弱客之法也。按下后烦躁一证，是正虚邪扰之故，但有虚多邪少，邪多虚少之分。邪多者宜逐邪以安正，虚多者，宜助正以逐邪。仲景既著栀子豉汤之例，复列四逆汤之法，其于汗下后烦躁一证，虚实互举，补泻不遗如此。

三十五 黄连汤治胸中有热，胃中有邪气，腹中痛欲呕吐者。此方为上热下寒之治法。

三十六 太阳病十日已去，脉浮细而嗜卧者，外已解也。设胸满胁痛者，与小柴胡汤。此太阳转少阳，用柴胡以转枢法。

三十七 按六经皆有汗法，有清法，有下法，有温法，有补法，有和法，有剿抚互用法，有补正逐邪法。细读全论自知。如用汗法，皆不离乎麻桂。只要审其有太阳寒水之表证表脉，无论何经，无论日数，皆当汗法。所谓在经宜汗之旨也。细观以上余所举太阳一经诸方，皆有汗法、下法、清法、行水法、逐瘀法、回阳法、镇水法，温养中气、营卫双调诸法。太阳经如此，他五经亦不离此乎。

三十八 三阴经有汗法：麻附、辛甘二汤，治少阴之表；当归四逆汤，有桂枝、麻黄，升麻汤用麻黄，治厥阴之表；桂枝汤、桂枝加芍药汤，治太阴之表。三阴经有清法：厥阴白头翁汤，少阴黄连阿胶汤，太阴桂枝大黄汤。三阴经有温法：太阴理中汤、四逆汤；少阴真武汤、附子汤、白通汤、通脉四逆汤；厥阴当归四逆汤、吴茱萸汤。三阴经有下法：太阴腹满大实痛，桂枝大黄汤；少阴口燥咽干，急下之，大承气汤；厥阴下利谵语者，有燥矢也，小承气汤。以上汗下清温四法，在三阴经中，大略已全。读此再读原文，则全书大旨无不通贯。余之历举三阴经有汗法，有清法，有下法，有温法，皆出自仲景原文，并非杜撰。学者于此可悟仲景一部《伤寒论》，六经皆有汗、吐、下、和、消、清、温、补八法。百病不离此八法，亦不能离此六经，六经惟仲景最详。如此，《伤寒论》岂可不深求而细致哉！

三十九　十枣汤，逐水痞之实；五苓散，逐水痞之虚；十枣汤，下水痞之重剂；大黄黄连泻心汤，下火痞之重剂。

四十　四逆散，为少阴热之剂；四逆汤，为少阴寒厥之剂；白虎汤，为厥阴厥热之剂；乌梅丸，为厥阴热厥之剂；当归四逆汤，为厥阴寒厥之剂；吴茱萸汤，为少阴吐利，烦躁欲死，寒厥之剂；白通加猪胆汁汤，为少阴利不正，厥逆无脉，干呕而烦。阳气暴虚，阳不通脉之要剂；通脉四逆汤，为少阴寒盛，格阴盛格阳，脉伏不出之剂。

此条皆仲景治厥之剂，只太少厥三阴经内用。若三阳厥逆，大半皆先厥而后发热，所谓传经之厥逆，其症轻而易治，与三阴先热数日而后厥逆，不大相同。

四十一　麻黄附子细辛汤、麻黄附子甘草汤，皆少阴之汗法；真武汤是少阴扶阳镇水法；白通汤、通脉四逆汤、附子汤，是少阴回阳热；大承气汤，是少阴急下救阴法；黄连阿胶汤，是少阴清火养阴法；猪苓汤，是少阴养阴泄热利水法；桃花汤，是少阴温里固脱法；四逆汤，是少阴膈上有寒饮之温法；附子汤，是少阴复阳散阴益精法；猪肤汤，是少阴咽痛，胃满心烦，润燥除热法；苦酒汤、甘桔汤、半夏散及汤，皆少阴咽痛，辛甘泄热法。

此条内皆少阴纳诸治法。所列某方是某治法，条条出自原文，均非杜撰。要之此作全为便利读《伤寒论》，茫无端绪，无从入手而设。余于仲景学研求三十三家之注释，迄今三十寒暑，始有心得，故敢笔之于书，以告来者，识者谅不以余言臆说也。

四十二　理中汤，为太阴之温法；枝枝汤，为太阴之汗法（原又云："太阴病脉浮者，可发汗，宜桂枝汤。"此虽病在太阴而脉在太阳，当从脉，故仍主散，太阴亦主升）；桂枝加芍药汤，为太阴之清法；桂枝加大黄汤，为太阴之下法。

以上汗、下、清、温四法，太阴一篇，大旨已备。然太阴正化湿土，惟温法为太阴正治法。其他诸方，皆太阴权变法。所谓药借病用，方随病立，此之谓也，万病皆然。

四十三　当归四逆汤、麻黄升麻汤二方，为厥阴经之汗法。

余按二方皆有麻桂，故亦称汗法。但此汗法与太阳经用麻桂之汗法不同。太阳用麻桂，是直接汗法；厥阴用此二方，是间接汗法。病虽入三阴，而复留连在经，在经宜汗，故仍用麻桂。但经汗吐下后津液重伤，汗源不足，不散，则

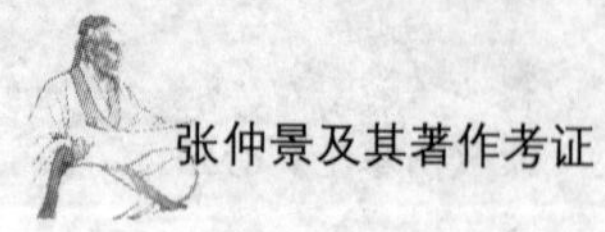

在经之邪不解，既散，又恐重伤气血。故仲景复立此二方，剿抚互用，补散兼施，非精明于变化者，何能及此?

四十四　白头翁汤，为厥阴热利之清法；乌梅丸，为厥阴清温合用法，亦为久痢法。

四十五　葛根芩连汤，为太阳病误下汗出而喘，有表有里，挟热下利之主方；桂枝人参汤，为太阳病误下，下之太过，有表有里，挟寒下利之主方。

按二方皆治太阳误下而成下利之法也。葛根芩连汤，治热利而有表者；桂枝人参汤，治寒利而有表者。一用苦辛泄热而兼退表，一用温补中土而兼解肌。虽同一太阳，同一误下，而治若霄壤。桂枝人参汤，温补之剂也，何以用治太阳哉？盖因太阳病本当发汗，而医反数下之，可致中阳下陷，脾气不实，挟寒下利。今外虽有太阳表证，不得不以救里为急，故用温补，以挽误下之阳，而补中土之虚。又按桂枝人参汤，即理中汤加桂枝，既主温补，而又加桂枝以发表者，以本太阳病虽经数下，而太阳之经病，尚未悉去故也。原文云："太阳病医反下之，因而腹满时痛者，桂枝加芍药汤主之。"此亦太阴病因误下，而成太阴寒证。桂枝加芍药汤，即小建中汤去饴糖，亦温补意。

四十六　自利而渴者，属少阴，此热利也，君火气化；自利不渴者，属太阴，此寒利也，湿土气化。下利欲饮水者，以有热故也，此热利也；下利谵语者，以有燥矢也，此胃实肠虚而有热之利也；下利后更烦，按之心下濡，为虚烦，栀子豉汤主之，此虚烦热利也。太阳与阳明合病，自下利者，与黄芩汤，此热利之主方（后人以此方加减治诸热利）；生姜泻心汤、甘草泻心汤，治水饮热结、心下痞而下利之方；赤石脂余粮汤，治下利大肠滑脱之方；四逆散治少因传经之阴，而泄利下重之方；白热通治少阴咽痛寒利之主方。

以上皆下利之方，分出寒热虚实，极其详明，学者可因此而悟彼。今人治痢，但知喻氏逆流挽舟，洁古芩芍泄热，寒热虚实，概从摒弃，无怪乎杀人如麻。又按利有下重里急，下利完谷之分。下重里急，即今之痢疾；下利清谷，即今之水泻。痢疾多热湿，水泻多寒湿。

四十七　《内经》云：“邪之中人也，或中于阳，或中于阴。”又云：“中阳溜经，中阴溜腑。”仲景遵《内经》此旨，作《伤寒论》。故六经诸篇，皆有传经，皆有直中。后人谓传经为热，直中为寒。皆痴人试梦，未读仲景书，信口雌黄，可杀可杀。六淫惟中暑无备变，不愈即死。霍乱亦然。

四十八　仲景《伤寒论》一书，全为救误而作，故每经正证仅列数方。盖当时医学尚明，正病正法，人人易知。惟变证变法，人都不知。故仲景之文，每详于变而略于证，亦是春夏正例，《公羊》多略之，而《春秋》变例，特加详焉，同一意也。

仲景《伤寒论》书后

陈逊斋

仲景《伤寒论》，或以为原书六经，按六气分配：太阳主寒气，阳明主燥气，少阳主火气，太阴主湿气，少阴主热气，厥阴主风气。其说根据《内经》，然《伤寒论》全书，自始至终，未尝有一句提及六气。况中风一证，既列于《太阳篇》，以桂枝为治风主方。则厥阴一篇，自不得又有风气。此伤寒六篇，并非按六气分配，应无疑义者也。或以为伤寒六气，按六脏六腑分配：太阳属小肠膀胱，阳明属大肠胃，少阴属三焦胆，太阴属肺脾，少阴属心肾，厥阴属包络肝。其说亦出自《内经》，然仲景原书，除《阳明篇》有“胃家实”一语外，其余各篇，皆未指定某脏某腑。即以太阳一篇论，五苓散、桃仁承气汤，雕是治膀胱之药；而麻杏甘石汤，则治肺也；炙甘草汤，则治心也；旋覆代赭石汤，则治肝也；大小柴胡汤，则治三焦与胆也；调胃承气汤、越婢汤，则治脾与胃也。太阳一篇，已兼有十二脏腑之证，今谓太阳为专属小肠膀胱，毋乃不通。此伤寒六篇，并非按六脏六腑分配，应无疑义者也。

尝考《内经》一书，其以六气、六脏、六腑分配六经者，其故有二：一则取其数目相符，因而象形并论，与医理无涉也。例如《内经》云：“天圆地方，应头圆足方；天有

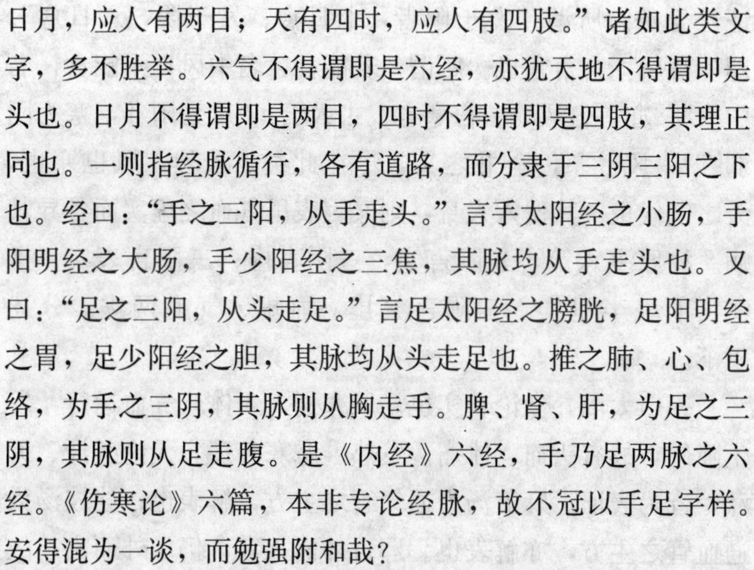

日月，应人有两目；天有四时，应人有四肢。”诸如此类文字，多不胜举。六气不得谓即是六经，亦犹天地不得谓即是头也。日月不得谓即是两目，四时不得谓即是四肢，其理正同也。一则指经脉循行，各有道路，而分隶于三阴三阳之下也。经曰：“手之三阳，从手走头。”言手太阳经之小肠，手阳明经之大肠，手少阳经之三焦，其脉均从手走头也。又曰：“足之三阳，从头走足。”言足太阳经之膀胱，足阳明经之胃，足少阳经之胆，其脉均从头走足也。推之肺、心、包络，为手之三阴，其脉则从胸走手。脾、肾、肝，为足之三阴，其脉则从足走腹。是《内经》六经，手乃足两脉之六经。《伤寒论》六篇，本非专论经脉，故不冠以手足字样。安得混为一谈，而勉强附和哉？

佛经有“风轮主持大地”之语，《金匮》有“人因风气而生长”之文，是古人以风为诸气之总称也。风字从虫，风中有微生虫，能致人于病，是风又为一切外感病之起因也。风之变化，即气候之变化。气候之变化，有种种之不同。若必析而为六，曰六气，则未免过于板实。缘阴阳风雨晦明，谓之六气；风寒暑湿燥火，亦谓之六气；风寒燥湿火热，亦谓之六气。六气之名，减至二三不为少，加至七八气不为多也。仲景于此，乃不专言风，亦不执言六气，而但以风寒二字概括之。凡一切外感之具有动性、强性、热性者，为阳病，悉归纳于风字之中，曰“中风”。具有静性、弱性、寒性者，为阴病，悉归纳于寒字之中，曰“伤寒”。知此，可以读仲景之《伤寒论》。《伤寒论》者，不论六经六气，不论六脏六腑，专论中风、伤寒者也。原书六篇，每篇均有伤寒

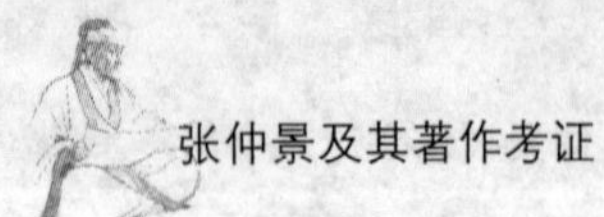

证若干条。所谓“发于阳者，七日愈；发于阴，六日愈”。即一言风，一言寒也。所谓“若能食，名中风；不能食，名中寒”，亦一言风，一言寒也。古人云：“风为阳邪，寒为阴邪。”一风一寒，全书之义，尽在此矣。虽然，风也寒也，天之气候也。其侵入人身，则又因表里气血之虚实而各异其病。故原书六篇，三阳言实，三阴言虚；三阳言表实、里实、半表半里实，三阴言气虚、血虚、气血两虚。分述于下。

一曰太阳，专论表实也。风寒侵入人体，气血运行，发生障碍，故有头痛、体痛、发热、恶寒各症。无论有汗、无汗，皆为表证。麻黄汤为通气管之主方，解表也；桂枝汤为通血管之主方，亦解表也。邪自外而入者，仍从外而出，故曰解表。

一曰阳明，专论里实也。邪入人体，久而化热，是为里实。其病状有潮热、多汗、谵语、便硬，不恶寒但恶热各症。里者，宜下之，故曰攻里。大小承气汤、调胃承气汤，皆为攻里之主方也。

一曰少阳，专论半表半里实也。邪未结于里，则不宜攻，邪已不在表，又不宜汗，依法当清。清者，清其热也。其见证为口苦、咽干、目眩、寒热往来各证，小柴胡汤实为主方。柴胡达表，而非攻表，故不如太阳之汗；黄芩清里，而非攻里，故不如阳明之攻下；非里实，亦非表实，故曰半表半里。

一曰太阴，专论气血两虚也。气血生于中焦，故《内经》以饮食为气血滋生之源。太阴病是中焦虚寒，故有腹满而吐，食不下之见证。中焦虚寒，故气血两感缺乏，其病状为腹痛，为自利，血虚而凝泣，气虚而不摄也。为阳脉微，为阴脉涩，气虚则卫弱而脉微，血虚则荣弱而脉涩也。四逆汤、四逆加人参汤，皆为太阴之主方，取其温气补血也。原论曰："当温之，宜四逆辈。"着一"辈"字，而一切气血两补之义，无不在其中矣。

一曰少阴，专论气虚也。气虚即阳虚，少阴气虚，故少阴多亡阳之证。原论曰："少阴病，恶寒而蜷卧。"又曰："少阴病，脉微细，但欲寐。"又曰："少阴病，脉微不可发汗，汗出亡阳。"又口："少阴病形悉具，小便白者，下焦虚，有寒，故令色白。"云云。盖气虚则无以温肤热肉，故恶寒而蜷也；气虚则卫气沉而不出，故脉弱而欲寐也；气虚则卫阳无法自固，故多汗而亡阳也；气虚则下焦寒而水不化，故不便色白也。其主方为附子汤、白通汤、真武汤、麻黄附子细辛汤，各方皆不去附子，其目的在温气回阳而已。

一曰厥阴，专论血虚也。厥有两义，手足冷而神志昏也。血虚而凝，故四肢失所濡而逆冷，神经失所养而昏厥。《金匮》有"血虚而厥"之明文，厥为血虚当无疑问。原论曰："热少厥多为病厥进，少热厥多为退。"言血虚得热则能运也。又曰："少腹满按之痛，冷结膀胱关元。"言血虚则下焦冷结而痛也。又曰："脉虚复厥者，不可下，此为亡血。"言血虚不可误下也。又曰："手足厥寒，脉细欲绝。"言血虚则脉形细小也。又曰："晬[1]时脉还，手足温者生，脉不还

① 晬（zui）：一昼夜。

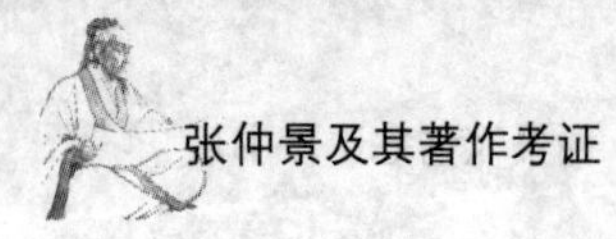

者死。”言血虚则脉停不还也。四逆汤、当归四逆汤、通脉四逆汤、当归四逆加吴茱萸生姜汤，皆益血而温血，故皆为厥阴血虚之主方焉。

伤寒六篇，各有专主，既如上述。然风寒之变化不测，人体之寒热无定，其见于病也，亦往往错杂纵横。三阳为实证，而实中复有虚；三阴为虚证，而虚中复有实；三阳为表证里证半表半里证，而表中有里，里中有表，半表半里中，有偏于表，偏于里；三阳为血虚、气虚、气血两虚，而血中有气，气中有血，气血两中，有偏于气，偏于血。惟其如此，故三阳篇中，《太阳篇》有二阳并症，有三阳合病，有桂麻各半病，有桂二麻一病。《阳明篇》有太阳阳明之脾约病，有少阳阳明之亡津液大便难病。《少阳篇》有柴胡桂枝汤病，有柴胡加芒硝汤病。三阴篇中，太阴气血虚寒，而有脾家实腐秽当去证，有桂枝加大黄汤证，有桂枝加芍药汤证；少阴阳气虚寒，而有心烦不得卧之黄连阿胶汤证，有下利便脓血之桃花汤证，有咽痛胸满心烦之猪肤汤证，有四逆散证，有猪苓汤证，有三急下证；厥阴阴血虚寒，而有呕发热之小柴胡汤证，有热利之白头翁汤证，有里热之白虎汤证，有渴欲饮水证，有口伤烂赤证，有虚热并见之乌梅丸证，麻黄升麻汤证，干姜黄连黄芩人参汤证。《伤寒》一书，其无定而有定，有定而复无定，盖又如此。

古今注《伤寒》者，不下百数十家，见仁见智，各有不同。而求其有整个之眼光，有一贯之认识者，卒不可得。近因授诸生以原论既毕，特作此书后一篇，以当结束。文中虽不言六气、六经、六脏、六腑，而并未推翻气候阴阳。引经

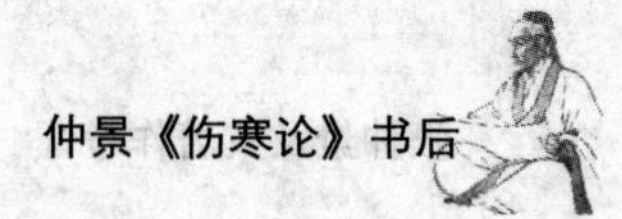

证经，自问尚无杜撰。倘荷海内同志，指明谬误，加以教政，斯私人之幸，亦吾道之光也。

《伤寒论》之研究

方毓麒

仲景任太守于长沙，《伤寒论》将编成，适值兵蜂扰乱之时，城陷而殁，哀哉，是书不幸散佚失传。叔和，仲景功臣也。为继续仲景计，为拯救民生计，乃搜集遗篇，统成《伤寒论》一册，疏辟领标，遂告完备。迄后数百年递传抄袭以来，其间脱简谬误窜衍节录处，所在皆有。或自作聪明，唯吾妄改者，亦指不胜屈。次序条例，每每颠倒是非。注释诸家，甚或剖之类类。惜乎金科玉律一书，废尽苦衷，几失本来面目，是诚可谓生不逢辰，命途多舛者矣。麒读《伤寒》，未能全悉其底蕴，聊幸稍得其领略。窃每以成无已注者尚称完备，以其次序依然，条例无少异也。兹将西窗研究所得者，和盘托出。或然或否，敬俟指教。

读《伤寒论》法　盖凡事业成就，推之所以能得心应手者，莫不有法。规矩权衡，皆法也。读书岂无法哉？读《伤寒论》法，必先呈具一种灵心，然后统读全篇，不必逐条分析，以全篇气贯一串也。灵心者何？质疑之心也。书中然者疑之，非然者疑之，若然若非者亦疑之，乃后历阅既深，智识日辟。于是然者然，非然者非然，可以了然无误。否则，然者非然者，皆置之不疑，且具仲景书无差忒之成见，宜其何者然与非然，茫无头绪矣，其无进步也几希。虽然，仲景书本无谬解，盖亦后人妄改以致阙疑焉已耳。且又不可拘泥字句。须知拘者束也，读书束则偾矣；泥者固也，读书固则殆矣。孟子曰："尽信书，则不如无书。"余亦曰，尽拘书，则不如不读。夫以我活泼之心灵，而湮没于呆死字句，良可慨也。读《伤寒论》然，读诸书无不皆然。

六经病理　阴阳各三，合之为六经，厥少太少阳太是也。窃以仲景之意，殆不过引《内经》巨阳广阳微阳之意，以辨别阴阳盛衰、消长、进退、散伏、深浅而言。或谓六经以配别脏腑者，麒以为期期不可。否则，则太阳固膀胱，未尝不可推之干小肠；阳明固胃，亦未尝不可推之于大肠；少阳固胆，又未尝不可推之三焦；太阴固脾，而亦未尝不可谓之曰肺；少阴固肾，亦未尝不可谓之曰心；厥阴固肝，更未尝不可谓之曰包络（包络与三焦，并无此物，窃另有《包络与三焦考》一篇在，今引之者，殆以经为证耳）。夫小肠也，大肠也，三焦也，肺也，心也，包络也，推之仲景是书，合六经病理，是否可以吻对？呜呼！徒拘无益，死泥空然。竟欲眼前佛国，宁作苦海无边耶！危矣。

六经传变　或谓伤寒传经，必有常法，引《内经》"一日太阳受之，二日阳明受之，三日少阳受之"为证，窃又以为太拘。夫伤寒六经之传变也，有传有不传者，有变有不变者，有始终在一经或三阳经者，或一经罢而为转属他经者，或一经先病后与他经并病者，或三阳齐病不传，而为同时合病者，有初病即表里相传，而为两感病者，有初起即少阳或阳明随邪所中部位而病者，有初起即直中三阴者。他如经所谓"中于面则下阳明，中于侧则下少阳，中于背则下太阳"

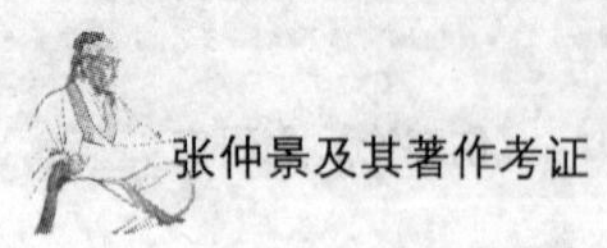

云云。以及本论曰："伤寒一日，太阳受之，脉若静者为不传；颇欲吐，若躁烦脉数急者，为传也。""伤寒二三日，阳明少阳证不见者，为不传也。""伤寒三日，三阴为尽，三阴当受邪。若其人能食而不呕者，此三阴不受邪也。"又曰："伤寒六七日，无大热，其人烦躁者，此为阳去入阴故也。"更有吴又可九传之说，其虽言疫，未尝不可引以为参考，作为研究之资料。诸凡等等，皆有不拘执者在耶。愿学者三覆思之。

风寒——营卫——桂麻　故友袁养麟尝谓余曰："考桂、麻二汤，同治太阳经病，仲景所以为风寒初起未化热者而设也。证情约略相似，治则判然不同。欲别其所以异者，则惟在有汗与无汗之间耳。"凡论伤寒，相沿以为不祧之定例。太阳病发热而汗自出者，风伤卫也。盖风为阳邪，其性疏泄而迅利，外袭于卫，则腠理空松，外无约束之权，藩篱无守，所以汗能自出。当是时，卫已病矣，而营尚未病也，故选用以桂枝以祛卫分之邪，邪去而汗亦已。太阳病发而无热者，寒伤营也。盖寒为阴邪，其性凝结而迟滞，外伤于营，则玄腑闭塞，郁而不宣，于城坚固，所以汗不得出。当是时，营已病矣，而卫亦同病，故选用以麻黄，以达营分之邪，邪泄而汗亦出。此二汤之分际如是，故当用桂枝时，不可早用麻黄；而当用麻黄时，不可泛投桂枝也。何则？盖桂枝证本有汗出，若再以麻黄汤之麻黄发其汗，恐汗更出不止，如水淋漓，以致造成亡阳脱阴之四逆独参证，或桂枝加附之候。此修园所谓"服之汗出不止有二虑者"，良有以也。麻黄证本不得汗，若再进以桂枝汤之芍药敛其汗，恐汗更不出，遏抑内伏，以造成喘急烦躁之青龙、芩连证，或白虎加参之候。此修园所谓“服之不得汗亦有二虑者”。岂徒然哉？是则欲更别之者，则在一有芍药，一无芍药上看。庶几认证既清，用药既确，不难覆杯而愈也云云。窃亦以为太拘。夫风伤卫、寒伤营，相传为医家之正鹄。然寒之伤营也，必从卫始，固亦可谓之寒伤卫；而风之伤卫也，日久未尝不伤乎营，固亦可谓之风伤营。皆不可拘执成见，步武众盲，吠影吠声，胡芦依样。临证时诊其营卫俱虚，用桂枝之调和营卫；察其表里两实，用麻黄之宣发其汗。适权衡制度，然后可无余蕴也。

研究《伤寒论》的结果

结果者，结局也。凡事有开场而无结局，见首不见尾，其无成就也必矣。窃研究《伤寒》之结果凡八：曰倒装句，曰简误句，曰窜衍句，曰质疑句，曰易谬句，曰连锁句，曰似是实非句，曰似非实是句……略标言之，并说其理，希君子之垂教。

A. 倒装句

或谓仲景书，言既明而气且顺，无所谓倒装云也。吾子胡不检乃尔，竟欲自诩炫异耶？抑别有意致耶？曰倒装者，文法也，非语句不通也。仲景书中倒装句凡四见，貌视之，若错简，细究之，确倒装。今先列本论一条，继乃言其所以然。

“太阳病，脉浮紧，无汗发热，身疼痛，八九日不解，表证仍在，此当发其汗。服药已微除，其人发烦目瞑，剧者必衄，衄乃解。所以然者，阳气重故也。麻黄汤主之。”

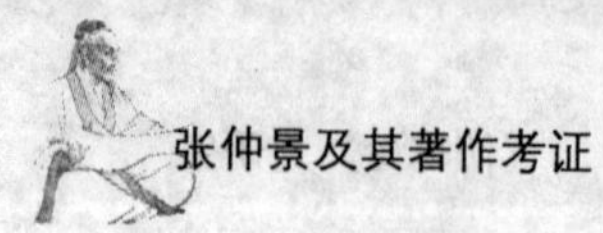

"脉浮且紧，无汗发热，身疼痛，八九日不解，表证仍在也"，故曰"当发其汗"。夫发汗舍麻黄汤而为谁？服药已者，服是汤已也。质言之，即服麻黄汤已也。"发烦目瞑，剧者必衄"，其非服是汤已而变证何？"所以然者，阳气重故也"，既阳气重，则不当仍用桂麻。须知桂麻阳药也，阳病而与以阳药可乎？既不可则不当麻黄汤再主之，是麻黄汤主之五字，当在此当发其汗之下也无疑，此倒装所谓者一。

"三阳合病，腹满身重，难以转侧，口不仁而面垢，谵语遗尿。发汗则谵语，下之则额上生汗，手足逆冷。若自汗出者，白虎汤主之。"

"口不仁而垢，谵语遗尿"，浅则阳邪甚盛，重则腑实无疑。惟其无腹痛拒按，大腑不通，故只可与以白虎汤泄其阳邪，而顾其阴液。是"若自汗出者，白虎汤主之"两句，当在是句之下，此正治法也。若误以"发汗则谵语"，以"下则额上生汗，手足逆冷"，则阳已盛不可汗，胃未实不可下之明证也。是两句乃附句，非白虎所宜，故窃谓之倒装者二。

"伤寒心下有水气，咳而微喘，发热不渴。服汤已渴者，此寒去欲解也。小青龙汤主之。"

心下有水气，咳喘发热，口不渴，不欲饮，小青龙证也，治之当以是汤。服汤已渴者，服小青龙后，寒邪既去，水饮已除，而作渴也。故曰"此寒去欲解也"。寒去欲解，则不当仍用小青龙，是句也当在"发热不渴"之下。此倒装所谓者三。

"阳明病，脉浮而紧，咽噪口苦，腹满而喘，发热汗出，不恶寒反恶热，身重。若发汗则躁，心愦，愦反谵语。若加烧针，必怵惕不得眠。若下之，则胃中空虚，客气动隔，心中懊侬，舌上胎者，栀子豉汤主之。”

或谓“栀子豉汤主之”六字，当在发汗烧针之前，窃以为非然。此节之意，貌之颇类倒装，实似倒装而非倒装。考其“心中懊侬，舌上胎者”，邪气客于胸中使然。故与以香豉栀子吐胸中之邪，理彰彰而意昭。今并录之。

B. 简误句

《伤寒论》自汉自今，难免间无错误，聊试言之。

“服桂枝汤，大汗出，脉洪大者，与桂枝汤如前法。”

非桂枝证而误服桂枝汤，宜其大汗出脉洪大，阳邪为之化热也。既阳邪化热，则当施以泄阳邪而顾阴液，白虎一方，最为合辙。试读下文：“服桂枝汤，大汗出，大烦渴不解，脉洪大者，白虎加人参汤主之。”推其大烦渴不解，乃热甚伤津无疑。惟其伤津劫液，故以白虎加参，泄阳邪而救阴液。是句虽无烦渴句，然两句已合是题。虽阴未伤，而阳邪已重，尚欲与桂枝汤如前法，可乎？

“伤寒脉浮缓，身不疼但重，乍有轻时，无少阴证者，大青龙汤发之。”

大青龙证而用太青龙，必脉浮紧，发热，恶寒，身疼痛，不汗出而烦躁者方可服。今不过脉缓而已矣，矧以身又不疼，而曰“大青龙主之”。宜其服后变证必有可观。

“发汗后，不可更行桂枝汤，若汗出而喘，无大热者，可与麻杏石甘汤主之。”

既汗出则不当用麻黄，无大热更不宜用石膏，简误耶。

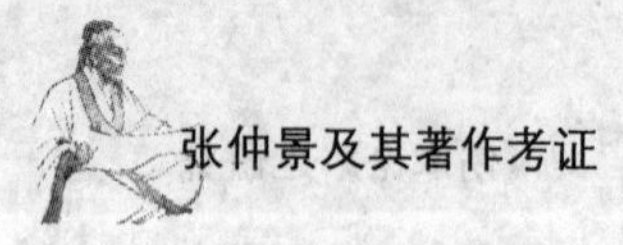

抑别有意致耶，付之阙疑。

“妇人中风，七八日续得寒热，发作有时，经水适断者，此为热入血室，其血必结，故使如疟状，发作有时，小柴胡汤主之。”

夫经行自净，血室空虚，邪热乘虚下陷，因而使如疟状，发作有时，故以柴胡提陷下之邪，而即以参甘大枣，补其亏损，正是药投病合，无差忒也。窃以句中“其血必结”四字，当系衍误无疑，抑或上下二条之错简耳。岂以其血已结，而尚更与以柴胡升之，参甘补之，一升补，试问得诸药后，其变证当复奚如？

“伤寒脉浮滑，此表有热，里有寒，白虎汤主之。”

表热里寒，非白虎所宜，其谬误也必矣。

C. 窜衍句

不学无能，徒读简略处，辄曰“此脱简也”、“此遗略也”，乃唯吾个意，妄改妄涂。于是论中每有个字不通之句，何莫非此辈有以造之。叔和其一焉，嘉言其次焉，今试言论。

问曰。证象阳旦。云云。故知病可愈。

是节设问答以辨别阳旦。含糊不明。隐昧难了。仲景当无此等手笔。又系叔和窜入无疑。

脉按之来缓，而时一止复来者，名曰结云云。得此脉者难治。

按此节以辨别结代两脉，死生胜复。辞语音气，悉非仲景一脉，非叔和衍入为谁。

D. 质疑句

凡句然若非然，非然若然，然耶非耶，犹豫难决，付之

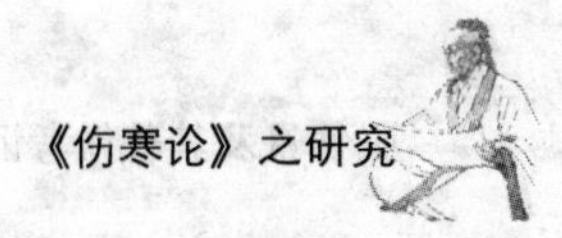

质疑。

太阳病不解，热结膀胱，其人如狂，血自下，下者愈。其外不解者，尚未可攻，当先解外。外解已，但少腹急结者，乃可攻之。宜桃核承气汤方。

“太阳病，六七日，表证仍在，脉微而沉，反不结胸，其人发狂者，以热在下焦。少腹当硬满，小便自利者，下血乃愈。所以然者，以太阳随经瘀热在里故也。抵当汤主之。”

“太阳病，身黄脉沉结，少腹硬，小便不利者，为无血也。小便自利，其人如狂者，血证谛也。抵当汤主之。”

伤寒有热，少腹硬，小便不利，今反利者，为有血也。当下之，不可余药。宜抵当圆。历观伤寒论血结膀胱四条，窃疑者两载矣。其证则少腹急结硬满，小便自利，身黄发狂，脉沉结，其治则桃核承气、抵当汤。遂谓小便之利与不利，为膀胱水蓄血蓄之分。饲鹤山人尤在泾和之，来苏集柯韵伯亦和之，于是诸注释家，莫不趋之若骛，奉为不刊之论。众口一词，数百年来胶漆之铁案，至今未闻有剖析之者。稠州何廷翊先生，众醉独醒，已有揭竿见影之倡。今余仿其意而倡和之，俾伈伈者之一博焉。

夫膀胱为清静之腑，而主溺。一有他物阻滞于里，则必涩而不宣，小溲随之难涩，滴沥而不畅。如五淋暨跌扑伤瘀之证，其小便皆不畅舒，是可知血热之结于膀胱腑者，则小便亦当如是观。安有自利者何？推之膀胱与大肠，同居下焦。一司溲而一司便。所谓少腹结急硬满。而脉沉结者，安知其瘀血不结于膀胱，而独结于大肠？窃读叶案存真暨古今医案。夫血结之证，皆是大腑结实，小溲自后，而施剂之

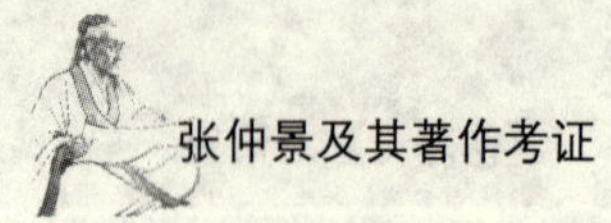

后，则瘀血悉由大便而出，未闻有由小便溲出者。此其证者一。矧以用药则硝黄，润涤大腑之剂，试问以润腑药而治膀胱可乎？此其证二。由此观之，血结阳明明矣！且夫仲景用五苓散也，必小便不利方可服。盖蓄水病在膀胱，所以小便不利。蓄血病在大肠，所以小便自利。一则用苓泽，利其小便，桂枝以鼓舞真阳。一则用硝黄，荡涤大腑，用桂枝以祛在表未解之邪。钟山西崩，而洛钟东应。两两对堪，可以了然无疑义。

E. 易谬句

貌视雷同，实则渊异。读之者，每有毫厘千里之嗟。论中是句颇伙，今摘其要者三，略言之，可以一隅三反矣。“烧针令其汗，针处被寒而赤者，必发奔豚。气从少腹上冲心者，灸其核上各一壮，与桂枝加桂汤。”

此节灸而引动肾家寒水上凌，故与桂枝加桂以鼓舞肾阳。

火逆下之，因烧针烦躁者，桂枝加龙骨牡蛎汤主之。

此节灸而引动肾家龙火上桂，故与枝解未邪尽之龙，而即以寒牡咸寒潜其亢阳。

问曰：“病有太阳阳明，有少阳阳明，有正阳阳明，何谓也？”

此之所谓太阳少阳正阳者，盖言其阳邪之轻重，太阳至阳也。言其阳邪至乎其极，少阳稚阳也。言其阳邪尚微未甚，正阳之正字，介乎太少之间。言其阳邪正，盛之候。仲景之意，甚为明了，若拘拘于经络脏腑殆矣。

F. 连锁句

既有倒装，安无连锁？连锁者。语句一贯而义各殊也。

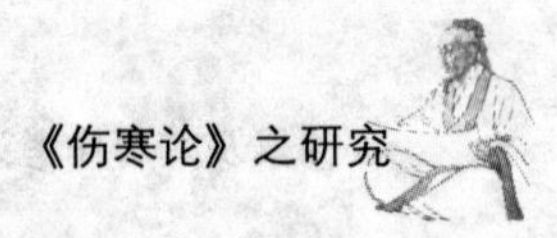

“太阳病，寸缓，关浮，尺弱。其人发热汗出，复恶寒者，不呕，但心下痞者，此以医下之也。”

如其不下者，病人不恶寒，而渴者，此转属阳明也。小便数者，大便必硬。不更衣十日，无所苦也。渴欲饮水，少与饮之，但以法救之。渴者宜五苓散。

此节剖别三条，尚可解释。若作一段讲，则支强不甚舒畅。推之误下之与否，以辨别胃家之实与未实。恶寒之与否，以辨别阳明之转与未转。渴饮之与否，以辨别津液之伤与未伤，三阳真阳之布与不布。然后按图索骥，跟步就班，方可对证施剂。

G. 似是实非句

仲景论中，是句颇多，盖传写有以贴误，抄袭以妄删增衍耳。

“本太阳病，医反下之，因尔腹满时痛者，属太阴也。桂枝加芍药汤主之。”

太阳多寒湿为病，腹满时痛，寒湿为患也，观其自利可知矣。芍药阴药，非寒湿所宜。今云桂枝加芍者，实则去芍为妥。或谓芍药酸苦涌泄，正是腹痛针对药，奈何自相矛盾乃尔。噫嘻！此中似是实非之毒深矣。试读下文，“其人续自便利，设当行大黄芍药者宜减之。”亦以其非寒湿所宜者明矣。

H. 似非实是句

词浅而义奥，句略而意深，读者每有望洋兴叹之慨。窃不得不揭其幕面，俾见庐山之真面目焉。

“三阳合病，脉浮大，上关上，但欲眠睡，目合则汗。”

按《金鉴》谓“脉浮大，上关上”之上字，当是弦字，

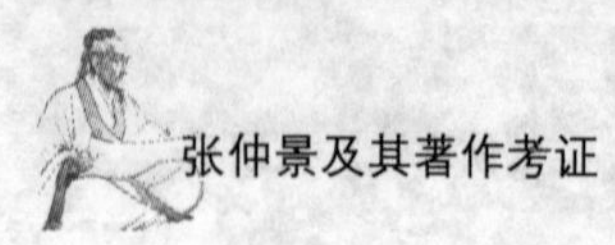

始合啄论。三阳合病之脉，若是上字，则经论中无两寸脉主三阳病之理，窃以为否否。

夫三阳合病，病盛于阳经，故脉亦盛于阳位。关前为阳，关后为阴，惟阳盛故入于阳位，即上关上也。因其热胜而神昏，故但欲眠睡，胆热则液泄，故目合则合也。试读《难经》"上鱼入尺之脉"，可以得一确据。

"伤寒脉浮，医以火迫劫之，亡阳，必惊狂，起卧不安者，桂枝去芍加蜀漆龙牡救逆汤主之。"

或谓蜀漆者，常山之郑也，为吐痰之专剂，攻其鋋之上升腾达，更不言而可知矣。今际此火劫亡阳之证，应以参附、四逆大剂，并驾直追，惟恐不及，何堪反与以蜀漆？果吐其回乎？抑痰其固乎？且夫此乃亡阳，无痰可吐。而是物之性质，又无可以回阳，既不能克奏肤表之功，抑且更助以升达，其有不死者鲜矣。然则仲景之于是证，而用以是物者，其故何欤？曰：慨夫医理之精微奥博，仲师之意旨隐密，类非不学无术者，无能探其玄致也。原夫伤寒之脉，必浮而紧，斯为寒邪紧束皮肤，气机不畅之征兆。今脉浮者，知其仅在表，而未及乎里也。人惟感袭寒邪之初，必有洒淅之态，医者徒见其畏缩寒栗也，必曰"寒邪深入"，于是以火劫迫汗，书针灸炙。殊不知邪之在表者，发之散之，宣之展之，固可一汗而已。今脉浮不以汗法，而与以火法，且火劫逼汗，徒以扰动心阳，非特邪之不解，抑且更加遏抑，开门揖盗，转致内陷。矧以汗为心液也哉（西医以汗为排泄物，言之于暑湿令固宜。若言之于冬令大汗出，抑或误治汗出，而尚曰排泄物则不可），宜其反愈结而不散，心神因之亡阳而法越，涣散不宁，故惊狂起卧不安也。此仲景所谓“太阳伤寒，加温针心惊者”，岂无故哉？究其所以造成是证，何莫非一火有以误之？则凡世之妄用香燥之剂，以劫液而致变证多端者，亦无非火迫之类也。然而所谓亡阳者，有亡肾中之阳，有亡胃脘之阳，有亡心中之阳。如发汗遂漏不止，淋漓肢厥，唇青目直者，斯亡肾中之阳也；如厥逆咽干，烦躁吐逆者，斯亡胃脘之阳也；而心为阳中之太阳，今已起居如惊，惊则涣散浮越，神不归舍，千钧一发之间，安得不可谓之亡阳哉？故此证之所谓亡阳，非亡其肾中之阳，亦非亡其胃脘之阳，乃亡其心中之阳。必如此解释所谓亡阳二字，始有着落。岂浅见之人所能窥其堂奥欤？惟其非彼之所谓亡阳，故不用参附、四逆等回之阳剂。宁招纳浮阳之法，脉事邪犹在表，故仍以桂枝祛未尽之表邪既陷而结于内，非芍药所宜，且酸苦之性，入心助火而增气，故去之。然则是方之加入蜀漆者何？正有深意存乎其中。考是物之于《本经》，谓之“辛平有毒，能散胸中结邪”。由是可知仲景之所以加是物者，正以其性味辛平上升腾达，佐桂枝以祛其内宣转结之邪，使从外解。龙骨、牡蛎，甘平缓寒，潜敛收纳。正所以监制其剽悍之性，使不致过于猱升，并以伏其火迫之邪，招纳已亡之慈阳，使心神归于窟宅。甘草缓其中，参枣调其营卫，有是证而有是药，庸讵有逆不救者哉。

结论

前列数言，聊表研究所得。夫《伤寒论》中，精义处固多，而暗晦处亦有。今列数条，仅提纲领，聊供反隅云尔。至文笔不工，尚望指正。

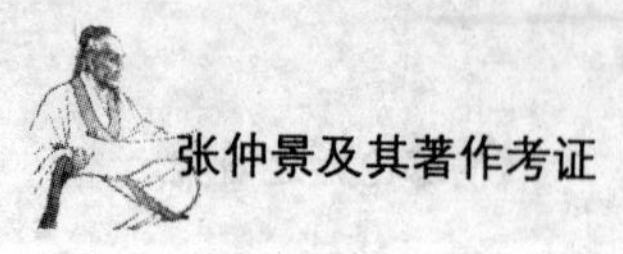

辨《伤寒论》

施源晖

或以仲景《伤寒论》，为懵懂之书。非书之懵懂也，读书懵懂，而遂以此书为懵懂之书也。赖有方有执先生《条辨》于前，喻嘉言先生《尚论》于继，刘宏璧先生三注之，程郊倩先生条辨于后，扫叔和之秽，抉仲景之髓。有四先生之辨论注，而疑团大破，诚暗室中一大炬也。其四先生之书，立论正大，树议宏深。欲读是书，非读儒书十年不能也，非颇通时艺不明也，非朝夕研求不精也。徒以四先生一片立论婆心，终淹没而不彰，何也？今之医友，读书不求议论，仅求垂方，方下载“此方治某病”，即用此方。而犯邪之浅深，脏腑之阴阳，方义之当否，不为推测。一药不效，希图再剂。借医林为利薮，视人命如飞生，令芸生之众，不死于病，而死于药者，比比也。涛未读四先生之书前，与老医论仲景《伤寒论》，为群论之祖，悬三百九十七法，垂一百一十三方，诚一部活人之良书也。老医谓：“仲景《伤寒论》，只可宗其法，不可用其方。”而余心不觉大骇曰：“即可宗其法，何不可用其方？”老医又谓：“未得立方之旨字而用其方，方不对病，而治病适所以坏病也。”余又谓：“其不然，宗汗、吐、下之法，而法不合方，法终未得也。”老医默然未答。余更谓不独仲景立方之旨未得，而仲景立“伤寒论”三字，亦未得其旨。而郊倩先生有五大篇论，反复辨明。而深惜言之者谆谆，听之者藐藐“伤寒论”三字，终未得其旨。而一证到手，动云伤寒，表里脏腑，不为辨明；痉湿暍诸证，不为分别。

而为仲景伤寒者，宜于大寒后春分前，而不宜于夏秋，令后之读仲景书而用其方者，止用于冬寒，而夏秋不用。不观仲景诸法条中，大法春宜吐，春夏宜发汗，秋宜下，列汗、吐、下之法于春夏秋耶。明明“伤寒”二字是死字，“论”字是活字，用六气病以伤寒二字冠之，而后人不达其旨。遂谓“仲景伤寒方，宜用于冬，而不宜春夏秋耳”。致剔前人之弊，方、刘二先生削去叔和序，暗斥例叔之非。喻、程二先生驳正叔和序例，明谪叔和之非。而仲景千年之晦始明。诸时医辈，大半不能读四先生之书，涛因于前后名医《伤寒论》中，摘某症即用某方，务将病情注明，方义详释，致令学者一目了然。共跻斯民于寿域，是则涛之鄙怀也夫。

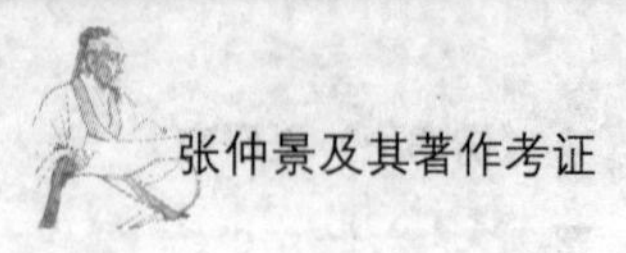

《伤寒论》原文订误

曹颖甫

发热恶寒节订误

此节为风寒两感治法。中风之确证在发热，伤寒之确证在恶寒。热多寒少，则风重而寒轻，师于是用桂枝二以解肌，越婢一以解表，便当汗出而愈。设令寒多热少，麻黄重于桂枝，不言可知。越婢之有石膏，又当在禁例矣。按宜桂枝二越婢一汤句，当在热多寒下，今在节末，实为传写之误。否则既云“不可发汗”，犹用此发汗之药，有是理乎？若夫脉微弱而无阳，恶寒甚，则宜干姜附子汤；不甚，亦宜芍药甘草附子汤，此正可以意会者也。

伤寒若吐若下后节订误

苓桂术甘汤，为痰饮主方。“心下逆满，气上冲胸，起则头眩”，为水气凌心，此与《痰饮篇》“胸胁支满，目眩，苓桂术甘汤主之”者，其病正同，惟发汗动经，“身瞤动，振振欲擗地者”，即后文真武汤证，盖发汗阳气外泄，水气乘虚而上，则为头眩，阳气散亡，气血两虚，故气微力弱，不能自持而振振动摇，若欲倾仆者然。然则本条“茯苓桂枝白术甘草汤主之”，当在“头眩”之下。“发汗动经，身为振振摇者”下，当是脱去“真武汤主之”五字。盖汗出阳亡，正须附子以回之也，况之脉沉紧，正为肾气虚寒乎，此与后两条用附子同例。张隐庵乃谓振振摇为中胃虚微，振振欲擗地，为心肾两虚，不知何所依据而强分为二也。

水药不得入口节订误

发汗后，阳气外浮，不能消水，水入则吐，要惟大小半夏汤，足以降逆而和胃。若胃中虚寒，则干姜甘草汤、吴茱萸汤，皆可用之。此证忌更发汗，要无庸议。发汗则水气随阳热而张，发于上吸胃中水液俱上，倾吐而不可止，此理之可通者也。若淋巴管中水液既伤于汗，又伤于吐，阳气独张于上，而水液内亡，岂有反病下利不止之理？盖下利一证，必水湿有余之证也，然则此“下”字必传写之误，当订正之，毋以必不可通之说，贻仲师累。

衄家节订误

伤寒入于营分，始见发热；邪犯皮毛，固无热也。但皮毛不开，血分热度增高，不能从毛孔外泄，则上冲于脑。血受阳热熏灼，血管破绽，而鼻膜血出，是为衄。此不发汗而致衄者，所以发其汗则愈也。若夫未已，则受病时已屡见衄，不因失表而见，与不发汗而致衄者不同，故与淋家疮家并有发汗之戒。脉紧急者，阳气以发汗而愈张，目直视不能瞬，津液亡而目系燥也（此与温病误下直视同）。惟“额上陷”三字，殊不可通。额上为颅骨覆冒处，不似无骨之处易于下陷，岂有病衄之人，一汗而陷之理？愚按“上”字为

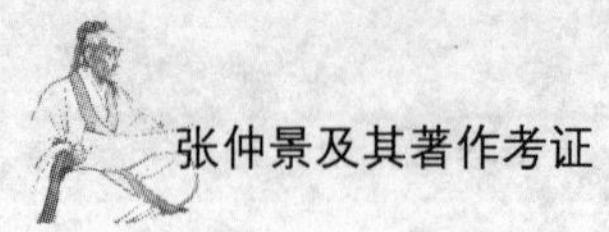

“旁”字之误，当是指两太阳穴。尝见久病劳瘵之人，形脱肉削，两太阳穴下陷不起。老年之人，气血两虚者亦然。则夫衄家发汗，一虚再虚，宜其形脱肉削而额旁陷也。

汗家重发汗节订误

汗家非中风有汗之证。中风之证，当云风家。汗家云者，以阳明多汗言之也。阳明有余之证，复发汗以劫胃中之液，则胃中燥气上薄于脑，而心神为之不宁。按人之思索事理，必仰其首，或至出神而呼之不应。心神有所专注，凝定而不散也。若胃中燥热上薄，则心神所寄，欲静而不得，于是恍惚心乱，遂发谵语。则论中“恍惚心乱”四字，直以谵语当之，所谓胃中水竭必发谵语也。后文又云“小便已阴疼”，盖汗后重发汗，必大肠燥实，燥气熏灼于前阴，故小便短赤而阴疼。此为大承气汤的证，止予亲验者屡矣，后文“宜禹余粮丸”五字，实为下利证脱文。与本篇利在下焦，用赤石脂禹余粮汤同例，不知者误移于此（药为涩之药，喻嘉言常用之以治下利）。历来注家强做解人，不可从。

伤寒医下之节订误

伤寒下后，续得下利清谷。此本太阳表证误下，本气之寒，陷入肠胃之证也。太阳伤寒，身必疼痛，以寒伤皮毛肌腠，津液凝冱，血络不通之故。盖即上节本发汗而医反下之之证也。但既经误下，表证仍在里证复起，法当先救其里，而后救其表。所以然者，一因里寒下陷有生命之虞；一因水气在下，虽经发汗，汗必牵制而不出，又恐一汗而阴阳离决，将有虚脱之变也。若但身疼而绝无里证，自当以解表祛寒为急，而绝无可疑。此皆初学之人，不待烦言而自解者。惟体痛为伤寒的证，他病为无，故身疼痛、腰痛、骨节疼痛，麻黄汤主之。脉浮紧者，法当身疼痛，宜以汗解之。师虽未出方治，其为麻黄汤证，决然无疑。《金匮·痉湿暍篇》云："风湿相搏，一身尽疼痛，法当汗出而解。"又云："湿家身烦疼，可与麻黄加术汤发其汗。"又云："病者一身尽痛，日晡所剧者……可与麻黄杏仁薏苡甘草。则身疼痛之当用麻黄，已可类推。"况本论又云："桂枝本以解肌，若其人脉浮紧，汗不出者，不可与之。"则身疼痛而急当救表之证，身必无汗，脉必浮紧，桂枝汤正在禁例，何得反云宜桂枝汤？故知仲景原文必云救表宜麻黄汤（厥阴篇与此同）。学者读仲景书，不观其通，一切望文生训，一旦用之失当，反令活人方治，不能取信于病家，此真与于不仁之甚也！

病发热头疼节订误

病发热头疼，其病在表，则其脉当浮，而脉反见沉，则表证当减，为血分之热度渐低，而表热当除，头疼当愈也。此理之可通者也。惟后文所云"若不差，身体疼痛，当救其里。宜四逆汤"，则大误矣。夫身体疼痛，为麻黄汤证，即上节所谓急当救表者，岂有病在表而反救其里之理？愚按"身体疼痛"四字，实为腹中疼痛之误。寒邪入腹，故脉沉，如此乃与"宜四逆汤"四字密合无间。自来注家，遇此等于疑窦犹复望文生训，坐令仲师医学失传，可叹也！

太阳病未解时节订误

师言“太阳病未解”，初未尝言欲解也。“脉阴阳俱停”，不可通，“停”实“微”字之误。玩下文“但阳脉微”、“但阴脉微”两层，其误自见。按《脉法》云：“脉微而解者，必大汗出。”又曰：“脉浮而紧，按之反芤，此为本虚，当战而汗出也。”浮紧为太阳本脉，芤则为营气微，微则血中热度不高，阳热为表寒所郁，不能外达，必待正与邪争，而见寒战，乃能汗出而愈。脉阴阳俱微者，气血俱微，即《脉法》所谓本虚也。至如“但阳脉微者，阴液充足，易于蒸化成汗，故先汗出而解”；“但阴脉微者，津液不足，中脘易于化燥，故下发之而解也”。张隐庵不知“停”字为“微”字之误，漫以均字释之，并谓表里之气和平，不知正气内微，勉与表寒相抗，至于振栗，然后热汗出而解，一似疟发之状。其表里之不和平，显然可见，则张注不可通也。《脉法》又云：“脉大而浮数，故知不战。（句）汗出而愈？所以然者，以阳气本旺，表寒不能相遏，故能不待寒战，自然汗出而解，此正与阴阳俱微相反，病之当战汗而解，与不待战而自汗解者，可以得其标准矣。

桃核承汤气条订误

太阳病不解，标热陷手少阳三焦经，少阴寒水之脏，下结太阳寒水之腑，直逼胞中血海，而血为之凝，非下其血，某病不愈。考其文义当云血自结，下之愈。若血既以自下而愈矣，不特下文“尚未可攻”、“乃可攻之”俱不可通，即本方亦为赘设矣。此非仲师原文，必传写之讹谬也。此症之如狂状非亲见者不能道，非惟发即不识人也，即荏弱少女，亦能击伤壮夫。张隐庵不为病属气分，非若抵当汤之发狂，徒臆说耳。岂气分亦可攻耶？若进而求如狂所自来，更无有能言之者。盖热郁在阴者，气发于阳，尝见狐惑阴蚀之人，头必剧痛，为毒热上冲于脑也。热结膀胱之人，虽不若是之甚，而蒸气上蒙于脑，即神志不清，此即如狂所由来。热伤血分，则同气之肝脏失其柔和之性，而转为刚暴，于是有善怒伤人之事。所谓铜山西崩，洛钟东应也。血之结否不可见，而特为如狂为之候，如狂之愈期何为定？而以医者用下瘀方治为之候。故曰其人如狂，血自结，下之愈也。惟外邪未尽，先攻其里最为太阳证所忌，故曰“尚未可攻”。而解外方治，仲师未有明言。惟此证由手少阳三焦水道下注太阳之腑，则解外方治，其为小柴胡汤，万无可疑。惟少腹急结无他证者，乃可用桃核承气汤以攻其瘀，此亦先表后里之义也。

刺期门二节订误

刺期门二节，有数疑窦。不特无刺期门之确证，即本文多不可通。腹满谵语，似阳明实证，脉应滑大而数，不应见浮紧之太阳脉，一可疑也。即张隐庵引《辨脉篇》曰：“脉浮而紧，名曰弦。不知紧与弦，本自无别。”若即以此为肝脉，其何以处麻黄证之浮紧者？是使后学无信从之路二可疑也。《金匮·妇人杂病》，原自有热入血室而谵语者，然必昼明而夜谵语，即不定为夜分谵语，亦必兼见胸胁满如结胸状。又有下血谵语者，又必以但头汗出为验。今皆无此兼证，三可疑也。发热恶寒，病情正属太阳，不应即见渴欲饮水之阳明证，四可疑也。腹满为病，固属足太阴脾，然腹满而见谵语，何以谓之肝乘脾，五可疑也。且渴饮，胃热也；腹满，脾湿也。何证属肝？何证属肺？而必谓之肝乘肺，亦可疑也。不知书传数千年，累经传写，遗脱讹误，在所不免。仍其讹脱之原文，奉为金科玉律，此亦信古之过也。吾谓上节为太阳寒水不行于表分，循三焦下陷胞中，水与血并结膀胱之证属血分。次节为胃中郁热上薄，吸引下道，不得下行之证属气分。故首节当云少腹满痛、谵语、寸口脉沉而紧。惟少腹满痛而见谵语者，乃可据为膀胱蓄血。脉沉紧者，责诸有水，太阳之水，合其标热，下陷寒水之一脏一腑，乃有蓄血之证。蓄血则痛，即前文所谓脏腑相连，其痛必下者是。如是方与《金匮》刺期门条例相合。盖水胜则肝郁，郁则伤及血分，气闭而为痛，小柴胡、小建中汤诸方，并同此例。然则刺期门者，正所以宣肝郁而散其血热也。次节当云发热汗出，渴欲饮水，其腹必满。盖胃中液汁太多，化为阳明浮火，发热自汗者，浮火之上炎也。浮火在上，则吸引水气而不得下泄，故其腹必满。盖胆火上炎，外达肺主之皮毛为发热，为自汗，故谓之肝乘肺。阴热在上，吸水不行，则腹为之满。非刺期门而疏肝郁，则胆火不泄。胆火不泄，则浮阳上吸，而小便不利。小便不利，即腹满不去，病将何自而解乎？水气直下为纵，纵者直也；水气倒行为横，横者逆也。后文太阳少阳并病，刺期门者，义与此同。若夫“啬啬恶寒”四字，决为衍文，削之可也。

太阳病过经十余日节订误

太阳病，过经十余日，已在三候之期，病机当传阳明。心上温温欲吐者，温温如水之将沸，水中时有一沤续续上泛，喻不急也。胸为阳位，胸中阳气不宣，故胸痛。但上闭者下必不达，而大便反溏，腹微满而见溏，此正系在太阴，腐秽当去之象。郁郁微烦者，此即“太阳病若吐、若下、若发汗，微烦，与小承气汤和之”之例也。然必审其先时自极吐下，伤其津液者，乃可与调胃承气汤。若未经吐下，即不可与。所以然者，虑其湿热太甚，下之利遂不止也。惟但欲呕，胸中痛，微溏，何以决其非柴胡证？但欲呕何以知其极吐下？意旨殊不了了。按伤寒十三日不解条下云：“胸胁满而呕，日晡所发潮热，已而微利，此本柴胡证”，今但欲呕而胸中痛，与胸胁满而呕相似，微溏则又与已而微利相似，况柴胡证多呕，今反因呕而决其为极吐下，意旨尤不可通。不知此呕字即上温温欲吐之吐，传写者误作呕字耳。但欲吐者，缘吐下伤其中气，中阳虚寒，而气上泛也。惟既极吐下，胃津告竭，不无燥矢，故可与调胃承气汤。此条正以当传阳明之期，证明调胃承气证。张隐庵反谓非承气证，已属谬误。又以自极吐下，释为自欲极吐下，按之文义，尤属不通。此不过考其未当十余日时，曾经吐下否耳。张隐庵惟不知呕字为吐字之误，故说解支绌如此。自愚按以下数语，犹如阳明谵语当下之以大承气者也。

病发于阳节订误

此条“病发于阳”、“病发于阴”，自当以发阳言之。与上“发于阳”、“发于阴”一例，黄坤载悬解，最为谛当。张隐庵以阴为少阴，其谬误要无可讳，陈修园因之，此又应声之过也。风为阳邪，则病发于阳，为中风，当以桂枝汤发腠理之汗，“而反下之，热入因作结胸”，曰“热入”者，因中风有热故也。寒为阴邪，则病发于阴，为伤寒，当以麻黄汤发皮毛之汗，而反下之，寒入因而作痉。仲师不言寒入者，省文耳。中风有汗，发热易于传化阳明。俟其传阳明而下之，原无结胸之变。惟下之太早，汗未透达于肌表，因合标阳，内蕴浸成热痰，阻厄肺气，肺气塞于上，则肠胃闭于下，其证略同悬饮之内痛。所以然者，以湿痰胶固于阳位故也。湿痰凝于膈上，燥气留于中脘，故其为病，体强如柔痉。《金匮·痉湿暍》节所谓“身体强几几然”者，即是由体强几几，而进之即为卧不著席之大承气证。今本条却言“项强者”，传写误“体”为“项”耳。仲师言“下之则和，宜大陷胸丸”者，葶历、杏仁、甘遂以去上膈之痰，即用硝黄以导中脘之滞，燥气既去，经脉乃伸。其所以用丸不用汤者，此正如油垢黏滞，非一过之水所能荡涤也。

太阳病医发汗节订误

太阳病，发其汗，犹曰太阳病当以汗解也。无问在表之用麻黄，在肌之用桂枝一也。所难解者，“遂发热恶寒”耳。岂未经发汗之前，本不发热，本不恶寒，因发汗之故，遂致发热恶寒乎？若初不见发热恶寒，何以知为太阳病乎？此不可通者一。医虽至愚，谁不知发热恶寒之当发其汗，何至误用硝黄？则“因复下之”句“因”字，全无着落，不可通者二。今细玩本文，特于“恶寒”上遗脱不字耳，如此则“因”字方有着落。盖太阳发热恶寒之病，一汗之后遂致发热不恶寒，此时颇类传入阳明，因其似阳明而下之。太阳水气已由一汗而衰，不能再作结胸，于是虚气无所附丽，因结于心下而成痞。盖发汗则卫气虚，阴液伤于上也；下则营气虚，脾阳陷于下也。阴阳气并竭，更以烧针损其已伤之阳气，耗其已伤之阴血，遂至胸中烦热，血凝则面色青，湿聚则面色黄（跌打损伤俱见青色，伤血故也；瘕疝之证面见黄色，聚湿故也）。烧针动经，故肤瞤血凝。湿聚周身，皮肤跳动，皆正气不支之象，故曰“难治”。但见面色微黄，手足温者，初不过脾虚湿胜，故曰“易愈”，于太阴中求之足矣。愚按“阴阳气并竭”下，“忽著无阳则阴”独五字，殊难解说。前既云“阴阳气并竭”矣，何所见而为指“阴独”乎？自来注释家，往往囫囵读过，故所言并如梦呓。仲师何以不言阴阳并竭，而言“阴阳气并竭”？盖气为阳，汗后肺阴外泄，而卫气一伤，下后脾阳下陷，而营气再伤。营卫之阳气两耗，而痰湿结痞于心下者，乃独存无气之浊阴，故曰“无阳”。无阳者，无气也。试观胶粘成块之白痰，如结晶体者，方在略出之时，咽喉中已觉冰冷。此即浊阴无气之明证，心下之痞正如是耳。

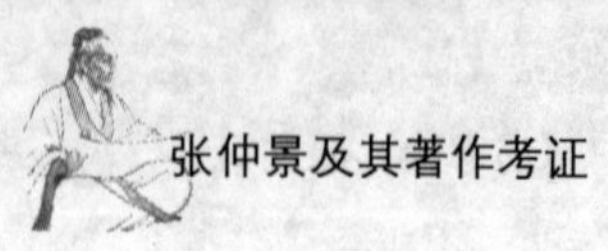

伤寒脉浮滑节订误

脉浮为表邪未尽，滑则为湿与热。以证情准之，当云表有寒，里有热。本条言“表有热，里有寒”，则传写之误也。惟白虎汤方治里热甚于表寒者宜之。若表寒甚而里热微者，要以越婢及大青龙、麻杏石甘诸方为主，石膏知母不当轻用，此即发热无汗，其表不解，不可与白虎汤之例也。若夫表寒垂尽，里热已炽，乃能用清凉透肌之石膏，驱里热由肌出表，其病遂解。此正“燥渴，心烦，背微恶寒，白虎汤加人参汤主之”之例也。予向者疑“里有寒”为衍文，犹为未达一间。

按脉之来缓节订误

此承上节申言结代之脉也。然必先明结代之义，然后可以明仲师之言结者，如抽长绳忽遇绳之有结处，则梗塞而不条。代犹代谢，譬之水中浮沤，一沤方灭，一沤才起；雨后檐溜，一滴既坠，一滴悬空，离而不相续也。盖气未脱而停顿者曰结，气中绝而更至者曰代。心寄肺脏之中，资脾胃中气而生血液。胃中燥实，脾阳内停，则阳热上薄肺脏，而肺脏亦燥，上下俱燥，则心营不濡，脉道因而不调，本脏发为动悸。脉之来缓，至于时一止复来，譬之逐队偕行，中途忽有阻碍，而权时落后，此非不相续也，阻碍者为之也；脉来动而中止，更来小数，中有还者反动，譬之潮入断港，为淤泥所折，及越之而过，其来倍捷，而其力较猛，此非不相续也，有折之者也。此二脉皆名曰结。故得此脉者，务清阳明之燥，以滋生血之源，而脉之结者调矣。若夫动而中止，不能自还，因而复动，正如孤云远逝，流水不归，卒然继至者，茁其气实不相续，故名之曰代，代者甲去而乙承之也。夫气结复续，是为生阳；气出不续，是为死阴。然则结当为阳，代实为阴。“名曰结”下“阴也”二字实为传写之误。“得此脉者必难治”，乃专指代脉言之，非统指结脉言之也。

伤寒三日节订误

此亦申《内经》“二日阳明受之”之义也。二日即七日以上，与上节“恶寒二日”自止同例。此云“三日”，传写之误耳。脉为血管中含有动气者，里寒则见缩，故少阴寒证，脉见微细；里热则扩张，故证传阳明脉见洪大。不独在足之趺阳、结喉旁之人迎见大，即手太阴六部之脉亦大。计其时日，皆当在七日以上。虽然，此亦指冬令伤寒言之耳，若春日皮毛渐开，传热较易，则为日亦少。至于夏秋间温病，更有朝见太阳，而日中即传阳明者，尤不可以常例论之。自来注家不明一日之为七日以上，反谓《内经》传经期日为不足据。张隐庵又强为之说，以为正气相传，而不关病气。夫正气之不受病者，一日之中，何经不达？不知何者为传，其实皆梦呓也。

伤寒中风节订误

此节上下两“腹满”字，必有一衍文。玩“则腹满”三字之义，似腹满见于误下之后，未下时不应腹满。然非腹满医者何因误下？此必后之腹满字当衍也。所以为阳明中风

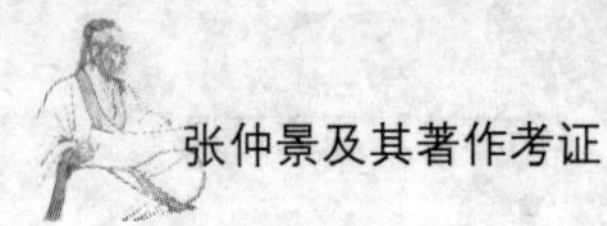

者，太阳初转阳明，必有潮热，邪风闭遏皮毛，肺气不舒，因而微喘；肌表同病，故发热恶寒；湿热不从汗解，流入太阴部分，因而腹满；阳明燥热，而胃中郁蒸上抗，因而口苦咽干；皮毛不开，故脉浮紧。若以腹满之故，疑为阳明内实，妄行攻下，水液一下而尽，小便遂难。况湿邪黏腻，渗入膀胱，尤难疏泄。盖此证宜桂枝麻黄各半汤或大青龙汤之表里双解，俾风湿由汗而解。设中脘不运，更为斟酌下法，以去内实，此亦先解其表，后攻其里之意也。

谵语潮热反不能食节订正

阳明病而见谵语潮热，其大便必硬，断未有腑气不通而能食之理。然则仲师何以言“反不能食”？曰此为仲师之失辞，不可为训者也。原其意旨，不过谓潮热之时，胃中宿食，或乘未经燥实而下行，则肠实胃虚，当不至恶闻食臭。今反见食而饱懑，或稍稍纳谷而胀痛，则胃中宿食，必因津液外泄，化为臭秽，坚实之燥屎，欲下入小肠而不得，自非用大承气汤以攻之，病必不除。若稍稍进糜粥，亦无所苦，此即谓之能食。虽潮热谵语，不过肠中便硬，胃气固无损也，此盖为小承气汤的证，故予谓“宜大承气汤”五字，当在“五六枚也”下。今在“但硬耳”下，实为传写之误。张隐庵乃于有燥屎者反谓不可下，能食而但有便硬之证者，反谓宜大承气汤。谬倒不误，贻害订浅，特正之玩（气但字、耳字，语为极为轻忽；必字、也字，语意极重郑宜。气大承气汤究竟当属何证？通人皆当辨之。独怪陈修园每作张氏应声虫，并谓不敢妄言错简，愚哉）。

三阳合病节订误

此条为阳明经证发端，“三阳合病”四字，当在后文“脉浮而紧”条，传写之倒误也。夫脉浮紧，属太阳；咽燥口苦，属少阳；不恶寒反恶热，属阳明者。此三者皆三阳篇提纲，固当为三阳合病，本条则无之。可知历来注释家，望文生训，皆瞽说也。夫阳明之中气为太阴，太阳将传阳明，必上湿而下燥，故有脉迟汗出不恶寒者，亦必有身重、短气、腹满而喘诸证，为其太阳表汗未尽，内并太阴之湿，而未易化燥也。湿热内蕴，上冒咽喉而出，则口中糜碎，舌苔干腻而厚，至不能辨五味；下逼于肾膀，则小溲不禁。此时若发其汗，则胃中燥热上攻脑部，必至心神恍惚，发为谵语；若用硝黄以下之，则浮热上冒阳明经脉入脑之处，而额上生汗。额上者，阙上也（两眉间为阙，为愁苦者见颦蹙之处。孟子所谓“蹙额”，即两眉间也）。阳明胃中燥实，则阙上痛。故误下后浮热上冒，则阙上生汗。脾主四肢，胃亦主四肢，误下后脾胃阳虚，故手足逆冷。故欲救谵语之逆，宜小承气；欲救四肢逆冷，宜四逆、理中。盖此证不当急治，必待自汗出，然后可用白虎汤，泄肌理之湿热，俾从汗解，此亦有潮热乃可攻里之例也。愚按“面垢”下“谵语”字，亦为衍文。若本有谵语，下文发汗则谵语当作何解乎？

二阳并病节订误

此节全系正阳阳实内之证发端。言“二阳并病”，此必阳非仲师原文，浅人因三阳合病，而妄加之也。夫既曰“太

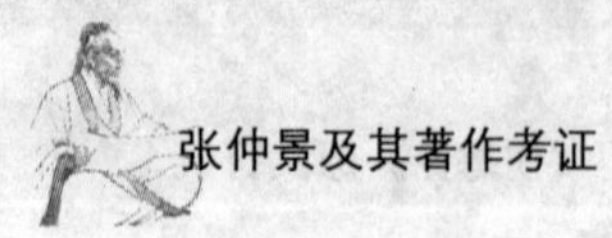

阳证罢”，无头痛、恶寒、恶风诸证可知，安得更谓之并病？但发潮热手足汗出，则胃中津液必少，少则不能下润大肠，而大便难，胃中燥热上冲心神所寄之脑部，一时昏暗而心神为之恍惚，遂发谵语。譬之胆怯者夜行，见寝石以为伏虎，见植木以为立人，安在所见之非妄？又如败军之将，草木皆兵，闻风声鹤唳，则惕息而伏。此无他，皆因暴受激触，脑中震动，心神失所依据故也。阳明病之谵语，何以异此？要惟大承气汤以下之一泄肠胃之燥热，而诸恙可愈。然则此证为正阳阳明，而非二阳并病，较然无可疑者。张隐庵明知并病之非，犹言太阳病气并入阳明，则尽信之过也。

太阳病节订误

太阳之病，误下成痞者，则太阳标热陷于心下，而关上之脉独浮，是为大黄黄连泻心汤证。关上浮者，阳热在胸中故也。今寸缓关浮尺弱，发热汗出而复恶寒，病不在膈上故寸缓；肾阳虚故尺弱。虽关上见浮，胸中阳热独盛，而太阳之表寒未解。夫心下痞而复恶寒汗出者，则又为附子泻心汤证（泻心汤加附子以救表阳）。不呕而但痞，则心下本无水气可知，故证情与干呕之甘草泻心汤殊异。但太阳误下成痞，虽部位当胃之上口，要不为转属阳明。如未经误下，病人不恶寒反恶热，大渴引饮，表里俱热，乃真为转属阳明也。阳明病法当多汗，然又有肠胃无实热，不能蒸水液成汗，而小便数者，其大便必硬，不更衣十日，无所苦，虽硬不可攻之。此时津液不能上承，亦当渴欲饮水，但须少少与之，而不宜过多。所以然者，阳热少而蒸化难也。惟节末

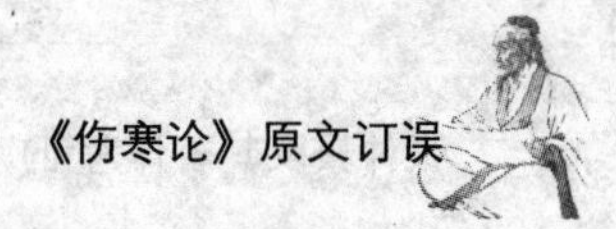

"但以法救之，渴者宜五苓散"二语，则殊有未安。盖此节所论为小便数，而阳热不甚之证。设令为水湿中阻，津液不得上承，则以五苓散利其一便，中气既通，内藏津液，自当随阳上达。今小便既数，大便复硬，则其渴为津液内竭。岂有津液内竭之证，而反用五苓散者乎？愚按"少少与之"，下脱"水停心下"四字。盖津液内竭，而渴欲饮水，原不同阳明热甚者易从汗泄，必有水停心下之弊。设水停心下津不上承而渴，但用五苓驱水下行，然后中气通而津液上达，不治渴而渴自止矣。《太阳篇》云："渴欲饮水，水入则吐者，名曰水逆，五苓散主之"所谓法也。

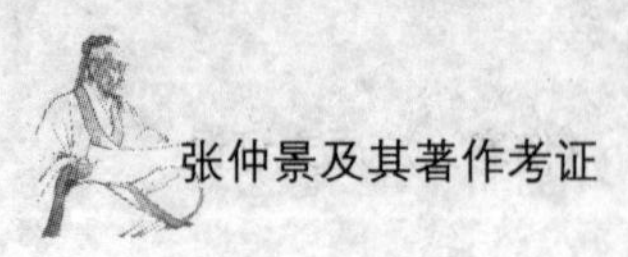

《伤寒论》六经

恽铁樵

《伤寒论》第一重要之处为六经，而第一难解之处亦为六经。凡读《伤寒》者无不于此致力，凡注《伤寒》者亦无不于此致力，卒之能得真义者竟无一人。此处不解，全书皆模糊影响，有何医学可言？尝忆某名人之言曰："中国尽许有良医，然断不能以其所学传授于人。"此两语骤视之极费解，然按之事实，确是如此。夫医术果良，自无不可以传授他人之理，必心所能喻不能使人共喻，然后其术不传。若是者非术之精微不可言喻，乃因其学说不能彻底明了故也，学说不能彻底明了，虽能生死肉骨谓之不良也可。若鄙人所研求而得者，可以自喻，可以喻人，无丝毫模糊影响者存于其中，此则差堪自信者。今为之逐层推论如下。

自来注家皆言太阳主一身之表，阳明主一身之里，少阳主半表半里。吾请得申说，其义曰太阳之为病，常恶寒，恶寒乃皮毛上感觉之事，皮毛是躯体最外层，故太阳主一身之表，此可解者也。阳明病为胃家实，阳明腑证，发热神昏谵语，用承气汤下之，得燥矢则热解，谵语亦除，是发热谵语之故，由于燥矢，燥矢在肠胃，肠胃为躯体之里面，是阳明主一身之里亦可解也。少阳主半表半里者，少阳之为病，发寒热，先寒而后热，释之者曰："病邪从里出表，至太阳则恶

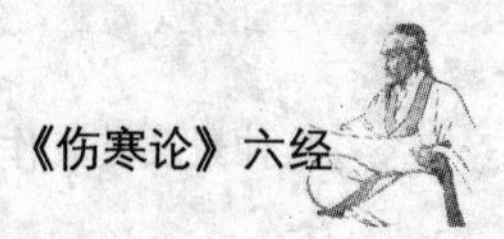

寒；病邪从表陷里，至阳明则恶热。少阳之外一层为太阳，内一层为阳明，故曰少阳在半表半里。”此犹之可解也。然虽可解，而已有不可解者在。太阳有恶寒之病，太阳亦有发热之病，何以少阳之出表者纯粹恶寒？且皮毛为表，肠胃为里，此半表里之少阳，其在皮毛肠胃之间乎？至于三阴，其说乃不可捉摸。太阴为至阴，故无热可发。厥阴为两阴交尽，少阴为太阳之底面，故太阳之病，有直传少阴者。考之诸家之说，大略相同，大都如此。夫三阳既有表有里有半表里，则三阴当亦有地位可言。太阴为至阴，揆之阳在外阴在内之义；既云至阴，即当居最里之地位；然而厥阴为两阴交尽，既是阴之尽处，似当较太阴所处地位为更里也。少阴为一阴初生，其地位近太阳，似少阴当为三阴之表。少阴为表，厥阴为里，岂太阴为半表里乎？遍考各家均未言也。或又引《内经》“太阳为开，阳明为阖，少阳为枢；太阴为开，厥阴为阖，少阴为枢”之文，准此以谈。为开之太阳为表，则主开之太阴亦当为表；为阖之阳明为里，主阖之厥阴亦当为里；为枢之少阳为阳之半表里，为枢之少阴亦当为阴之半表里。然而各家均无此说，抑又何邪？肾与膀胱相表里，肝与胆相表里，脾与胃相表里。将膀胱之足太阳为表，肾之足少阴亦为表；胆之足少阳为半表里，肝之足厥阴亦为半表里；胃之足阳明为里，脾之足太阴亦为里乎？揆情度理，似乎此说为近似。然而各家均无明确之表示，何以于三阳则言之凿凿，于三阴则绝口不谈？揭开假面具言之，各家虽甚致力于六经，名家于六经之三阴均未能彻底明了也。朱子有云：“吾读书未尽一页，不敢读第二页；未尽一卷，不敢读

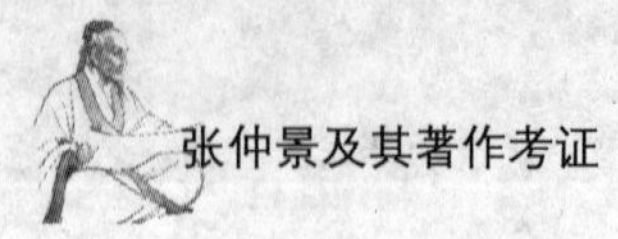

第二卷。”所谓尽者，谓能尽行明了其意义也。今各家于六经之三阴既未能明了，何有于以后种种？而如喻嘉言者流，方且大放厥词，连篇累牍，剌剌不能休，是亦不可以已乎。吾近得东国喜多村氏所辑《伤寒疏义》，其序文中有一节，言六经极明白了当，为我国注家所未能言者。兹录之如下，亦他山之助也。

喜多村之言：“曰本经无六经字面，所谓三阴三阳，不过假以标表里寒热虚实之义，固非脏腑经络相配之谓也。”此义讨究本经而昭然自彰，前注动辄彼是纽合，大与经旨背而驰矣。此编（指《伤寒疏义》）六病诸论，所以不敢袭前人也。本论所谓三阴三阳，所以标病位也。阳刚阴柔，阳动阴静，阳热阴寒，阳实阴虚，是即常理。凡病属阳属热属实者，谓之三阳；属阴、属寒、属虚者，谓之三阴。细而析之，则邪在表而热实者，太阳也；邪在半表里而热实者，少阳也；邪入胃而热实者，阳明也。又邪在表而虚寒者，少阴也；邪在半表里而虚寒者，厥阴也；邪入胃而虚寒者，太阴也。惟表热甚则里亦热，故里虽乃（义同始）热，而病未入胃，尚属之太阳；表寒甚则里亦寒，故里虽乃寒，而病未入胃，尚属之少阴。少阳与厥阴共，病羁留于半表半里间之名也；阳明与太阴共，邪犯胃之称也。故不论表里寒热，病总入胃中者，谓之阳明与太阴。盖六病之次，阳则太阳、少阳、阳明，阴则少阴、厥阴、太阴。但阳则动而相传，阴则静而不传。然其传变则太阳与少阴为表里，少阳与厥阴为表里，阳明与太阴为表里。是以太阳虚则是少阴，少阴实则是太阳；少阳虚则是厥阴，厥阴实则是少阳；阳明虚则是太阴，太阴实则是阳明。是乃病传变化之定理，三阴三阳之大略也。本文（指《伤寒论》）三阳三阴次序，原于《内经·热论》，非敢有错，盖义不得不然。惟至论病之传变，则固不得拘编次之先后也。前辈此义不晰，使人于暗中摸影不亦疏也哉。

章太炎先生评

大著引喜多村说："谓太阳虚即是少阴，少阴实即是太阳；少阳虚即是厥阴，厥阴实即是少阳；阳明虚即是太阴，太阴实即是阳明。"此义柯氏已发之，柯以太阳为心，由今验之。"太阳病在营卫，营即血脉，内属于心，是为心之表。而少阴则正是心脏，太阳虚，血脉不能抗客邪，则直薄于心，病见蹶臂，为手足厥矣。若心脏本实，则客邪只能至周身血脉，而不能直薄于心，是以太阳病唯见表面发热也。"柯又谓"胃家不实，即太阴病"，亦与喜多村同义。唯少阳厥阴，柯氏未论。盖少阳病多指三焦，少指胆腑，而厥阴则多指肝脏，少指心主，有不能互推之理。然厥阴病心中疼热，则病自在膈中，即膻中厥阴部也，亦与三焦相应。唯三焦虚，津液不布，故厥阴病必为消渴。与所谓少阳虚，即是厥阴者甚合。

按喜多村所言，实有至理。我辈于六经不了了，在最初时尚耿耿于心，稍久渐渐淡忘，及为人治病稍久，则不复措意。岂但不措意，亦竟妄其所以，自以为了解，偶值后辈问难，方且多为遁辞曲说，卒至人我皆坠五里雾中。此即所谓"良医不能以其术授人也"。此中情形，不可谓非自欺欺人，头脑颟顸，几乎不可思议。试问从成无己、庞安常，以至雍

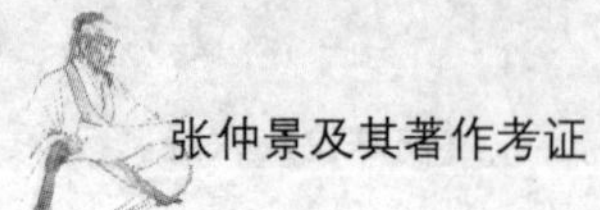

乾间诸注家，谁能逃暗中摸影之诮者哉？

喜多村之言，可谓深切着明。然古人创此学说，究何所根据？古人已知人身有脏腑，何以不言脏腑，而言六经？六经之在人身，究在何处？可以明白为之界说乎？此皆医家所当切实研究，而不容小有含糊者也。前于拙著医学《群经见智录》已略言《内经》五行之理，兹复申言吾意，以解释《伤寒》六经。若以吾左方所言，与《见智录》所言互相参证，更合之喜多村之说，则临诊时可以胸中了了，指下无疑。今问六经何自来乎？曰来从六气。六气何自来乎？曰来从四时。四时有温凉寒暑，万物以生长收藏。人处四时之中，每一时期有一时期特殊之感觉：春夏和煦，秋冬凛冽，此其常也，反常则病。六气曰风寒暑湿燥火，风非空气动之风，寒非直觉之寒，火非燃烧物质之火。《内经》曰："风胜则动，寒胜则痛，暑胜则浮，燥胜则干，湿胜则濡。"写风寒燥湿乃气候之名词，动痛濡泻乃人体所标著，此必天人相合而后见者。故问六气为何物？则径直答曰：六气者，人体感气候之变化而著之病状。六经之三阳三阴，非与脏腑配合之谓也，谓太阳是膀胱，少阳是胆，厥阴是肝，无有是处。肾与膀胱相表里，太阳可直传少阴，肝与胆相表里，少阳何以不直传厥阴？脾与胃相表里，阳明何以不直传太阴？仲景辨太阳之病，项背强痛，或恶寒，或恶风；少阳寒热往来；少阴踡卧但欲寐，与肾、膀胱，与胆何与？故问六经为何物？则径直答曰：六经者，就人体所若之病状为之界说者也。是故病然后有六经可言，不病直无其物。执不病之躯体，而指某处是太阳，某处是阳明，则不可得而指名。然则何解于《灵枢》之经络？曰经络云者，亦病而后有者也。《内经》言阴阳是有其物也。岐伯曰：阴阳者数之可千，推之可万，而循环回转，道在于一。以无为恬澹，纯任自然为养生之极则（说详《见智录》）。是不病之先，并无阴阳之明证也。阴阳且无有，更何有于经络？《灵枢·经脉》以病状言之，可以得其彷佛。以解剖图案比对，转无一相合者。例如阳明病，有鼻孔干，眼眶酸楚，头痛，牙龈肿痛，发颐，绕脐作痛诸证。《灵枢·经脉篇》则云："足阳明之脉，起于鼻之交頞中（所以鼻孔干），旁纳太阳之脉（足太阳脉起于目内眦，所以眼眶酸楚），下循鼻外，上入齿中……循颊车（所以牙龈肿痛发颐），上耳前，过客主人，循发际，至额颅（所以头痛）。其直者从缺盆下乳内廉，下挟脐（所以绕脐作痛）……"其他各经类此者正多，惟仅就《伤寒》言之，不过十之四五合者，其余十之五六，皆非《伤寒》所能见者。以今日解剖之动静脉证之，乃无一不合。则经络之为物亦等于伤寒六经，必病而后见甚明显也。

《灵枢·经别篇》云："手阳明之正，下走大肠，属于肺；手太阴之正，入走肺，散之大肠。"此所谓肺与大肠相表里也，证之实地解剖，肺与心有密切关系（参观三卷心房造血节），似可云心肺互相表里。又血中废料，在肺中由别道输入小肠，排泄于体外。即让一步说，亦当云肺与小肠相表里，似大肠决无与肺相表里之关系。然《伤寒论》之葛根汤，有可异者：头痛、项强、恶风几几，此为太阳病，亦躯体外面皮毛上事。太阳阳明两经合病，则自利，自利乃大肠病。太阳主皮毛，亦曰肺主皮毛，太阳与阳明合病，而见大

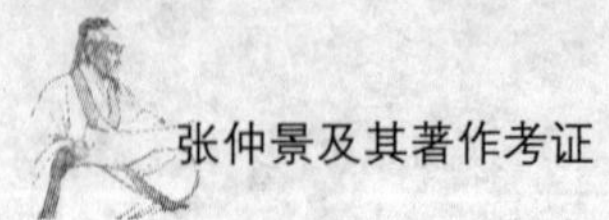

肠之自利，正与阳明之正，下走大肠属于肺，及太阴之正，走肺散之大肠之符合。然自病证言之，一为恶寒，一为下利，是绝不相蒙之两种病证。而仲景则以一个葛根汤，一味不易，治此两种不同之病，而皆有效。然则自功效言之，岂非肺与大肠相表里，有的确之证据乎？又近顷针科，针虎口治牙痛极效。按虎口《灵枢》谓之合谷。《经脉篇》云："手阳明之脉，起于大指次指之端，循指上廉，出合谷两骨之间，其支者从缺盆上颈，贯颊，入下齿中。"牙痛有虚有实，刺法有补有泻。寻常风热牙痛，尽人知为阳明经病，刺虎口是有疏泻意，刺之而效，是《灵枢》所言正确不误也。然自今日生理言之，动静脉皆出于心，纤维神经皆出于脊，其血管之细者，四肢百体无乎不达，究何所见而知虎口与牙龈有特别关系？皮毛与大肠有相通所在，凡事皆有其理，以今日解剖之精，所不能见、不能知者，而谓我国四千年前之人已知之见之，万无此理。虽《灵枢经·水篇》有"其死可解剖而视之"之语，须知此语不可为剖。我国风气，认脔割尸体为道德上干禁之事，以故脏腑部位亦模糊影响，致后来有王清任《医林改错》之饶舌，凡此皆不容掩饰者。以事实言之，脏腑部位尚未清楚，以功效言之，其神妙乃至不可思议，是诚千古之大谜。此层不得其解，虽欲研究将何从着手，关系为绝大也。

偶阅《医剩》。东医栎荫拙者著有《古代解剖》数则，兹录其略，以推测《灵枢》所谓解剖。

其一云："赵与时宾退录，广西戮欧希范及其党，凡二日，剖五十六腹。宜州推官卢简皆详视之，为图以传世。"

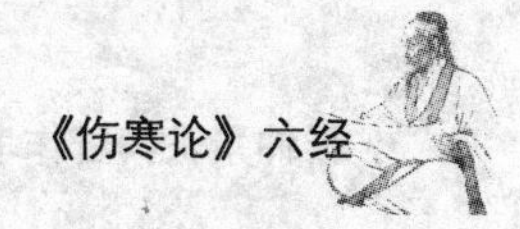

其二云："王莽诛翟义之党，使太医尚方与巧屠共刳剖之，量度五脏，以竹筵导脉，知其所终始。云可以治病，其图今不传。"其三云："晁公《武郡斋读书志》，载存真图一卷，皇朝杨介编，崇宁间，泗洲刑贼于市，郡守李夷行遣医并画工往视。抉膜摘膏，曲折图之。"其四云："闻《见后录》载无为军医，张济能解人而视其经络。值岁饥，人相食，凡解一百七十人，以行针无不立验。"

以上凡四事，皆在王清任《医林改错》之前，而王莽一条最古。《素问》文字，就鄙见言之，有太古相传之文，有周秦人语，有汉人语。说见拙著《见智录》：《灵枢》后出，识者疑与《素》文字不类，谓是王冰所辑。今假定《素问》成书于西汉，则《灵枢》成书至少当在新莽之后。《素问》不言解剖，《灵枢》忽言解剖，又不言若何解剖，其即屠刳以竹筵导脉之类似事乎？夫王莽之所为，就道德言之，与《尚书》所言"断朝涉"之胫相去几何，其事不为清议所容，其图不传宜也；就医学言之，其所为虽粗，可谓医家实地解剖之始祖，其图不传，甚又惜也。精研医学之人，因其不为清议所容，不敢冒言；复因其不传可惜，因托言古代曾有其事，因此之故，仅有单词双句之解剖字样，见于《灵枢》，未可知也。今之医家，往往冥想，以为古代必有神秘之解剖学，惜其书不传，遂令西人专美。此种思想，良足自误。须知古学虽不传，必有迹象散见于古书之中。今从周秦诸子中，颇能觅得与《素问》类似之文字（例如《脉要精微篇》云："阴盛则梦涉大水恐惧，阳盛则梦大火燔灼，阴阳俱盛则梦相杀毁伤，上盛则梦飞，下盛则梦堕，其饱则梦与，甚饥则梦取。”《列子·穆王篇》：“阴气壮则梦涉大水而恐惧，阳气壮则梦涉大火而火燔，阴阳俱盛则梦生杀，甚饱则梦与，甚饥则梦取。”此绝非偶然相同，吾疑《列子》引用《素问》。又《左传》秦和之言，亦与《素问》尽合，当亦是引用《素问》。此外如《春秋·繁露》：“阴阳之动，使人足病喉痹。”与《素问·阴阳别论》：“一阴一阳结，谓之喉痹固。”《吕氏春秋·尽数篇》云：“精气之来也，因其轻而扬之，因走而行之，因美而良之。”与《素问·阴阳应象大论》“因其轻而扬之”三句亦同。其类此者，苟再为搜索，当不止此数条)，而独不能觅得解剖之影响。即此可推断《素问》之为书，至少有若干或份是周秦人手笔，同时更可推得解剖之学，古时必无其事。是故《灵素商兑》根据《灵枢》解剖一语，证明古代解剖之粗，鄙人则以为此正余君云岫未之深思之故。须知根据《素问》、《伤寒论》之学理，其精妙之处，直能迈越今日西国解剖学与显微镜所不能到之处。而其粗陋处，乃至不知脏腑之部位，不明体工之作用，岂有如此不合理之解剖学乎？

知识有两大支干：曰心之研究，曰物之研究。凡声光电化，皆物之研究；哲学伦理，皆心之研究。若神学则在宗教范围之内。我国向来无物的知识，各种学术皆偏于心的知识，又皆含有宗教气味。与西国惟心学说既微有不同，与彼邦宗教更性质迥异。此即近人所谓玄学。至就体功言之，西人之解剖学、微菌学、生理学皆属物的研究，惟心思之作用，不可解剖。故心理学之蹊径迥别，其方法专从试验动作感觉，以测心之能力。我国医籍亦讲体功各种物的知识，皆

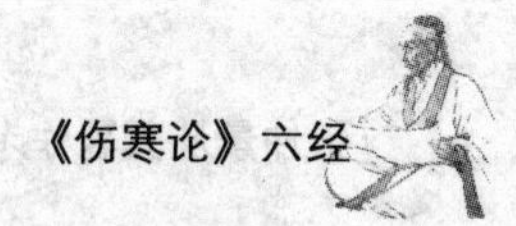

非所有。若《素问》所言，仍是玄学本色。惟其言病理之一部分，与《灵枢》之言经络穴道骨脉等篇，则别开生面，既非物的研究，亦无玄学气味，其方法与西国心理学极相似。不过心理学所推测者，为心的动作与能力，而我国之言病理，实为躯体自然之反应与其径路。质言之，《灵枢》者，古人以治心理学之方法，研究人类躯体所得之成绩也。躯体物质也，痛苦愉快，物质所发生之势力也。今之西医学从物质研求以明势力者也，《灵枢》、《素问》从势力研求以推测物质者也。《灵枢》后出，其书真否，不可知。要非全出后人假托，假使此书果与《素问》同为古籍，其中所言，当已经数千百年之经验。其经络气穴，乃从种种病状测验所得者，但古文太简，谬刺之法早已失传。今日针科一二种有成效方法，不过一鳞一爪。后人不解，以为此书无从研究，其实苟知其方法，与西人治心理学相同，未尝无法整理，使成一种专科。若《伤寒论》之六经，所言甚简，若知其为病后之界说，尤属易解，不必多为曲说，使人堕五里雾中也。

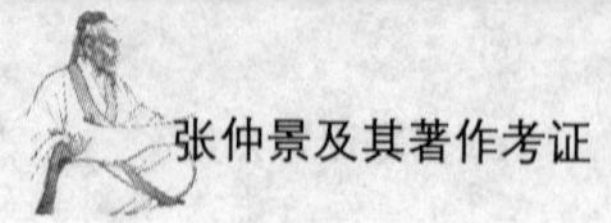

《伤寒论》六经篇书后

周岐隐

（一）太阳篇书后

太阳一经，不过发汗利水二法，麻、桂、葛根、青龙、五苓数方而已。余如白虎、芩连之清，真武、四逆之温，栀豉、瓜蒂之吐，抵当、承气之下，十枣、陷胸之攻，建中、复脉之补，柴胡、泻心之和，石脂余粮之涩，乃太阳之救逆法。亦即六经之救逆法也。盖太阳主表，风寒之邪，自表而入者，必表而出之。故发汗乃太阳之先着，亦太阳之正治也。惟发汗失当，一切变证，乘之而起。救逆之法，因之而出矣。如汗多亡阳，则邪入少阴经，阴竭热亢，则并阳明，此误汗之过也，而回阳、救阴之治不同焉。热与水结，则成结胸；寒与饮搏，则成水气；热瘀于里则病黄。寒持于表则必疟，此失汗之过也。而攻结、利水、清里之治不同焉。心下悸而叉手冒心，脐下悸而欲作奔豚，痰滞乘虚而作胀满，津液干燥而成胃实，此汗后余邪之变证也，而保心气、伐肾邪、扶脾、调胃之治不同焉。总之发汗得当，他发皆可不用；救逆得法，伤寒亦不至有死证。惟病至于救逆，则当应证施治，不必更问邪在何经。太阳之救逆如此，他经之救逆亦如此。明于此，斯可与之语《伤寒》矣。

（二）阳明篇书后

阳明病须要认出表里证，即所谓经病、腑病是也。身热汗出，不恶寒反恶热，是阳明之表证。而有因于外邪传里者，风寒自太少二阳转属是也；有因于里热达表者，湿热在本经蒸发是也。胃家实不大便，是阳明之里证。尚有属于胃中虚冷者，呕吐不欲食，下利清谷是也。在表者有麻、桂之汗，在上者有栀豉之吐，温热有白虎之清，湿热有猪苓、茵陈、栀子、柏皮之利，胃实有大小承气之放，胃寒有吴萸、四逆之温。汗吐清泄攻补之方具，而阳明表里虚实之治备矣。三阳以阳明为阖，故经气虽太阳、阳明、少阳相递嬗，而病气则太少之邪，皆入阳明。阳明中风，多少阳证，即明证也。阳明为湿之薮，最多湿热、温热之证。栀豉、白虎、承气，即仲景治温热方也；猪苓、茵陈、栀子、柏皮，即仲景利湿热方也。湿热在阳明则发黄，温热在阳明则发斑。《伤寒》只有发黄之治，而无发斑之文，殆仲景时尚无所谓斑也。阳明之上，燥气主之。邪从燥化，则在经为热，在腑为实。故治阳明病，总以保津存液为主。而急下存阴，尤起死回生之无上法也。

（三）少阳篇书后

少阳居半表半里之间，乃二阳三阴病邪出入道路。故本经之自病极少，他经之兼证极多。本经汗吐下三法，俱于禁例。主要治法，惟和解而已。前贤将大小柴胡、泻心、黄连诸方，悉属之少阳。盖以柴胡为和解主方，余方皆和解之变

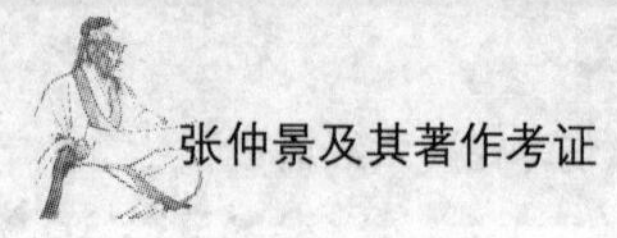

方也。

（四）太阴篇书后

《太阴》一篇，原文只八条。前贤以为散佚不全，不知太阴与阳明为表里，燥热之邪入阳明，寒湿之邪入太阴，阳明之病为胃家实，则胃家不病者，便转属太阴矣。太阴为寒水之腑，太阴为湿土之脏，则寒湿不化者，亦转属太阴矣。太阳、阳明二经，均有太阴病错见于其间。非太阴之病，只此八条已也。柯韵伯将厚朴生姜半夏人参汤、白散、麻仁丸，均拦入太阴，亦可不必。

（五）少阴篇书后

看少阴病，须要认出寒热两途。大约少阴之厥逆多为寒，少阴之下利多为热，惟厥利并见者，则往往为寒；少阴之躁多为寒，少阴之烦多为热，惟烦躁并见者，则无不为寒；但欲寐是少阴寒证，则不得眠便是少阴热证；口中和为阳虚内寒，则口燥渴便是阴虚内热。寒热之辨，如斯而已。惟其中有假热真寒、阴证似阳之候，最宜悉心体认。三阴之中，惟少阴一证，汗吐下三治俱备，而大承气之急下存阴，又有绝大意义。少阴一经，有“无阳”证，而无“亡阳”证。古文无亡通，如脉微亡阳之亡字，即无字也。若作太阳误汗亡阳之义解之，则失之矣。

（六）厥阴篇书后

厥阴为阴之初尽，即为阳之初生。陆氏以“经属阴而脏

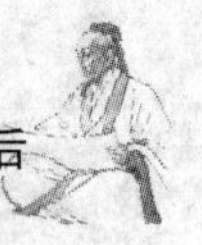

不寒，每多阴阳错杂寒热互形之证”是也。惟其以厥利为厥阴之主证，则未必尽然。盖厥阴一经，泛论厥利甚详，实则总合三阴而论，非仅属一经言也。故于脏厥、蛔厥、寒厥、热厥之外，又有冷结寒痰之厥；热利、寒利之外，又有厥热下利。寒则诸证之中，惟乌梅丸之蛔厥，当归四逆之寒厥，为厥阴之本证。而脏厥、热厥，乃热寒之极证，不仅为厥阴之变证。至于冷结痰之厥，并不得为厥阴证矣。下利原非厥阴固有之病，即使因厥而利者，亦传经之热邪陷入阴分，非厥阴之本证也。盖因热而厥，因厥而热，厥热互相胜复，乃阴分阳分之邪，互相进退也。若认为厥阴之病，则邪入厥阴，已属危候。若更见热深厥亦深，尚可冀其厥热平复不治而自愈乎?《伤寒》一书，多互文见意之处。而于《太阳》、《厥阴》二篇，论证更为错杂。盖阳经之邪，多属于太阳；阴经之邪，多属于厥阴。仲景之心发，亦即读《伤寒》之要诀也。观以《少阴篇》每条冠以“少阴病”，《厥阴篇》每条冠“伤寒”，则虽为厥阴篇之文，犹得统指为厥阴病耶？注家囿于界限，以为某经之文，即某经之病。于是见《厥阴篇》论厥利，便以厥利为厥阴病，见《厥阴篇》有呕吐哕，并统指呕吐哕亦为厥阴病。夫厥利呕吐哕，岂尽厥阴病哉?仲景不过因厥阴有蛔厥吐蛔而旁及之耳。总而言之，惟“消渴气上冲心，心中痛热，饥不欲食，食则吐蛔”，及“手足厥冷，脉微欲绝”，为厥阴之本证。惟乌梅丸及当归四逆汤，为厥阴之主方。

《伤寒论》跋

魏念庭

六经既叙，仍得而汇言之。先言表里之义：三阳固为表，而太阳非表之表乎？少阳非表中之半表里乎？三阴固为里，而太阴非里之表乎？少阴非里之半表里乎？厥阴非里之里乎？再言经与脏腑之表里：太阳经与膀胱也，阳明经与胃也，少阳经与胆腑也，非表中之表里乎？太阴经与脾脏也，少阴经与肾脏也，厥阴经与肝脏也，非里中之表里乎？表里之义得，而汗下之法可明矣。在表俱可汗，是阴经可汗也；在里俱可下，是阳经可下也。请再言其升降之义：人之一身，胸膈居上，心居中之上，腹居中之下，少腹更在下。邪在上，则越之可也；邪在上之中，则泻之可也；邪在中之下，下之可也；邪在下，泄之可也。越者，升而散之也；泻者，徐而滋之也；下者，攻而除之也；泄者，就势而推致之也。故除发汗解肌治表之外，又有泻心诸方，以泻中上之邪；有承气诸方，以下中下之邪；有抵当等汤，以泄少腹在下之邪。外有和解一方，以治半表半里之邪。皆审邪之所在，顺邪之性而治之也，俱不外升降之义也。请再言寒热虚实之辨：正实则邪必虚，正虚则邪必实，其常也；正虚而邪亦虚，正实而邪亦实，其变也。治其邪实，而必不妨于正治其正虚，而必无助乎邪，方为善治也。热则脉症俱热，寒则

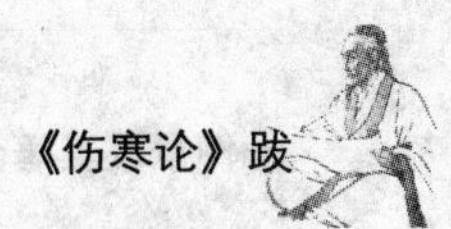

脉症俱寒，其真也；热而脉症似寒，寒而脉症似热，其假也。治其热，必兼顾其阳，治其寒，而必兼顾其阴，方为妙法也。其间有寒热错杂之邪为患者，则又有寒热错杂之治。而救阴救阳之理，愈可明矣。阴盛而阳衰，必驯至有阴而无阳，此扶阳抑阴应图之于早也；阳盛而阴衰，必渐成亢阳而亡阴，此济阴和阳应识之于早也。阳无而阴不独存，阴亡而阳不孤立，相维则生，相离则死，此又阴阳不可偏胜之大纲也。明乎此，则《伤寒》六经之理已尽。而凡病其可引申触类，其理无尽矣，此余之所以再为伸言也乎。

论张仲景《伤寒论》

石芾南

汉张太守仲景著《伤寒》一书，立一百一十三方，三百九十七法，随病之变迁用之。千变万化，灵妙无穷，万病皆当效之为法，不可仅作伤寒书读也。乃后之注是书者，五十余家，移前易后，互相訾议，迄无定论。愚按是书，当分两大段看法。其前一段为表寒而作，寒为天地燥结之气，燥故化火也速，寒气从外收敛，搏束气机，津液不行，故停湿者多。后一段为里寒而作，里寒或由外直中于内，或虚则寒自内生，总不外脾肾阳虚，阳虚则不独不能御寒，而且脾阳虚则不能散精，肾阳虚则不能行水，不能散精行水，故化湿者多，化火者少。其法虽分六经，亦不外三焦。言六经者，明邪所从入之门，经行之径，病之所由起，所由传也。不外三焦者，以有形之痰涎、水饮、渣滓，为邪所搏结，病之所由成也。观其论中，曰胸中，曰心中，曰心下，曰胸胁下，曰胃中，曰腹中，曰少腹，虽未明言三焦，较言三焦者更细也。人身一小天地，膈膜以上，天气主之，肺与心也；膈膜以下，地气主之，脾胃二肠膀胱三焦肾也；界乎天地之间者为膈膜，膈膜乃肝胆部位，如地之有树木者然；行乎肌肉之里，筋骨之外，以运行血脉者为经络，如地之有脉络沟渠以通天气者然。从膈下而上，上至胸，旁至胁，皆清气与津液往病之所。其痰不外痰涎、水饮为邪所击搏，与气相结，由胃中脘，及腹中，下抵少腹，乃有渣滓秽浊之物，邪气得以依附之而成下证。一为清阳，一为浊阴，人身所以为一小天地也。观仲景先师，所立方法，确就邪伤人身之天地者治之，六经固不爽毫厘，三焦亦不逾分寸，千古医圣之称，舍仲景其谁与归？以太阳论，太阳经脉行背，背者胸中之腑，胸中为肺之外廓，肺主皮毛，凡邪从太阳入者必自毛窍始。且六经之气，皆天气所运行，未有经气郁，而天气不郁者。故《伤寒论》云："太阳病，头痛，发热，身疼，腰痛，骨节疼痛，恶风无汗而喘。"又曰："喘而胸满"，"剧者必衄，衄乃解"，夫头痛以下，皆太阳见证。喘而胸满，乃邪阻肺气不舒也；衄者，寒燥化热，热甚动血，由肺之清道出也；衄解与汗解同，故曰"衄乃解"。经言太阳，固明明兼言肺矣。且邪由皮毛而肌肉，由肌肉而经脉，一层收近一层，是横入。邪由外横入，药由内横托。故用轻虚之麻黄汤，由肺化汗外达皮毛，以出肺之空窍，即以出太阳之门户。（经云："轻可去实"。又云："薄则发泄，厚则发热。"麻黄体极空虚，气味俱薄，轻薄上浮，空虚外达。太阳药，即肺药也。故用以为君，即以为使；桂枝辛温微润，主温肌肉，枝亦横达，故以为臣；杏仁质润，微辛微苦，苦重于辛，开而能降，且仁含生意，又能入心化汗，炙甘草微润而甘，能缓药性于上，故以为佐。方虽四味，神妙无穷。奈后世舍而不用，偏用羌独荆薄辛燥浊烈之品，不知厚则发热，服之徒增烦躁。且麻黄主开，是横力；羌独等主升，是剧力。肺主天气，天气宜开、宜降而不宜升。故羌独等味，自神农《本经》已有之，但非为治伤寒、温病设也。仲景所以不一用之。）若发汗，汗不出而烦躁者，此邪郁热生，内灼肺津也，用大青龙汤，辛凉润以解之（麻黄汤加石膏、姜、枣，麻黄、生姜、石膏并用，神妙已极。汤名青龙者，以龙为水族，行津发汗之义也）。其有表邪未解，搏束在里之湿热，走于肉肤发黄者，麻黄连翘赤小豆生梓皮汤，辛凉燥以解之。其有发汗后，汗出而喘，或饮水多而喘，此表邪虽解未尽，肺中尚有留邪，与水邪相搏，故取麻杏甘膏汤，辛凉解表，表解则水邪自从汗而出。若停水之重者，发热，表不解，心下有水气，干呕而咳而喘，或噎，或渴，或不渴，或大便利，或小便不利，一派皆停水见证，主小青龙汤（麻、桂开表，芍草护营，尤妙在细辛之辛润行水，半夏之辛滑降逆，干姜、五味子并用，温肺阳而固肺阴，无微不到，真神剂也！方下对证加减，亦毫厘不爽：微利者，去麻黄，加荛花；渴者，去半夏，加瓜蒌根；小便不利，少腹满，去麻黄，加茯苓；喘者去麻黄，加杏仁；误饮冷水，令汗大出，寒水相搏，其人者噎者，去麻黄，加附子）。盖汗为水类，肺为水源，汗不解则邪搏肺气，不能通调水道，下输膀胱，以致水停肺胃之间。若不开表而徒利水，无以解其搏束；若一味开表，而不用辛以行水，又无以袪其水邪。此方升中有降，开中有阖，真如神龙变化不测，后人何曾梦得！论曰："病如桂枝证，头不痛，项不强，寸脉浮微，或脉乍紧，或手足厥冷，胸中痞硬，气上冲咽，不得息者，此胸中有寒也。当吐之（药后探吐），宜瓜蒂散。"夫所谓寒者，即寒饮也。观《神农本草》，瓜蒂、赤小豆吐下胸腹中水邪可知。

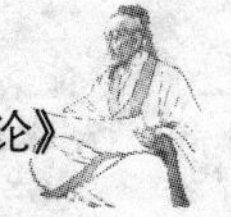

更有汗吐下后，正气不运，痰涎结气，留于心胸之间，扰动清阳，虚烦不寐，剧者反复颠倒，心中懊侬，栀子豉汤吐之（药后探吐，栀子轻虚上浮，微苦泄热，豆豉本蒸晒酝酿而成，故能宣发蕴蓄之痰涎结气）。若心中懊侬，饥不能食，但头汗出（阳滞在上，欲泄不得），或烦热汗出，胸中窒者，胸满而喘者，心中结痛者，则皆主以栀豉宣化。而不用探吐之法，以汗出故也。他如呕者栀豉生姜汤；虚者栀子甘草汤；误下微烦者，栀子干姜汤；湿热发黄者，栀子柏皮汤；下后心烦腹满，卧起不安者，栀子厚朴枳实汤；食复者，枳实栀豉汤；有宿食者，加大黄如博棋大一块（此二汤，治心中，并治腹中）。观麻杏甘膏以下诸汤，皆兼治胸中、心中水饮、痰涎、结气者也。所谓六经不外三焦者如此，所谓寒燥搏湿者如此，而未已也。更有六七日发热不解而烦，渴欲饮水，水入则吐，名曰水逆。此表邪未解，里又停水，其人无恶寒见证，与小青龙汤有别。但发热不解，又不可不兼治，主以五苓散（桂枝、白术、茯苓、猪苓、泽泻），多饮暖水，汗出愈。盖取方中桂枝化膀胱之气，又能解肌，一药而两用之者也。他如发汗后，水停胸中不下，烦渴，小便不利；或因误下而痞，口燥烦渴，小便不利；或病本应汗，而反以冷水浴之，致水气于皮肤肌肉之间，肉上粟起，意欲饮水（“意欲”二字宜玩，是欲饮而又不饮之意），而反不渴，皆与五苓散，导胸中水邪，从小便解。若阳明发热，渴欲饮水，用猪苓汤，是不取五苓散中之桂枝解表化气，而取猪苓汤中之阿胶滑石润燥清热矣（猪苓、茯苓、泽泻、滑石、阿胶）。若少阴下利，咳而呕，心烦不得眠（停水见证），用文蛤散，引心下湿热，从小便出。以文蛤燥湿清热，又能滋阴，一举而三善备焉。又有汗出不渴者，水邪外溢也，厥而心下悸者，水邪凌心也，皆主以茯苓甘草汤，镇水邪下降。不尔，汗多则亡阳，水由心下入胃，则作利也。凡此皆治膀胱腑邪者也，夫膀胱为至下之腑，而见证多在心肺之间者，以金为水源，金郁则不输水，水上逆则克火，故见证如此。所谓寒燥搏湿，病见膈上者又如此。若太阳中风（中即伤也），又自有说。夫太阳中风，为寒中之风，由毛窍仅袭肌肉，虽由太阳（穴道）太阴（毛窍）门户而来，而未入有经脉之中，见证鼻鸣干呕，肺气虽亦被伤，而未甚遏郁，所以脉来"阳浮（寸）阴弱（尺），阳浮者热自发，阴弱者汗自出，啬啬恶寒，淅淅恶风（恶风未有不恶寒者，但恶寒甚轻，非若伤寒及阴经之甚也），翕翕发热"（翕翕，鸟羽掀张之貌，状其在外之热势，非若阳明蒸蒸发热之由里出也），此卫分有邪，不能卫外，又不能护营，营气不共卫气和谐之象。卫行脉外，主温肌肉，肥腠理（腠，谓津液渗泄之所；理，谓文理会逢之所）。所以主桂枝汤，取桂枝甘草生姜温卫，芍药甘草大枣护营，营卫两和，病自可已。服后须臾，歠热稀粥，以助药力，温覆取热、热微似有汗者佳，不可令如水淋漓，病必不除。以汗多动营，汗从营出，卫邪仍在故也。凡解肌法，皆当如此。与伤寒发汗不同，与温病由里达表亦不同。若发汗太过，"遂漏不止，其人恶风，小便难，四肢微急，难以屈伸"（津液少之故），此卫分表邪未尽，而又有津脱阳虚之象，主桂枝加附子汤，疏卫护营，回阳止汗。若"烧针令其汗，针处被寒，核起而赤者，必发奔豚"

（气从小腹上冲如豚奔者然），“宜灸其核上各一壮，与桂枝加桂汤”，取桂枝多则味重下达，不独御寒，且能为膀胱化气也。若下后脉促胸满，中虚而表邪仍在者，主桂枝去芍药汤。下后阳虚微恶寒者，主桂枝去芍药加附子汤。下后微喘，及未经下而自喘者，皆表未解故也，宜解表兼消痰降逆，主桂枝加厚朴杏仁汤。其有阳脉涩、阴脉弦者，当腹中急痛，此太阴土虚，肝木来乘故也，先与小建中汤（即桂枝汤加饴糖），取大甘以和中土；治太阴不差者，即转而治少阳，与小柴胡汤，疏土中之木。若发汗后，身疼痛，脉沉迟，表未尽而里已虚者，主桂枝加芍药生姜人参汤。“发汗过多，其人叉手自冒心，心下悸，欲得按者”，汗为心液，多则心气虚，主桂枝甘草汤。若其人恶寒振振欲擗地者，则阳虚已极，不能制水，又非用真武汤不克。发汗后脐下悸者，欲作奔豚，主茯苓桂枝甘草大枣汤，化膀胱之气，以镇水邪。太阳病八九日，过经不解，发热恶寒，一日二三度发，如疟状，但其人不呕，非少阳证，清便自调，无里热证，此余邪未尽，主桂麻各半汤，轻剂解之。若脉微而恶寒者，此阴阳俱虚，不可更用汗吐下法。其有面有热色身痒者，此微邪在皮肤中，欲自出不得，亦主以此汤，取其小汗。若身痒如虫行皮中状者，此久虚也，又不可用。汗后形如疟，日再发，微邪未尽者，当汗出愈，主桂枝二麻黄一汤微解之。发热恶寒、热多寒少者，主桂枝二越婢一汤辛凉解之（越婢汤：麻黄、石膏、甘草、生姜、大枣）。服桂枝汤后，“仍头项强痛，翕翕发热，无汗，心下满微痛，小便不利者”，此停饮也，主桂枝去桂加苓术汤。伤寒脉浮宜以汗解，医误用火迫汗，遂致亡阳，惊狂，起卧不安者（此火迫其胸中之阳，与少阴汗出之亡阳迥别，故不用四逆回阳，而用安神镇摄），主桂枝去芍药加蜀漆龙骨牡蛎救逆汤，镇惊彻痰。又有误用火灸，出邪无出路，火气上逆，阴气独治于下，腰以下重用痹者，此名火逆，主桂枝甘草龙牡汤，和阴镇逆（此证心无痰闭，故不用蜀漆）。本太阳证，医反下之，引邪入太阴，腹满时痛，主桂枝加芍药汤，以敛太阴之邪。若大实痛者，乃邪气结于太阴，主桂枝加大黄汤，导邪出阳明之腑。凡此皆卫分肌腠之邪，因误汗、误下、误火致生诸变，表邪犹未尽去，故皆从桂枝汤随证加减，以救其误，非依经正治之方也。其有卫分肌腠之邪，虽未入太阳经脉之中，而已逼近经脉之侧，见证恶寒汗出，又多项背强几几（伸颈之貌，因强所致），一条，汗出则邪未入经脉，不得用麻黄，而项背几几，邪近经脉，又非桂枝所能达，主桂枝加葛根汤。取葛根辛甘微润，气味俱薄，鼓舞胃气上行，随桂枝外达。若无汗者，及阳明病，目痛鼻干不得眠者，或太阳阳明合病自下利者，主葛根汤（即桂枝汤加葛根、麻黄）。不下利而呕者，葛根加半夏汤。夫葛根汤中，虽有麻黄，其意恰重在葛根，取其升胃中清阳以止利，辛甘凉润以清热。若太阳伤风证，医反下之，利遂不止，脉促，喘而汗出，此表邪未解，热又陷里，主葛根黄芩黄连汤（方中有甘草）。取辛凉解表升清，苦寒入肠，燥湿泄热坚阴，此表里兼治法也。按桂枝、葛根二汤，一和营卫，一治阳明，不尽关乎肺矣，然治阳明亦有重在肺者。如论中云："服桂枝汤，大汗出，大烦渴，脉洪大"，此表里俱热（里热伤津，未与宿滞相搏，故未见中焦下证），主白虎汤（石膏、知母、甘草、粳米），虚者白虎加人参汤。若伤寒解后，余热未清，虚羸少气，气逆欲吐者，竹叶石膏汤主之（即人参白虎汤去知母加竹叶、半夏、麦冬）。夫白虎，西方金也，汗多液耗，阳明火炽，肺金被焚，必得虎啸风生亢热乃解。此肺胃子母同治，又重在清燥救肺，俾天气清肃下降乃愈。界乎人身天地之间者，则有膈膜，膈下胁肋，肝胆布焉。胆属少阳，阳明不治，则必传少阳，传少阳，则病胸胁。胸胁，为清阳之道路，津液升降之所。邪热传此，必有痰涎、水饮与清气搏结，故见证甚多，治法不一。论曰：伤寒往来寒热（寒已而热，热已而寒，不似太阳之寒时亦热，热时亦寒也），胸胁苦满，默默不欲饮食（木邪干土），心烦，喜呕（木气上逆），或胸中烦而不呕，或渴（少阳热邪），或不渴，或小便不利（有痰涎蓄饮），或咳（肺有留饮），或心下悸（痰饮），或胁下痞硬（水饮与气相结），或腹中痛（木郁克土），身有微热（太阳邪未尽），主小柴胡汤（柴胡禀仲春之气，得微辛之味，气味俱薄，功专升达少阳胸胁寒热结气，并能疏肠中邪气，故用以为君，臣以半夏、黄芩之降，生姜之辛，苦降辛通，与湿热、痰热最宜。其参、草、大枣，因表里无邪，用作佐辅，截邪入里之路）。若表里稍有邪者，人参即不宜用，观加减法便知。论曰：胸中烦者，去人参，加瓜蒌实；不呕者，去半夏；渴者，去半夏，加花粉人参；腹中痛者，去黄芩，加芍药；胁下痞硬，去大枣，加牡蛎；心下悸，小便不利，去黄芩，加茯苓；不渴，表有微热，去人参，加桂枝，温覆取微汗似愈；咳者，去人参、生姜，加干姜、五味，他如妇人经水适断，热入血室，寒热发作有时，如疟状者，亦主小柴胡汤。又有经水适来，表邪内陷，热入血室，“脉迟身凉，胸胁下满，如结胸状，谵语者，当刺期门，随其实而泻之。”（期门在乳头直下，第二肋端，以同身寸法验之，去乳头约四寸，此厥阴阴维之会。）其最重者，“昼则明了，暮则谵语，如见鬼状”，法当无犯胃气，及中上二焦（不可汗、不可下），必自愈。又有太阳少阳合病，发热微恶寒，支节烦疼（以上太阳证），微呕，心下支结（以下少阳证），主柴胡桂枝汤（小柴胡与桂枝汤并为一方），和而达之。又有少阳与阳明腑合病，热结在里，复往来寒热者，或发热汗出不解，心下痞硬，呕吐，复下利者，均主大柴胡汤，表里两解之（即小柴胡去人参，加芍药枳实大黄）。若胸胁满而呕（少阳证），日晡潮热（胃腑邪实），已而微利（未大结实），小柴胡加芒硝汤荬荡之。又有下后邪陷胸心，兼及胃腑，阻郁清阳，膀胱湿郁不化，以致胸满（少阳）烦惊（心），谵语（胃），小便不利，一身尽重，不能转侧（膀胱蓄湿），柴胡加龙骨牡蛎汤主之（小柴胡去甘草，加龙牡、铅丹、大黄、桂枝、茯苓）。又有误汗误下，表邪内陷胸胁，阻遏清阳，阳气上越，里有寒热，以致寒热往来，胸胁满，微结，心下烦（皆少阳证），小便不利，渴而不呕，但头汗出（阳气上越），柴桂干姜汤主之（柴胡、桂枝、干姜、黄芩、牡蛎、花粉、甘草）。二者见证错杂，故药亦错杂，真神妙无方剂也！凡此皆治胸胁心中少阳分野者也。若夫心下见证，又有不同者。论曰：病发于阳（发热恶寒），而反下之，热入因作结胸；病发于阴（无热恶寒），而反下之，热入因

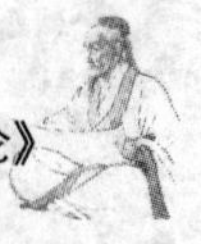

作痞气。所以成者，以下之太早故也。夫结胸有热结，有寒结，总不外痰涎、蓄水搏束清阳之气结于心胃之间（心下胃上），病属有形故痛而硬。痞气寒热虚实夹杂为病，又有湿热、痰涎阻遏清阳之气，留于心胃之间，病属有形而无形，故但满而不痛。结胸，非攻其蓄水不可；痞气，非苦辛寒热并用、消补兼施不可。此大小陷胸、泻心诸汤之所由立也。然结胸痞气诸剂，必表邪已解乃可用之。若心下痞而恶寒者，表未解也，不可攻里。先用桂枝汤解表，表解再行治里，或用五苓散两解表里亦可。试详言之。其湿热、痰涎小结胸者，“正在心下，按之则痛，脉浮滑，小陷胸汤主之。”（黄连、半夏、瓜蒌实）其蓄水结胸者，头痛（清阳被阻），心下痞硬满，引胁下痛，干呕，短气，下利（皆蓄水见证），汗出不恶寒者，此表解里未和也，十枣汤主之（芫花、甘遂、大戟为末，共一钱七药，今秤三分，以十枣煎汤和服，得快下利）。其蓄水与实热互结胸者，脉沉而紧，心下痛，按之石硬，甚者，舌燥而渴（胸有蓄饮，热不得泄，故燥而渴。前五苓散治燥渴，亦与此同意），日晡小有潮热（胃腑有邪），从心上至少腹硬满，痛不可近（虽上下皆痛，而根由心上而起）；又有结胸无大热者，此水结在胸胁也，但头汗出者，此热为水郁，不得发泄，若小便不利，水无出路，身必发黄，故并以大陷胸汤主之（甘遂末一钱七，大黄、芒硝煎汤和服）。又有结胸项亦强，如柔痉状，下之则和，主大陷胸丸缓下之（大黄、芒硝、葶苈子、杏仁和如弹丸一枚，甘遂末一钱七，白蜜二合煎服，一宿乃下。不下再服，取下为效，用丸缓下，取其不伤津液）。又寒水实结胸，无

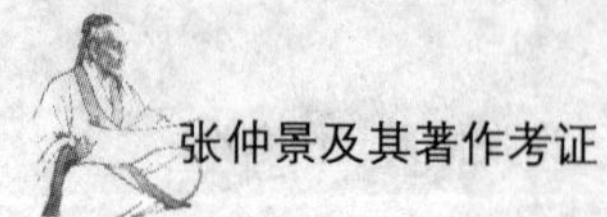

热证者，与三物白散（桔梗、贝母、巴霜为末，服半钱匕，羸者减之。病在膈上者必止，在膈下者必利，不利进热粥一杯，利不止进冷粥一杯。巴豆之性，得热则行，得冷则止）。若夫痞气有因误下而成者，而因汗后邪未尽而成者，盖汗为水类，邪汗未尽，水湿与热停于膈下，亦能作痞。其痞有水邪较重者，汗解后“心下痞硬，干噫食臭，胁下有水气，腹中雷鸣下利，生姜泻心汤主之”。取辛以行水之意（生姜、半夏、黄芩、黄连、干姜、人参、甘草、大枣）。有胃虚较重者，误下，其人下利日数十行，完谷不化，腹中雷鸣，心下痞硬而满，干呕心烦不安，医复误下之，其痞益甚，此胃中虚，客气挟痰热上逆，故使硬也，甘草泻心汤主之，取甘以补虚缓逆之意（甘草、黄芩、半夏、干姜、黄连、大枣）。又有呕而发热，柴胡汤证，医反下之，柴胡证仍在者，仍与柴胡汤。必蒸蒸振郤，发热汗出而解（即今所谓战汗是也，邪正相争而出，虚人多有之）。若无柴胡证，但心满而不痛者，此为痞，半夏泻心汤主之，取辛以燥湿之意（半夏、黄芩、黄连、干姜、人参、甘草、大枣）。又有脉浮而紧，邪在表也，医误下之，紧反入里（沉紧），则作痞。热结气分，内无水邪，故痞而按之自濡，大黄黄连泻心汤主之。取苦以泻热之意，妙在麻沸汤（滚汤）泡汁，欲其轻扬清淡，以涤上焦之邪热。又有心下痞，复恶寒汗出者，此阳虚也，附子泻心汤主之。取温阳止汗之意，妙在浓煎附子，轻泡大黄、黄芩、黄连，盖扶阳欲其热而性重，开痞欲其生而性轻也。凡此皆治心下见证者也。他如胸中有热，胃中有邪气（表邪陷入），腹痛欲呕，与黄连汤（即半夏泻心汤去黄芩，加桂

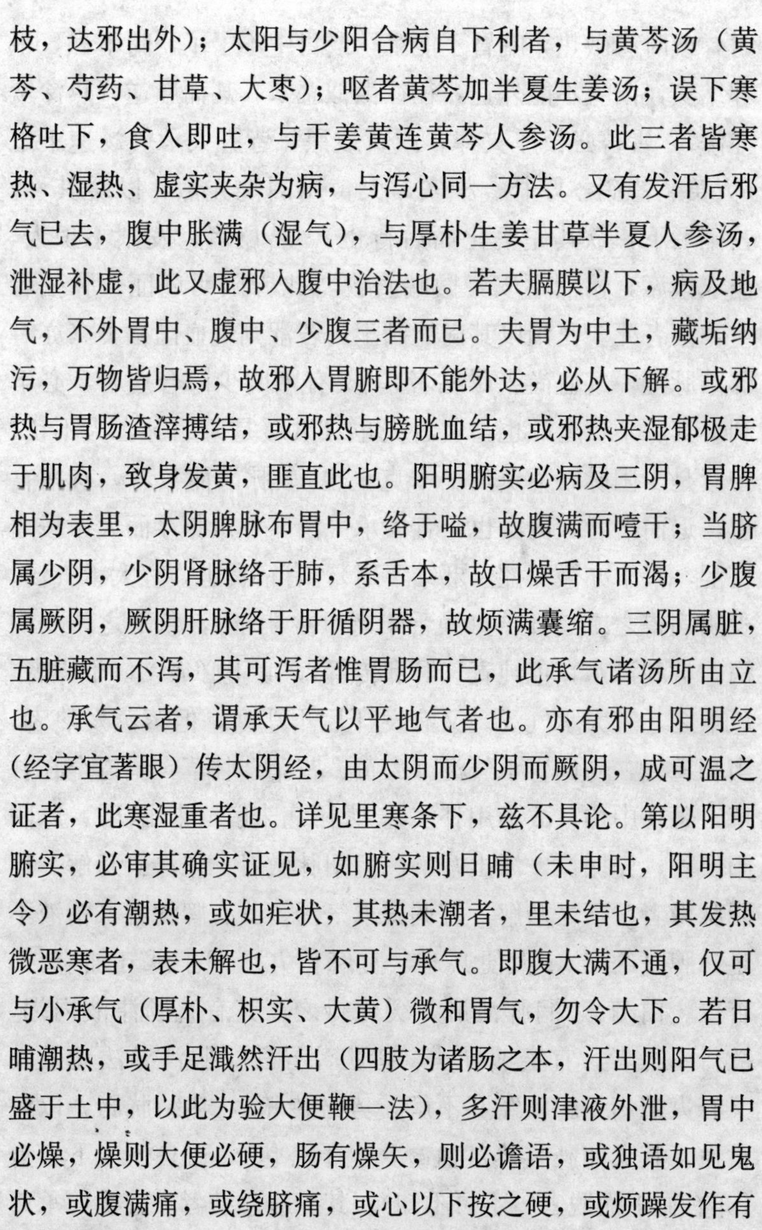

枝，达邪出外）；太阳与少阳合病自下利者，与黄芩汤（黄芩、芍药、甘草、大枣）；呕者黄芩加半夏生姜汤；误下寒格吐下，食入即吐，与干姜黄连黄芩人参汤。此三者皆寒热、湿热、虚实夹杂为病，与泻心同一方法。又有发汗后邪气已去，腹中胀满（湿气），与厚朴生姜甘草半夏人参汤，泄湿补虚，此又虚邪入腹中治法也。若夫膈膜以下，病及地气，不外胃中、腹中、少腹三者而已。夫胃为中土，藏垢纳污，万物皆归焉，故邪入胃腑即不能外达，必从下解。或邪热与胃肠渣滓搏结，或邪热与膀胱血结，或邪热夹湿郁极走于肌肉，致身发黄，匪直此也。阳明腑实必病及三阴，胃脾相为表里，太阴脾脉布胃中，络于嗌，故腹满而嗌干；当脐属少阴，少阴肾脉络于肺，系舌本，故口燥舌干而渴；少腹属厥阴，厥阴肝脉络于肝循阴器，故烦满囊缩。三阴属脏，五脏藏而不泻，其可泻者惟胃肠而已，此承气诸汤所由立也。承气云者，谓承天气以平地气者也。亦有邪由阳明经（经字宜著眼）传太阴经，由太阴而少阴而厥阴，成可温之证者，此寒湿重者也。详见里寒条下，兹不具论。第以阳明腑实，必审其确实证见，如腑实则日晡（未申时，阳明主令）必有潮热，或如疟状，其热未潮者，里未结也，其发热微恶寒者，表未解也，皆不可与承气。即腹大满不通，仅可与小承气（厚朴、枳实、大黄）微和胃气，勿令大下。若日晡潮热，或手足濈然汗出（四肢为诸肠之本，汗出则阳气已盛于土中，以此为验大便鞕一法），多汗则津液外泄，胃中必燥，燥则大便必硬，肠有燥矢，则必谵语，或独语如见鬼状，或腹满痛，或绕脐痛，或心以下按之硬，或烦躁发作有时，或时有微热，喘冒不能卧，或目中不了了，睛不和，里邪结实，阳气不能外达，往往微似恶寒，甚而厥逆（热深厥亦深），舌苔必板厚欠津，或黄或黑，皆宜大承气汤速下之（大黄、芒硝、厚朴、枳实，大黄用酒洗先煎，以缓其性。芒硝后下，欲其先耎化而后行也）。若剧者，发则不识人，循衣摸席，惕而不安，微喘直视，此皆阳明危证。脉弦者生，涩者死。弦则以其尚能制土，若涩则气血已枯矣（亦有邪结脉涩，气血尚未尽枯者）。又有阳明少阳合病者，必下利。其脉不负者顺也，负者失也（洪缓是阳明脉，为不负；弦紧是少阳脉，为负负。木克土也）。脉滑而数者，有宿食也，迟而滑者，内实也，宜大承气汤。寸口脉浮而大，按之反涩，尺中亦微而涩（邪结不通），有宿食也，宜大承气汤。少阴病得之二三日，口燥舌干者（少阴证），急下之；少阴病，自利清水，色纯青（肝邪传肾），心下必痛，口干燥者，急下之，宜大承气汤。又有发汗后不恶寒，但蒸蒸发热者，当和胃气，与调胃承气汤（大黄、芒硝、甘草，调胃全在甘草，恐伤中焦，故不用朴实）。太阳病未解（未出汗），脉阴阳俱停，先振慄，汗出乃解。但阳脉微者，先汗出乃解。但阴脉微者，下之乃解，宜调胃承气汤。其有脾约者（精液不足，脾气约束），大便必难，宜麻仁丸（即小承气加麻仁、杏仁、白芍），润脾泄肝，缓化行之。其有直肠津液内竭，欲行不行者，宜蜜煎导法、猪胆汁导法（胆汁导法尤效）。又有太阳病不解（经邪不解，势必传腑），热结胱膀，以致蓄血。其人如狂（热甚血凝，上干心包），血自下，下者愈（亦有血下而脱者，不可不知）。其少腹急结者，宜桃仁承气

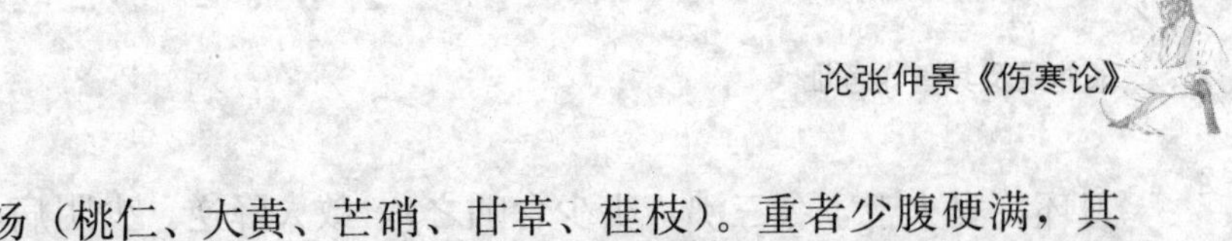

汤（桃仁、大黄、芒硝、甘草、桂枝）。重者少腹硬满，其人喜忘（血凝则心气结），甚则发狂，小便自利（蓄血在血分，不在气分），矢虽硬，大便反利（血性滑利），其色必黑（内有瘀血），或漱水不欲咽，皆蓄血见证，抵当汤下之（水蛭、虻虫熬一次，大黄、桃仁）。若脉数不解，而下不止，必胁热而便脓血，又别有治法。其“有热而少腹满者，应小便不利，今反利者，为有血也，当下之，宜抵当丸”。（即以汤药做丸）此见证较轻，故用丸以缓下其血。若脉沉结，少腹满，身黄，小便不利（不利，知为湿热），此非血结，但湿热不行耳，茵陈汤下之（茵陈、栀子、大黄）。阳明病，发热汗出者，此为热越，不能发黄。若但头汗出，剂颈而还，小便不利，渴欲饮水，此为瘀热（湿与热合）在里，身必发黄，茵陈汤主之。热利下重（后重）者，白头翁汤主之（白头翁、黄连、黄柏、秦皮）。“大病瘥后，腰以下有水气者，牡蛎泽泻散主之。”（牡蛎、泽泻、葶苈子、蜀漆、花粉、商陆、海藻）凡此皆治地气为病者也。所谓六经不外三焦者此也，试再言经邪。少阴病得之二三日以上（按循经传，一日太阳，二日阳明，三日少阳，四日太阴，五日少阴，六日厥阴，六经传遍，七日从太阳病渐次而减。今云二三日以上，当指五日以上之二三日言），心中烦不得卧，黄连阿胶汤主之（黄连、阿胶、黄芩、芍药、鸡子黄）。此少阴传经之热邪，有热无结，故用降火养阴法。“少阴，病二三日，咽痛者，与甘草汤。不差，与甘桔汤。”此少阴虚热上烁，故用甘缓辛开苦降法。少阴病，咽伤生疮，不能言语，声不出者，主苦酒汤（半夏鸡子白苦酒纳鸡子壳中，置

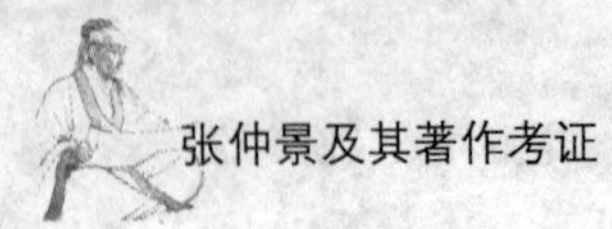

刀环，安火上，令三沸，少少含咽之），敛火降逆。少阴病，下利咽痛，胸满而烦者，主猪肤汤（白蜜、米粉、猪肤汤和服）。此阴虚化燥，故用甘咸润纳之法。又有病后脉结代心动悸者，主炙甘草汤（炙甘草、干地黄、麦冬、麻仁、阿胶、生姜、人参、桂枝、大枣）。此邪已去尽，气血两亏，经脉失养，燥结不通。故以甘凉润养为主，尤妙在大甘缓之于上，佐辛润通其脉络，所以治脉代心悸有殊功。又有汗吐下后，病已向愈，而心胃之间，尚有留邪结气。以致心下痞硬，噫气不除，旋覆代赭汤主之（旋覆花、人参、生姜、炙甘草、半夏、代赭石、大枣），此散结补虚法也。又有"少阴病，始得之，反发热，脉沉者，麻黄附子细辛汤主之"。无里证者，麻黄附子甘草汤主之。此两感伤寒，一日太阳与少阴并病。夫太阳少阴，相表里而位最近，犹可引之外达，从汗而解，故温阳而兼达表。又有少阴病，四逆、四逆散主之（甘草、枳实、芍药、柴胡）。咳加五味、干姜；悸加桂枝；小便不利加茯苓；腹痛加附子；泄利下重加薤白。此少阴传经之邪，非直中之邪，并无脉微恶寒等阴证，即下利一端，并非清谷，而反下重，故用疏邪散结，而不用温阳。若大汗大下后，阳气大虚，则当以扶阳为急务。论曰：伤寒脉浮，自汗出，小便数，心烦，微恶寒，脚挛急，反与桂枝汤攻其表，此误也。得之便厥，咽中干，烦躁（此是阴烦），吐逆者，与甘草干姜汤，以复其阳；若厥愈足温者，更与芍药甘草汤，以和其阴；其脚即伸；若胃气不和谵语者，少与调胃承气汤；若重发汗，复加烧针者，四逆汤主之（甘草、干姜、附子）。此阴阳两虚之后，又复竭其阳，非此汤不能挽回阳气。然必实有阳虚见证，方可用。伤寒医下之，续得下利清谷不止，身疼痛者，急当救里；后身疼痛，清便自调者，急当救表；救里宜四逆汤，救表宜桂枝汤。大汗出，热不去，内拘急，四肢疼（以上皆外证），又下利（清谷）厥逆恶寒者（三者皆虚寒内证），四逆汤主之（急当救里）。大汗大下，利而厥冷者，四逆汤主之。吐利汗出，发热恶寒，四肢拘急，手足厥冷者，四逆汤主之（虽有表证。急当救里）。即吐且利，小便复利（二便俱利，内阳将尽），大汗出，下利清谷，内寒外热（虽有外热表证，而里证重极），脉微欲绝，四逆汤主之。下后复发汗，昼日烦躁不得眠，夜来安静（阳虚有二证：阴阳两虚者畏阳，阴不虚者喜阳），不呕不渴，无表证，脉沉微，身无大热者，干姜附子汤主之。发汗复下之，病仍不解烦躁者（此阳气不摄而烦，所谓阴烦也。然必参以他证，方不致误），茯苓四逆汤主之（茯苓、人参、附子、甘草、干姜）。“太阳病，发汗，汗出不解，其人仍发热，心下悸，头眩，身瞤动，振振欲擗地者，真武汤主之。”此发汗太过，水邪随阳气上逆，比茯苓四逆汤较重。彼因汗下两伤，故用人参、干姜；此因汗伤水逆，故用真武，镇伏水邪，挽回阳气。真武属北方水神，故取以为名（茯苓、芍药、生姜、白术、附子）。若吐若下后，心下逆满，气上冲胸，起则头眩，脉沉紧者，茯苓桂枝白术甘草汤主之。此亦阳虚水逆之证，即真武证之轻者。若再发汗，则动经气，而身为振振摇矣。发汗病不解，反恶寒者虚故也，芍药甘草附子汤主之。太阳病外证未除，而数下之，遂协热下利，利下不止，心下痞硬（邪在上焦），表里不解，

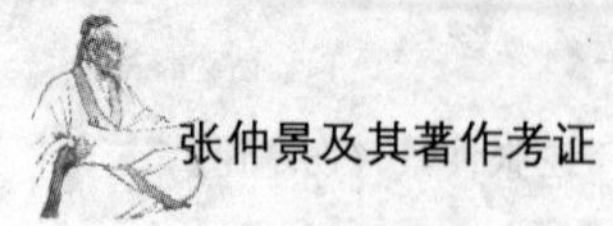

桂枝人参汤主之（桂枝、甘草、白术、人参、干姜）。伤寒下利不止，心下痞硬，服泻心已，复以他药下之（一误再误），利不止，医以理中与之，利益甚。理中者，理中焦也。此利在下焦（下药太过，大肠受伤），赤石脂禹余粮汤主之（涩以止脱）。复利不止，当利其小便（分其清浊，则便自坚）。凡此皆误汗误下，伤及真阳，故转而用温，以救其误，非表寒化热之正方也。若夫里寒一证，不外脾肾阳虚，阳虚则化湿，故夹湿者多，治法不外四逆、真武、理中三法。四逆一类，不离姜附，再观方中加减，皆欲其通阳开闭，重在肾也；真武一类，不离苓附生姜，欲其温阳镇水，亦重在胃也；理中一类，不离干姜白术，欲其守中，重在脾也。其桂枝附子一类，为风湿阳虚而设，欲其解肌温阳化湿，表里兼治，重在里，此治里寒之大较也。试详言之论曰：发热头痛（表邪），脉反沉（里脉），若不瘥，身体疼痛，当急救里，宜四逆汤（甘草、干姜、附子，身体疼痛，表寒里寒，阴阳二证，皆有之。虽沉为里脉，而表邪郁遏者亦有之。必审其人不烦不渴，脉沉而至数清楚，一派皆属阴象，乃可用之，切勿孟浪）。脉浮而迟，表热里寒，下利清谷者，四逆汤主之。自利不渴属太阴，脏有寒也，当温之，宜四逆辈（凡温热之剂，皆可选用，故不曰汤而曰辈）。少阴病，饮食入口则吐，心中温温欲吐，复不能吐，始得之，手足寒，脉弦迟者，此胸中实（寒实），不可下也，当吐之（在上者因而越之）。若膈上有寒饮干呕者（呕干无物，知其为饮），不可吐也，当温之（寒散则饮化，凡治饮皆当用温），宜四逆汤。恶寒脉微而复利，利止，亡血也（利尽而止，津液内竭，亡血，即亡阴也），四逆加人参汤主之（回阳生津）。少阴病，下利清谷，里寒外热（寒逼阳于外），手足厥逆，脉欲微绝，身反不恶寒（寒邪入里），其人面色赤（逼阳于外，名曰戴阳），或腹痛，或干呕，或咽痛（寒逼阳上升），或利止脉不出者，通脉四逆汤主之，其脉即出者愈（四逆汤，面赤加葱；肠痛，去葱，加芍药；呕加生姜；咽痛，去芍药，加桔梗；利止脉不出，去桔梗，加人参。诸证或阴或阳，皆闭塞不通之故，故用辛温通阳）。下利清谷，里寒外热，汗出而厥者，通脉四逆汤主之（厥而汗出，阳有立亡之象）。吐已下断（利止也），汗出而厥，四肢拘急不解，脉微欲绝者，四逆加猪胆汁汤主之（取其苦滑，直达下焦）。“少阴病下利，白通汤主之”。（干姜附子汤，加葱白四茎，取其通少阴之阳气。）“少阴下利脉微者，与白通汤。利不止，厥逆无脉，干呕烦者，白通加猪胆汁童便汤主之。”（取童便引阳药直达至阴，经所云反佐是也。）“手足厥寒，脉细欲绝者，当归四逆汤主之。”（当归、桂枝、芍药、细辛、甘草、通草、大枣）若其人内有久寒者，当归四逆加吴萸生姜汤主之。所谓四逆一类，重在通阳开闭者此也。试再言真武：少阴病，腹病，小便不利，四肢沉重疼痛，自下利者，此为有水气，其人或咳（加五味、干姜、细辛），或小便利（去茯苓），或下利（去芍药加干姜），或呕者（去附子加干姜），真武汤主之。“少阴病，身体疼，手足寒，骨节痛，脉沉者，附子汤主之。”（真武汤去生姜加人参）所谓真武一类，重在温阳行水（水即是湿）者此也。至理中丸一方（人参、甘草、白术、干姜，脐上筑筑欲作奔豚者，肾气动也，去白术加桂

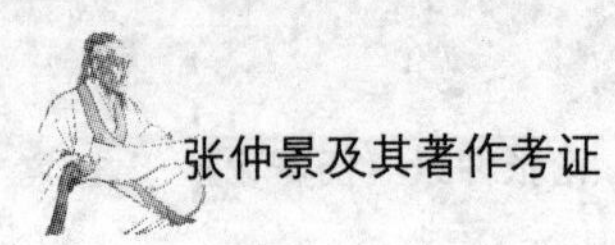

枝；吐者，去白术加生姜；悸者，加茯苓；渴欲饮水者，加术；消饮生津，腹中虚痛，加人参；寒加干姜；腹满者，去术，加附子），乃大病瘥后喜唾（胃液不藏，兼有寒饮），久不了了，胃上有寒，当以丸药缓理之。若桂枝附子一类，乃解肌化湿温阳，表里兼治之剂。论曰：伤寒八九日，风湿相搏，身体疼烦，不能自转侧（湿则身重），不呕不渴（湿为阴邪），脉浮虚而涩（表里皆虚），桂枝附子汤主之（桂枝、附子、甘草、生姜、大枣）。“若其人大便硬，小便自利者，去桂加白术汤主之。”（白术，生肠胃之津液）若大便不硬，小便不利，仍当加桂（观此条，可知桂枝能通小便，故五苓散用之）。服后“其人如冒状，勿怪，此以附、术，并走皮、肉逐水气，未得除，故使之耳”，法当加桂以治之。又有“风湿相搏，骨节疼烦，掣痛不得屈伸，近之则痛剧，汗出短气，小便不利，恶风不欲去衣，或身微肿者，甘草附子汤主之”。得微汗则解（即桂枝附子汤，去姜枣，加白术。此条因汗出，故去姜枣。虽用桂枝，而其意则重在甘草附子温阳，故以名汤。风湿发汗，汗大出者，但风气去，湿气在，故不愈。治风湿，微微似欲出汗者，风湿俱去也），此治风湿之大法也。他如食谷欲呕者（必食谷而始呕，受病在纳谷之处，与干呕不同），属阳明也（虚寒），吴茱萸汤主之（吴萸、人参、生姜、大枣）。得汤反剧者，属上焦也（停饮）。又有“少阴病，吐利，手足厥冷，烦躁欲死者，吴茱萸汤主之”。（胃气虚寒）干呕吐涎沫（胃中寒饮），头痛者（阳明之脉上于头），吴茱萸汤主之。又有“少阴病……腹痛，小便不利，下利不止，便脓血者。桃花汤主之”。（赤石脂、干姜、粳米）“一服愈，余勿服。”又有伤寒脉微而厥，至七八日，肤冷（阳不卫外），其人躁无暂安时者，此为脏厥（不治），非蛔厥也。蛔厥者，其人当吐蛔，今病者静而复时烦，此为藏寒，蛔上入其膈，其人当自吐蛔，蛔厥者，乌梅丸主之。又主久痢（乌梅、细辛、干姜、当归、附子、蜀椒、桂枝、黄连、黄柏、人参先食，后服十丸，渐加至二十丸，禁食生冷、滑臭等物）。凡此皆治里寒者也，余故曰《伤寒论》当分两大段看法。又有表寒坏证：如伤寒六七日，大下后，寸脉沉迟，尺脉不至，手足厥逆，咽喉不利，唾脓血，泄利不止者，为难治，麻黄升麻汤主之，汗出愈（麻黄、升麻、当归、桂枝、白芍、茯苓、甘草、干姜、白术、石膏、知母、黄芩、玉竹、天冬）。此上热下寒互伤之证，病证之杂，药味之多，为古方所仅见，观此可悟古人用药之法。又有表寒方愈，因交接感其余热，名阴阳易病。“其人身体重，少气，少腹里急，或引阴中拘挛，热上冲胸，头痛不欲举，眼中生花，膝胫拘急者，烧裈散主之。”（男取妇裈裆，妇取男裈裆，烧灰和服方寸匕，三服。小便即利，阴头微肿则愈，盖引其邪火从阴处出也。）此又以意用药法也。观《伤寒》一书，立方错综变化，皆本自《内经》，用药又与《神农本草》所载一一吻合。余只言其大略，学者于全书讲求而推广之，则操纵在我，万病皆得所指归矣，岂徒作伤寒书读哉？

按《伤寒论》中表寒一类，本是寒燥之邪，所立诸方，只此麻黄、桂枝、葛根、柴胡四味药，系为经邪而设。其余皆从三焦论治，与温病原不相悖，观诸方便知。麻黄专主开表，温病忌用。若严寒天气，实因感受风寒，新邪引动伏

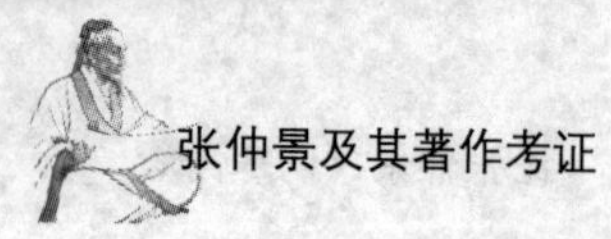

邪，如吴又可所云“感冒兼役”之证，麻杏石甘汤，亦不妨暂用。其桂枝一味，为温病所最忌，以其温里故也。书云：“桂枝入口，阳盛（热盈）则毙；承气入胃，阴盘（寒盘）则亡。”尝见误服桂枝，变证蜂起，不可不知。葛根辛甘凉润，为阳明药。柴胡主治邪郁胸胁，温病亦有阳明及胸胁证，故间有用之者。总之，有是病，则用是药，不可拘执。至救误诸方，如四逆、真武、理中辈，乃为伤寒误汗、误下伤阳而设，皆与温病相反。伤寒多伤阳，故末路扶阳以为急务；温病多伤阴，故末路阴以养阴为法。此又寒温判若霄壤者也，故并记之。

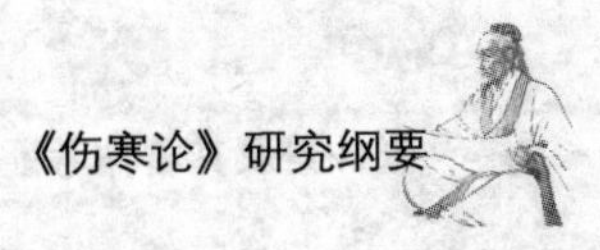

《伤寒论》研究纲要

周禹锡

伤寒者，外感百病同之总名也。变化虽多，总不外乎六经气化之作用。夫天有六气，风暑湿火燥寒也。六气感人，清邪中上，浊邪中下，皆必循太阳经气而入，由太阳而阳明，而少阳，而太阳，而少阴，而厥阴。凡从外入之邪，皆不外此六经气化之行径。邪胜六经之气，其病日深；六经之气胜邪，其病日减。推之百科百病皆然，岂仅伤寒一病哉。治伤寒学者，须先明了六经气化升降出入之要义，而后乃能挈其纲领。盖太阳之经气外合皮毛，内主胸中；阳明之经气外合肌肉，内主脘中；少阳之经气外合腠理，内主膈中；太阴之经气外合肢末，内主大腹；少阴之经气外合血脉，内主少腹；厥阴之经气外合筋膜，内主小腹。其气循足而上升于胸膈，由胸膈而出于肌腠，达于皮毛，充遍周身，复循背膂下尾板，入膀胱，散胞中，归于腹里，而复出于胸膈。故六气行于人身之程序，一日厥阴，二日少阴，三日太阴，四日少阳，五日阳明，六日太阳，七日又来复厥阴。若伤风寒外邪，则经气逆序而行，故伤寒一日，太阳受之。然太阳受邪之轻重，须视营卫之强弱。营卫者何？由中焦水谷之气，其刚悍而浊者，从手少阳三焦输于下焦，入足太阳膀胱，得太阳中，见之足少阴肾中命火之蒸腾而四布，行于脉外，所以

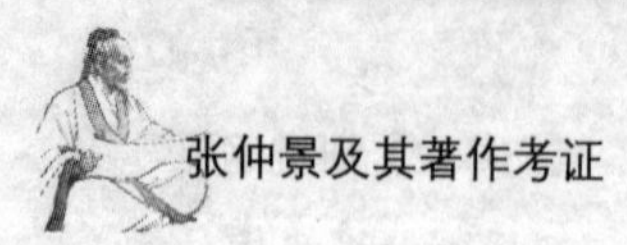

温分肉，充皮肤，肥腠理，司开阖；其阴柔而清者，从足阳明胃，输入中焦手太阳小肠，得足太阴脾阳之运化而四布，行于脉中，化以为血，以荣四末，内以注五脏六腑。此营气出于中焦手太阳小肠，卫气出于下焦足太阳膀胱。邪伤太阳，即伤营卫，外邪初入，尚在皮毛，太阳之气上浮，从肌腠而出皮毛，有抵拒外邪推而出之之能力，故脉应之而浮。足太阳之经脉起于目内眦，上额交巅，络脑下项，邪伤经脉则头项强痛。太阳以寒为本，以阳为标，以少阴为中气。邪伤太阳，干动本气，阳气被遏，故通体恶寒。此《太阳篇》一百八十一节之总纲。凡节首有太阳病三字者，其于脉浮、头项强痛、恶寒三者之中，必居其一。然太阳之所以感受外邪者，由于营卫先虚也。若营卫素强之人，风寒外邪，感伤卫分，仅现轻微之感冒，虽不药亦可自愈。故仲景书中，尚未提及。若夫邪之所凑，其气必虚。故太阳之为病，除营卫正病外，尚有兼化坏末之变端，种种不同，无一非由营卫不能抵御外邪得来也。兹分类而述之。一曰正病，其人营弱卫强，外邪感伤营分，卫气从而抵抗，推津液外泄以为汗，内热协卫气外化而发热，外邪壅营气滞血流而脉缓。初起邪重者，宜桂枝汤解肌和营，则风寒外邪，自从轻微之汗解；汗后邪轻者，宜桂枝二麻黄一汤小发其汗。若其人营卫俱虚，正气受邪气束缚，邪正相争，正不胜邪，故恶寒、发热、脉紧、无汗。初起邪重者，宜麻黄汤助营卫以驱散外邪，得畅汗而邪自解；日久邪轻者，宜桂枝麻黄各半汤，助营卫以驱邪，俾从小汗而解。此太阳正病之纲要也。二曰兼病，兼病者，本病未已，复兼他邪，二邪兼发者也。太阳兼病，有兼痰饮、兼湿邪、兼瘀血之别。盖寒伤太阳，营卫必虚，或卫气停留而为痰湿，或营气阻滞而为瘀血。兼痰饮者，痰饮在肺，宜桂枝加厚朴杏仁汤，降肺气以化痰；水饮犯心，宜茯苓甘草汤助心脾而化水饮；水在心下，宜小青龙汤利治节而散水饮；痰在胸膈，宜瓜蒂散宣而吐之；痰在膜原，宜十枣汤峻以攻之；兼湿邪者，寒湿在表，宜麻黄加术汤以散其湿；风湿在表，宜桂枝附子汤以助其阳；寒湿互阻，宜五苓散发汗而利小便；湿热蕴蒸，宜麻黄连翘赤小豆汤发表而化湿热；兼瘀血者，瘀血将结，宜桃核承气汤急下之；瘀血已结，宜抵当汤大下之；瘀血散漫，宜抵当丸缓攻之。此太阳兼病之纲要也。三曰化病，化病者，各随人体质之寒热虚实，邪从少阴、阳明经路而化去也。凡体质素热者，邪从阳化，传为阳明热证。将从阳化者，宜大青龙汤表里两解；已从阳化者，宜白虎加人参汤亟清内热。体质素寒者，邪从阴化，传为少阴寒证。将从阴化者，宜察其脉，如尺中见迟，便不可大发其汗；已从阴化者，宜四逆汤温救其里。体质素虚者，邪从虚化，传为少阴热证。神经虚者，宜小建中汤温润甘缓以顾正；心脏虚者，宜炙甘草汤辛甘温润以补心。体质素实者，已从实化，传为阳明实证。将实者，虽汗出谵语，必得外证解后，乃可下之；已实者，宜大承气汤，急下以保存津液。此太阳化病之纲要也。四曰坏病，坏病者，邪伤太阳，治不得法，以致变坏者也。有气喘、口渴、呕吐、痞满、结胸、烦躁、谵狂、心悸、奔豚、胀满、厥冷、振摇、身痛挛急、泻利、小便不利等证之别，为汗、吐、下、温针不解而成者。知犯何逆，当随其证之变坏而治之。气喘证微喘者，宜桂枝加厚朴杏仁汤以化上僭之痰湿；喘而汗出者，宜葛根芩连汤提陷邪而清胃肠；汗出而喘者，宜麻杏甘膏汤清热邪而开肺气；口渴证停饮而渴者，宜五苓散利水以行津液；伤津而渴者，宜白虎加人参汤清热以救津液；呕吐证食入即吐者，宜芩连姜参汤从治以解格降气；水入即吐者，宜五苓散行水以导逆下行；痞满证痞硬干噫者，宜生姜泻心汤温散之；痞硬噫气者，宜旋覆代赭汤镇降之；痞硬干呕者，宜甘草汤缓平之；痞满呕吐者，宜半夏泻心汤和降之；痞满之轻者，宜大黄黄连泻心汤假借气味以解之；若复恶寒汗出，宜附子泻心汤轻重分途温解之；结胸证小结胸宜小陷胸汤；大结胸宜大陷胸汤；水结胸宜大陷胸汤或大陷胸丸；寒结胸宜三物白散。各辨其寒热大小痰水食滞等之因证脉而治之。烦躁证湿郁在表者，宜文蛤散；湿郁里者，宜五苓散；热在胸膈者，心中懊侬宜栀子豉汤；少气宜栀子甘草豉汤；呕宜栀子生姜豉汤；热在肠胃者，宜小承气汤；阴虚亡阳者，宜甘草干姜汤；阳虚亡阳者，宜干姜附子汤；心肾阳虚者，宜茯苓四逆汤；心阳虚越者，宜桂甘龙牡汤；谵狂证汗后痰多者，宜柴胡桂枝汤和营卫以通津液；下后痰多者，宜柴胡加龙牡汤镇胆气而化痰热；邪痰在心者，宜桂枝去芍药加蜀漆龙骨牡蛎救逆汤，安心神以劫痰邪；邪热在胃者，宜大承气汤泻亢火以救津液；心悸证，汗后心悸者，宜桂枝甘草汤助阳心而逐水饮；下后心悸者，宜用附子等助肾阳以和津液；奔豚证欲作者，宜苓桂枣甘汤助心脾以制肾泛；已发者，宜桂枝加桂汤温水脏以解外邪；胀满证脉促胸满者，宜桂枝去芍药汤；恶寒则加附子汤；胸胁俱满者，宜柴胡桂枝干姜汤；汗后腹胀者，宜厚朴生姜甘草半夏人参汤；吐后腹胀者，宜调胃承气汤；下后腹胀者，宜栀子厚朴汤；厥冷证阳虚轻症，宜芍药甘草附子汤；阳虚重症宜四逆汤；上热下寒，宜麻黄升麻汤；振摇证痰饮内阻者，宜苓桂术甘汤扶心阳以振神经；虚阳浮越者，宜真武汤扶肾阳以振神经；身痛证气虚身痛者，宜桂枝加芍药生姜人参新加汤；阳虚身痛者，救里宜四逆汤，救表宜桂枝汤；挛急证阳虚挛急，宜桂枝加附子汤；阴虚挛急，宜芍药甘草汤；泻利证阳明热利，宜葛根芩连汤；太阴虚利，宜桂枝人参汤；少阴寒利，先宜四逆汤救里，后用桂枝汤救表；大肠滑利，宜赤石脂禹余粮汤；小便不利证津液衰少者，勿治之，得小便利自愈；水饮停留者，宜五苓散利之。此太阳坏病之纲要也。五曰末病，末病者，太阳病之末期也。有愈症，有传症，有死症。普通愈症，七日经尽自愈；余邪愈症，风家表解不了了十二日愈；战汗愈症，太阳病未解，脉阴阳俱停，必先振慄汗出而解。循经传症，伤寒二三日，见阳明、少阳证者为传也；表里传症，伤寒一日，欲吐、躁烦、脉数急者为传也。结胸死症，脉浮大下之及烦躁者死；脏结死症，病胁下素有痞，连在脐旁，痛引少腹入阴筋者，此名脏结主死也。此太阳末病之纲要也。至若阳明之为病，胃家实也，脉大，身热，自汗出，不恶寒，反恶热，此阳明之正病也。分有热无积，与有热有积之别。有热无积症，热炽津涸者，宜白虎加人参汤，清热生津；热炽痰多者，宜白虎汤撤热消痰。有热有积症，热多积少者，宜调胃承气汤缓泄胃中之积热；热少积多者，宜大承气汤急下大肠之积热；热少积少者，宜小承

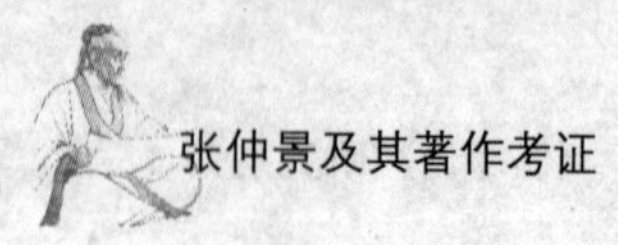

气汤专通小肠之积热；热积阴虚证，宜大承气汤急下存阴；热积脾虚证，宜麻仁丸润脾约缩；热积津虚证，小承气汤通腑救津。此阳明正病之纲要也。阳明病有兼太阳、少阳、太阴、少阴、厥阴之分。盖阳明为五脏六腑之海，万物所归之薮，各脏腑之营养资料，无不仰给于胃；而各脏腑之排泄废料，无不下输于肠。是以阳明病有兼太阳、少阳、太阴、少阴、厥阴诸经之病也。当其太阳病初传阳明，而太阳证尚未尽解，则为兼太阳证。营弱卫强而脉迟，汗多，恶寒者，宜桂枝汤；营卫俱弱脉浮，无汗而喘者，宜麻黄汤，此与太阳证病同法也。若阳明之燥热积滞，夹少阳之相火痰热同病者，则为兼少阳证。痰多热轻，潮热，便溏，胸胁满，与痰多积滞，胁硬，舌白，呕不大便者，均宜小柴胡汤，通三焦表里之气以驱痰，痰去则积热自去矣；痰多热重，十余日热结在里，复往来寒热，及发热汗出不解，心中痞硬，呕吐下利者，均宜大柴胡汤攻痰积以泻热。若阳明之热积，与太阴寒湿同病者，热被湿郁，不得发越，则为兼太阴证。湿热夹积，头汗出，小便不利，渴欲饮水，身黄如橘子色，腹微满者，宜茵陈蒿汤；湿热无积，身黄发热，腹不满痛者，宜栀子檗皮汤。若阳明病而兼少阴不足者，则为兼少阴证。少阴阴虚，六七日，目不了了，睛不和，无表里，大便难，身微热者，宜大承气汤急下之；少阴阳虚证，脉浮迟，表热里寒，下利清谷者，宜四逆汤温补之。若阳明病而兼厥阴证者，厥阴以血为主，以气为用。厥气上逆，胃气失和，以致寒浊中阻，食谷欲呕者，宜吴茱萸汤；瘀血内阻厥阴，心包不利，阳明冲脉不和，心神不通，而言语喜狂妄者，宜抵当

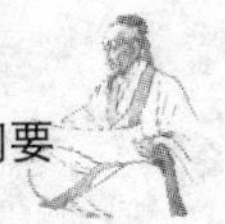

汤。此阳明兼病之纲要也。至于坏病，有误下致坏，误汗致坏，误火致坏之别。误下坏者，热在胸膈，宜栀子豉汤；积在肠胃，宜大承气汤。误汗坏者，津虚口渴，宜白虎加人参汤；津虚便硬，宜蜜煎导而通之。误火坏者，湿热外郁，宜栀子檗皮汤；湿热内郁，宜猪苓汤。此阳明坏病之纲要也。若夫末病，有愈症、死症之分。阳明病初欲食，小便不利，大便调，骨节疼，翕翕如有热状，奄然发狂，濈然汗出者，病从外解愈；汗自出，重发汗，病差复烦不了了，大便硬，小便数少，不久必大便，病从下解愈。误下亡阴证，心下硬满，误攻，利不止者死；误汗亡阳证，汗多，重发亡阳，谵语，脉短者死；病多胃败证，脉弦浮大，短气，胁下及心痛，鼻干不得汗，嗜卧，发黄，潮热，耳前后肿，不尿，腹满加哕者死；热重精绝证，直视，谵语，喘满，下利者死。此阳明末病之纲要也。少阳正病，口苦，咽干，目眩也。少阳之本相火也，游行于三焦，通会于肌腠，居半表半里，为转枢出入之关键。其病两耳无所闻，目赤胸中满而烦者，不可吐下；若脉弦细，头痛发热者，不可发汗。若误之则变坏病，而悸、惊、谵、烦诸症作矣。痰饮停留者，查其饮在三焦，宜小柴胡汤；饮在心下者，宜小柴胡去黄芩加茯苓汤；饮在肺下者，宜小柴胡去人参、大枣、生姜加五味、干姜汤；饮在腠理者，宜小柴胡去人参加桂汤；火气郁结者，查其胸膈火郁，宜小柴胡去半夏、人参加括蒌实汤；肺胃火郁者，宜小柴胡去半夏加人参、括蒌根汤；胁下气郁者，宜小柴胡去大枣加牡蛎汤；腹中气郁者，宜小柴胡去黄芩加芍药汤。此少阳正病之纲要也。兼病者，有兼太阳，兼阳明，兼血室之分。兼太阳证，重在太阳者，宜柴胡桂枝汤；重在少阳者，宜小柴胡汤；阳明症重在阳明者，宜大柴胡汤；重在少阳者，宜小柴胡汤；兼血室症，重在血室者，当刺期门；重在少阳者，宜小柴胡汤。此少阳兼病之纲要也。坏病者，少阳已罢，误吐、下、汗、针，变端蜂起，当视其所变何经、何症以坏病之法治之。少阳未罢，兼正气虚者，宜柴胡汤得战汗而解；兼胃腑实者，先与小柴胡汤，再与大柴胡汤；兼大肠实者，先宜小柴胡汤，后与柴胡加芒硝汤。此少阳坏病之纲要也。末病者，伤寒三日，少阳脉小，邪气衰退愈；伤寒三日，能食不呕，正气充足愈；伤寒六七日，无大热烦躁，传入三阴死；服柴胡汤反渴者，传入阳明死。此少阳末病之纲要也。太阴正病，腹满而吐，食不下，自利不渴，时自腹痛，下之胸下结硬，自利益甚。所以然者，太阴为湿土，纯阴之脏，凡病一入太阴，均属虚寒。间有下者，兼阳明病也。虚多寒少证，脾虚气陷者，宜理中汤丸；脾虚气弱者加人参；脾虚津少者加白术；脾虚饮停者加茯苓。寒多虚少证，阴寒筑动者，宜理中汤丸去术加桂；阴寒壅逆者，去术加生姜；阴寒凝聚者，去术加附子；阴寒充盛者加干姜。此太阴正病之纲要也。有太阴兼太阳病者，表重里轻，脉浮者，宜桂枝汤；里重表轻，下利腹胀满，身体疼痛者，先温里宜四逆汤，后攻表宜桂枝汤。此太阴兼病之提要也。太阴末病，四肢烦痛，脉阳微阴涩而长者，为欲愈，此太阴末病之提要也。少阴正病，脉微细，但欲寐也。少阴者，心与肾也，心主血脉，肾主元气。气血不足，邪乃内陷，此少阴病之所由来也。心病则血虚而脉细，肾病则气虚而脉微。人身卫气发源于肾，卫气昼行于阳而人寤，夜行于阴而人寐。肾病则卫气亦伤，欲出而不得出，则日间欲寤而不得全寤，欲入而不得入；则夜间欲寐而不得全寐，故但欲寐而非真寐也。有寒证、热证之分。少阴寒证，肾阳衰微者，宜四逆汤温之；阴寒内盛者，宜白通汤及白通加猪胆汁汤通阳以反佐之；虚阳外越者，宜通脉四逆汤挽救之。少阴热证，心阴虚弱者，宜黄连阿胶汤；虚热上结者，察其证候，如甘草汤、桔梗汤、猪肤汤、苦酒汤、半夏散及汤之类，皆可分别治之；虚热内郁者，宜四逆散。此少阴正病之提要也。少阴兼病，有兼太阳、兼阳明之别。兼太阳表轻者，宜麻黄附子甘草汤；兼太阳表重者，宜麻黄附子细辛汤；兼太阳虚寒者，宜附子汤；兼太阳水气者，宜真武汤。兼阳明实热者，宜大承气汤；兼阳明虚热者，宜桃花汤；兼阳明虚寒者，宜吴茱萸汤；兼阳明湿热者，宜猪苓汤。此少阴兼病之纲要也。少阴末病，有愈者，有死者。少阴中风，脉阳微阴浮者，少阴热证之愈候；七八日脉微不紧，手足反温者，虽烦下利，为少阴热证之愈候；脉微细沉，但欲卧，汗出不烦，自欲吐，五六日自利，复烦躁不得卧寐者，为虚阳下脱死；利止头眩时自冒者，为虚阳上脱死；恶寒身踡而利，手足厥冷者，为阴寒盛极死；四逆恶寒身踡脉不至烦躁者，为阳气衰绝死；吐利躁烦四逆者，为阴阳离决死；少阴病六七日，息高者，为元气虚脱死。此少阴末病之纲要也。厥阴正病，消渴，气上冲心，心中疼热，饥不欲食，食则吐蛔，下之利不止。有热证、寒证、寒热错杂症之别。上热下寒之重者，宜乌梅丸；上热下寒之轻者，宜黄连汤；寒在气

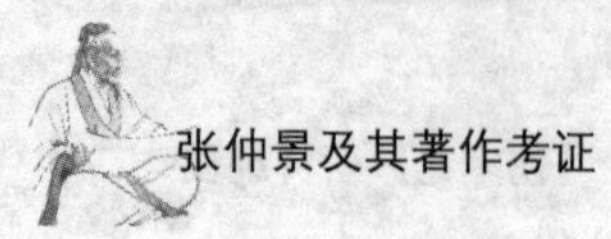

分，宜吴茱萸汤；寒在血分，宜当归四逆加吴萸生姜汤；热在气分，宜白头翁汤；热在血分，必发痈脓，或圊脓血，脓尽自愈。此厥阴正病之纲要也。厥阴兼病，有兼阳明、兼少阳、兼少阴之分。兼阳明虚热轻症，渴欲饮水，少少与之愈；兼阳明虚热重症，白虎汤主之；兼阳明实热轻症，宜小承气汤；兼阳明实热重症，宜大承气汤；兼少阳邪痰证，宜小柴胡汤；兼少阳痰多症，宜瓜蒂汤；兼少阴阳气虚脱症，宜四逆汤；兼少阴阴盛格阳证，宜通脉四逆汤。此厥阴兼病之灵要也。厥阴末病，中风脉微浮者，为邪气外达之愈候。热四日，厥三日，复热四日，厥少热多者，病当愈；烦躁数日，小便利，欲得食者，热少厥微，病当愈；厥热各五日，六日不厥者，厥热平匀，当自愈；热六日，厥九日，利而能索饼食，反发热者，厥热兼利，旦日夜半愈；微热下利而渴，脉弱或数，有微热汗出愈。六七日脉迟，误彻热腹冷，反能食者，为除中死症；脉微而厥，七八日肤冷，躁无暂安者，为脏厥死症；五六日不结胸，腹满，脉虚复厥者，为亡血死病；六七日不利，便发热而利，汗出不止者，为亡阳死症；下利，手足厥冷，无脉微喘，发热，下利厥不止，或厥逆躁不得卧者，为厥利死症；下利日十余行，脉反实者，为下利死症；利后脉绝，手足厥冷，脉不还者，为下利死症。此厥阴末病之纲要也。

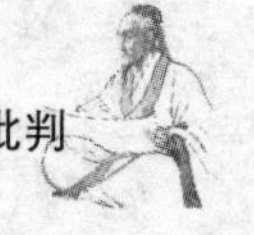

湖南新发现之《古本伤寒杂病论》批判

易万育

叙　　言

所谓《古本伤寒杂病论》者，长沙名医刘君仲迈所出之枕中秘藏，由湖南省政府何公芸樵亲写印行者也。前年秋间，何公慨捐资万金，发愿提倡国医，招刘计划其事。刘氏之书，是否即于彼时呈献，虽不可知，而公何固震于刘氏之名，信刘之书为真古本矣？意在提倡，曾以军政绪余，亲为写录，其精神至足佩畏。书去年春印成，曾遍赠各机关官吏，及来湘观光之各地要人名流，书肆亦有售本。近且闻鄞县周君岐隐，亦摘印其与通行本互异之处，命名《伤寒汲古》发售。可见影响之大，予治医，于《伤寒论》用力殊苦。初亦以刘为名医，或有善本，可供考核之助，从友人处辗转借得。书十六卷，以校宋林亿等所校本，增入并改易之文数百条，增方亦近百，盖刘氏凡例所谓“首尾完具，仍复旧观”者。一读刘氏序言，觉其所记此本得自隐君子张老一事，涉及奇异，窃意疑之。读竟其书，复获伪证及谬误之处甚多。良以《伤寒论》实用之书，治疗主臬，不容浅人任意变易。且以名实未当，深惧初学之士，为之迷惑，从之施治，偾事害人。爰为述其大要，以正真伪之辨，意在使此混淆棋局，分出黑白而已。

书十六卷不能为古本之证

此本以十六卷为合于仲景自序，遂以之为古本证据。殊不知仲景《伤寒杂病论》十六卷，当三国兵燹之余，残缺散佚，西晋王叔和搜集撰次之，其原本已不可得见矣。《隋经籍志》有《张仲景方》十五卷，而无《伤寒论》之目。《旧唐经籍志》亦因《隋志》，至《新唐艺文志》，则云《王叔和张仲景方》十五卷，《伤寒杂病论》十卷。而《外台秘要》所引百合病论并方，霍乱，理中汤、附子粳米汤、四逆汤、通脉四逆汤，并云出张仲景《伤寒论》十七卷中；肺胀，小青龙加石膏汤、越婢加半夏汤，肺痈，桔梗白散，并云出张仲景《伤寒论》十八卷中。是王焘当日所见本，不止十六卷，而《隋经籍志》、《唐艺文志》所载，并不足十六卷。夫在隋唐之世，去古犹未远，而书之存者，已无一定卷数可据。今去唐又历千年，岂能即以十六卷为古本证据？况所谓"古本十六卷"者，一检其目，如卷一卷二《平脉法》，卷三《伤寒例》，卷四卷五辨温病、暑病、热病、湿病、燥病脉证并治，卷六至卷十一辨六经病脉证并治，卷十二辨霍乱及痉阴阳易差（原文）脉证并治，卷十三至十六辨汗吐下可不可及汗吐下后病脉证并治，仍不过依林亿等所校定之十卷本删去《辨脉篇》之"辨"字，变其节次，合之《平脉篇》中，复增入意造之温燥等病，变易《痉湿暍》篇目，牵强凑合，以成其十六卷之数，更不能为古本证据，适以表现其作伪

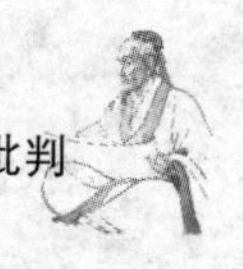

者也。

伤寒杂病论命名考证

古人于名实二者，讲求最严。今请进而考证仲景当日所以自名其书为《伤寒杂病论》之旨。仲景自序，明言撰用《素问九卷》、《八十一难》，是二书者，当是仲景所守。《素问》云“热病皆伤寒之类”，《难经·五十八难》且言伤寒有五，是则仲景书所名《伤寒》，是指一切热病。杂病者，乃对伤寒而谓中风、历节、血痹、虚劳等病之类也。仲景之书，经宋林亿等所校定今行于世者，有《伤寒论》十卷，《金匮方论》（即《杂病论》）三卷，实为一书。书虽不全，要仍仲景《伤寒杂病论》旧本。此考之于《外台秘要》所引仲景方，概称《伤寒论》；《证类本草》引之，概称《金匮玉函方》可见也。所云“金匮玉函”者，后人所改题，亦珍贵之意，殆非仲景原名。此本不言中风、历节、血痹、虚劳诸病，仅就《伤寒论》中增入温热等病篇目，意即所谓杂病以别于伤寒者，实不知《伤寒论》中已包括温热等病在内，悖于仲景当日撰用《素问》原意远甚，且无以解于王焘、唐慎微所引用者也。今仲景自序具在，《素问》、《难经》、《外台秘要》、《证类本草》均非僻书，学医者苟能从《素问》、《难经》考证仲景“伤寒杂病”命名之旨，更取《外台秘要》、《证类本草》互证之，可知此本命名之不当。而其作伪，当得不辨自辨也。

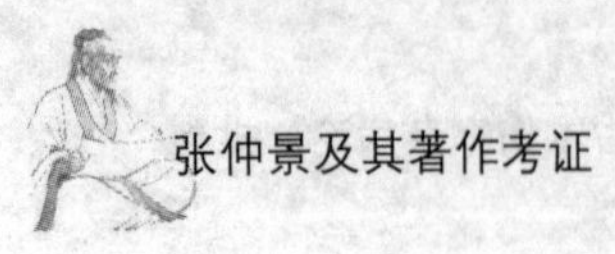

谬误之处方

医药之对象为疾患。是故研究此本之真伪问题，尤在考核此本之论病，是否合于仲景之规矩权衡；处方之例，是否可为治疗之法则。予谓《伤寒论》是实用之书，是因《伤寒论》之所以示人者，在凭一定之证候，投一定之方药，此皆信而有征，不尚空谈也——夫疾患之原因众多，病变至骤，仓卒之间，殊难获得原因——此虽物质进化之今日，犹感如此——惟病理机转所表现之证候，则显见易知，此《伤寒论》之所以详言证候，而略于空洞之病名，更未尝凿分某邪干侮某脏——六经太、少、明、厥之分，亦不过指病变进行阶段，与人体对于疾患所起之反应现象盛衰之程度而言，是言证非言病也。此本于所增入之温病、暑病、热病、燥病等篇中，凿分邪干心、乘肺、移肾之辞（卷四卷五）于太阳下篇；增入五脏各具之脏结病（卷八一至六页）于太阴篇；增入五脏咳；但凭简单脉象，凿分风、寒、热、燥、湿五种之邪。此皆不见于汉唐以上医书，且事属模糊，无可征验，岂是仲景旧论耶？其增入之文，每每不详证候，即主治方，直教人以药试病，不合仲景审证用药之旨。更有显明之谬误处方，但欲一一征引，非此短文所能。略举数例如下，以见一斑。

“若两感于寒者，一日太阳受之，即与少阴俱病。则头痛口干，烦满而渴，脉时浮时沉，时数时细，大青龙汤加附子主之。”（卷三第十页）

“风温，因其人素有热，更伤于风，风性急而化躁，脉

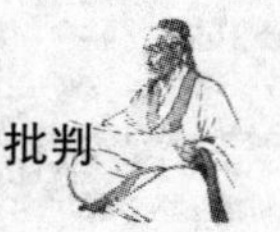

浮弦而数，头不痛，桂枝汤加黄芩丹皮主之。”（卷四第十页）

“病温，治不得法，留久移于三焦，其在上焦，则舌蹇神昏，宜栀子汤。其在中焦，则腹痛而利，利后腹痛，唇口干燥，宜白虎加干地黄汤。”（卷四第十三页，栀子汤方为栀子、黄芩、半夏、甘草四味）

“伤暑，心下有水气，暑热与水气相蒸，发为暑湿含肺。汗出咳嗽，渴欲饮水，饮水则呕，脉弱而滑，瓜蒌茯苓贝母枳实汤主之。”（卷五第三页，方为瓜蒌实、茯苓、贝母、枳实四味）

“发汗后，身疼痛，脉沉迟者，桂枝去芍药加生姜一两人参三两新加汤主之方二十五。”（卷七第十三页）

“脉浮而紧，而复下之，紧反入里，则作痞，按之自濡，但气痞耳，小青龙汤主之。”（卷八第十九页）

“四逆汤，即四逆散中四味为散。”（卷十一第十三页）

以上七例，第一例烦满而渴以上，本《素问·热论》文字，《伤寒例》引之，此则更增入脉象与方。在理依头痛口干，烦满而渴证候，审其有发热而心力未表弱者（即无少阴证），原可与大青龙汤，加附子则大非所宜也。大青龙汤为具降辑性之发汗退热剂——是伤寒论中第一等方药，须心力亢盛时（即阳证）方可适用，而附子之用，原所以救心，适用于机能衰减（即阴证）之时。是两者功用，乃相对立，病理、药理均无同时并用之可能。昔人谓太阳之底面即是少阴，固有心力虚脱。由于发热初期，治不得法而转变者，事实上则系粗工诊断错误所致，假若审证明确，断无此项流

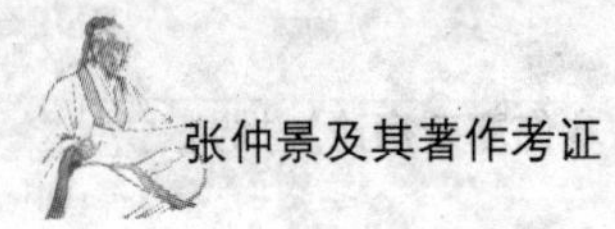

弊。如惧害及心脏，今加附子预为之防，则审尽一部《伤寒论》，不见有此“欲抑故扬”办法。又脉动原因血行，时变其象，在心脏受害未深时，临床上无此事实。若如所云：“时浮时沉，时数时细”是血行已凌乱无次，心脏将陷入麻痹状态。此时应专事救逆，更无可用大青龙汤之理。第二例，仅言脉浮弦数，不详证候，臆断病情。且桂枝汤为治气上冲头痛之证，此言头不痛，与桂枝汤，乱法悖理。第三例，舌蹇神昏是脑病，并未详栀子黄芩半夏之主治证候。其腹痛而利，唇口干燥，似可与大柴胡汤，白虎汤不治腹痛与利也。第四例，分明竹叶石膏汤证。仲景之用瓜蒌实、枳实、贝母、茯苓，须有胸脾结痛、浊唾、心下悸、小便不利证候，此所未详。第五例，本太阳篇旧文，原作桂枝加芍药生姜各一两人参三两新加汤主之，《千金翼》经脉并同。此本改为去芍药，此原以发汗失当，侵害心脏故脉沉迟，末梢神经受刺激故身疼痛，用桂枝汤以调节血行，加重芍药平抚神经而缓疼痛（昔人谓芍药平肝，肝指神经），加生姜人参以健胃增液也。今去芍药，病安从瘳？第六例，亦太阳篇文字，原未主方，此本加入“小青龙汤主之”六字。其病原是误下伤胃，胃扩张而为痞满，理宜治胃，泻心辈之所主，知仲景方法者，类能得之。若如主以肺病之小青龙汤，真是肺胃不分者矣。第七例，亦大悖仲景处方用药之旨。仲景处方有汤、丸、散之分。汤者荡也，乃取其速入于血；丸者缓也，取其缓缓挥发；散者散也，取其不缓不速。四逆汤方药附子、干姜、甘草三味，其作用为救心，适用于机能衰减之时，应作汤以速其入血甚明。岂可为散以缓其时效耶？总之

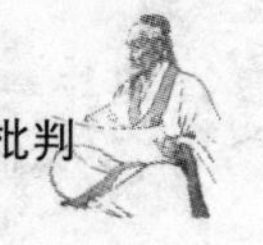

作此本者，本于《伤寒论》学，未能领会，故谬误如此，拟为旧本，是厚诬古人也。

造作粗疏自露马脚

此节原非重要，不过略为提出以为伪作旁证，亦以见作伪者从事之粗疏也。宋校本六经篇及诸可不可篇中，用方诸条下，有数目字，每篇自为起讫，此林亿等所沾。即林序所谓“证外合三百九十七法，除复重定有一百一十二方者也”。此本六经篇中，数字一仍其旧，新增入之条，并无之。此已明明示人某者为宋校本旧文，某者为增入之伪作矣，此其一。仲景之处方也，曰主之，曰宜，曰与。为义各别，绝不混淆。此本新增之用方条，多作宜某汤主之，此不合例也，此其二。又仲景于原方加减一二味药，首方名，次加减药，次“汤”或“丸”。此所增入，则此大青龙汤加附子主之、桂枝汤加黄芩丹皮主之等，皆不合此例，此其三。仲景方服用之法，悉详于各方之后。此本改少阴篇四逆散原方，为柴胡、芍药、枳实、甘草汤，移之少阳篇中，而服法与加减法一门散剂之旧。更谓四逆散中四味为散，服法不详。四逆汤止三味，此言汤中四味，粗率已极，此其四。存心作伪，而自露马脚若此，虽由作贼者之心虚，然亦古书之幸也。

结　　论

此本有序文四，其二为省府主席何公与民厅厅长曹公伯闻所作，他则为长沙名医刘昆湘（此君现不应诊）与刘君仲迈所撰也。刘君昆湘序言所记由为太夫人求葬地游江西，遇隐君子张老于山谷间，以致由倾谈至授书一事。与刘君仲迈序言由刘君昆湘转致张老寄书，进而至偕同造谒请益析疑，与时往来洞庭湘水之间，以至忽请别去涕泣请留不得，终因命诠次师传赠歌别去不复见。皆文采神情，跃然纸上，是二君皆有奇遇，此本非所能造作者矣。昔王太仆亦言得《素问》第七卷于张君，学者疑之。以《天元纪大论》等篇与《素问》之义相抵牾也，此本悖仲景法则，义理浅薄，概如上证。何刘氏信之不疑，一则曰此长沙旧文，再则曰首尾完具，仍复旧观。仲景去今历二千年，古本何由秘藏，以及何时刊本，皆未叙记，仅见其与世传者异，即以古本拟之，复以涵浑之辞，为之张目，此非学者态度也。况且今日中医地位，以论理未尽合于实际，受人非难。赖有经验之名方良药，施之治疗而能愈病，才得社会信仰。《伤寒论》者，示人使用以经验方药之书，今言提倡，亟应以科学原理证明此方药所以有效之故，以获得学术界之同情。对此已成事实之经验方药，更得普遍之使用，造福人类，亦所以发扬国光也。假依此本并此治疗法则而乱之，是欲速其灭亡，岂提倡之谓耶？予见刘氏治学卤莽，受人之愚而不自知，转欲自炫以之愚人也。复恐人亦眩为官书，为其所愚。为文正之，良非获已，知我罪我，所不敢问。

二二・一二・二八脱稿

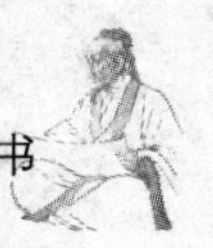

《古本伤寒杂病论》是否仲景秘本之商榷书

张春江

鄙人去年供职中央国医馆，随于图书室中，获读《伤寒汲古》一书。系浙东四明周岐隐氏于《古本伤寒杂病论》(该书系湘省刘昆湘氏得之江西异人张隐君，一十六卷，首尾完好。其宗人刘仲迈取世传最古之宋林亿本校雠之，湘省府主席何芸樵氏手抄付印）中录出佚文、佚方及订误诸条另汇一集之单行本。其时鄙人喜出望外，以为已佚古袟，尚得完美复显于今日。继思民一九年得沪上时贤丁仲祜氏函覆(鄙人阅丁氏医书目录中，载有《张仲景方》十五卷，《评病要方》一卷，函请指示各书之藏储处及价目。旋据丁氏覆称，各书弟并未寓目，不过由他书目录入之)，原未可据为仲景余稿，末由复见之机缘。但今春长安黄竹斋先生，以四明天一阁中储有《仲景疗妇人方》二卷、《五脏营卫论》一卷，特下决心，往为抄阅，卒亦徒抱虚愿，大为懊丧。鄙人以为前欲购置丁氏书目中所载仲景各书，均见于隋书《艺文志》。今黄竹斋先生欲抄阅天一阁中仲景各书，一见于隋书《艺文志》，一见于《宋史·艺文志》。其已载诸史志者，尚无纵购置，不得抄阅。况其为事属离奇，迹等圯上受书之故智，有异人张隐君之传授仲景秘本之《伤寒》。际此本馆整

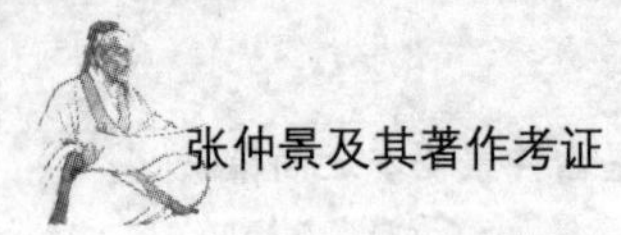

理国医药学术之时，自应慎思明辨，以为取舍之标准。爰于乡友王君精勤处特借《古本伤寒》（此书本馆图书室中未有存储），重加细检，觉其文辞并不简古奥雅，且呈露种种波纹，显予人以可疑之处甚多。今特为撮其大要如下，愿与海内外医学大家一商榷之。

王焘著《外台秘要》，叙古论伤寒者八家，首载《伤寒例》。尚德谓："此文王叔和《伤寒例》首引之，盖是一书，未详谁何氏所作。"但《外台秘要》于该例中："伤寒之病，逐日浅深"之上，加"王叔和曰"四字，可知《伤寒例》此后原文，是叔和所作明矣。今古本中亦列入《伤寒例》，并于此"王叔和曰"节下小注注明"今搜采仲景旧论，录其证候，诊脉声色，对病真方，有神验者，拟防世急也"十八字，谓为叔和所增，竟遭删削。又该例中"土地温凉高下不同"一节，《外台》与《总病论》皆作"王叔和曰"云云，今古本亦以叔和之言为仲景，此古本伤寒之可疑者一。

仲景《伤寒论》自序中，原有"撰用《素问》、《九卷》、《八十一难》"等之文，但仲师所作《伤寒》，神与古合，纯取古人精髓，不取古人原文，故并未引用成语一句，撰用之所以入神也。今古本序例中引用经语，连篇累牍，不一而足，此《古本伤寒》之可疑者二。

《伤寒》书只说六经传变，而不及司天在泉，盖以某某干支主岁，谓某种疾病为多。张飞畴、陈修园尚知力为辨驳："岂有仲景肯为附和此种支离诞妄之说？"以启后学之疑。今古本序例中，首以四时八节、二十四气、七十二候为决病法，并以每月各按干支指配之。如"惊蛰二月节指甲，

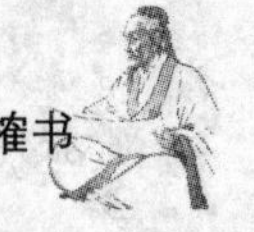

雨水正月中指寅”，一若本年某某月配以某某干支，确为决病之不二法门者，此《古本伤寒》之可疑者三。

仲师《伤寒》固非不言阴阳盛衰，但罕言五行生克。今《古本伤寒·平脉法》内，第二十七节至三十一节，详言五行胜负、生克制化。《平脉》本有谓王叔和所作之语，今观乎此，则知其所言者似非向壁虚造，此《古本伤寒》之可疑者四。

中国医术，萌芽于神权时代，及后演进，乃由神秘而理想，而实验，则进于单方治病之时期。故宜圣恒以巫、医并称，盖祝由亦其治疗之一种也。迨仲圣著作本论，已趋重实质与大自然界之气化。换言之，即考察生理之形态，以测推病气传变之顺逆，肯定其治法公例，绝不言神话，并决不求祷于鬼神也。今《古本伤寒·平脉法》内第五十八节，有“师曰：人脉皆无病，暴发重病，不省人事者为厉鬼。治之以祝由，能言者可治，不言者死”。竟以人病目为厉鬼作祟，并托其治疗法于祝由，此《古本伤寒》之可疑者五。

可与不可诸篇，前后章节多与《脉经》同，前人已有谓王叔和手笔，或疑宋人所增入。今桂林左盛德为仲景四十六世孙学正家藏仲景十二次《伤寒》稿本作序（盛德谓清道光时，余随父宦游岭南，同僚有张公学正，字绍祖，为仲景四十六世孙。言仲师之书，当日原有稿本十三，王叔和所传者为第七次稿。伊家藏有第十二次稿，历代珍藏，未尝轻以示人，故遂为之序云），又谓“读至《伤寒例》一卷，见其于可汗不可汗、可吐不可吐、可下不可下等法，尽在其中”，是则仲景之有无十二次稿本存留，可不必深论。惟各节各

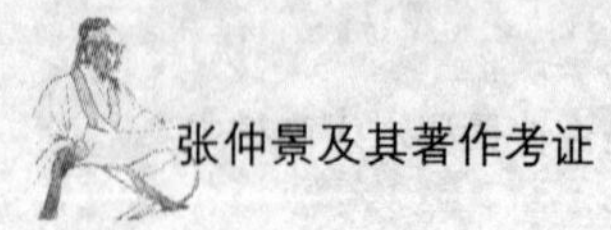

法，则已在可有可无之间，似无疑义，此《古本伤寒》之可疑者六。

案成无己于《伤寒》原文中“坚”字皆作“硬”，是必避隋文帝杨坚讳。不然，《脉经》作“坚”，《千金》仍作“坚”，可见隋时必有定本，成无己所据尚是隋时原本可知，惜无可考也。陆九芝氏之说如此。今古本仍根据成无己所改者而作“硬”，是《古本伤寒》或尚在宋校以后翻刻，未可知也，此《古本伤寒》之可疑者七。

“太阳病发热恶寒，热多寒少，若脉微弱者，此无阳也。不可发汗，宜桂枝二越婢一汤”节，陈修园以“无阳”二字，言阳气陷于阴中，既无表阳之证，不可发其表汗。然知此证之发热恶寒非桂枝不解，知此证之热多寒少非石膏不清，知此证之脉弱无阳，是阳气内陷于脾，欲从脾中以发越于外，更非桂枝二越婢一二汤相须相济不为功。今古本以桂枝二越婢一汤，谓在“热多寒少”句下，而无阳不可发汗，则宜当归四逆汤也。夫当归四逆，为厥阴证之专方，今乃移入太阳证中，核与六经表里浅深之程序，果为符合与否，此《古本伤寒》错误之一之可疑也。“汗家重发汗，必恍惚心乱，小便已阴疼，与禹余粮丸”，此节大旨，意必过汗伤心，遂致恍惚心乱，牵动及肾，又致便已阴疼，是宜亟补心脾，以为纳谷生精之预备，庶几近似。禹余粮丸方未见，王日补方，加入生梓皮赤小豆利水之品，固未细审此节意旨。今《古本伤寒》之补方（禹余粮、人参、附子、五味子、茯苓、干姜）究休合仲师之心法与否，亦不无研讨之余地。此《古本伤寒》补方之一之可疑也。

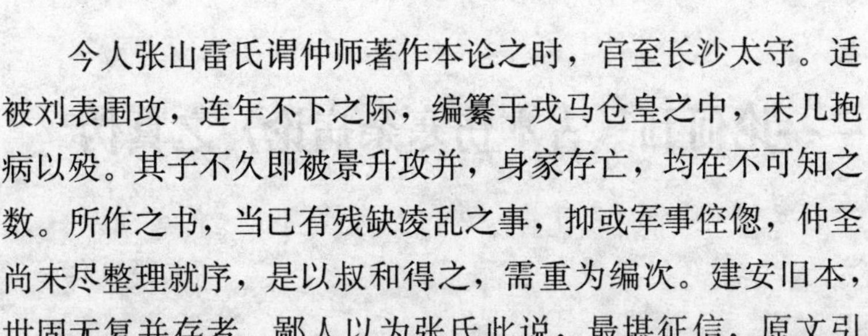

今人张山雷氏谓仲师著作本论之时，官至长沙太守。适被刘表围攻，连年不下之际，编纂于戎马仓皇之中，未几抱病以殁。其子不久即被景升攻并，身家存亡，均在不可知之数。所作之书，当已有残缺凌乱之事，抑或军事倥偬，仲圣尚未尽整理就序，是以叔和得之，需重为编次。建安旧本，世固无复并存者。鄙人以为张氏此说，最堪征信，原文引证，甚为详核。今《古本伤寒》谓为一十六卷，首尾完好，此《古本伤寒》之又不能无疑也。

总之《古本伤寒》之可疑者，不遑枚举。并非意存攻击，特以是书关于国医学术甚巨。且二十世纪之医学，已有形成国际化之趋势，东西列邦，近知取我国之所长，以补彼国之所短，亦以是书最有研究之价值。相率于各大公私立学校中，先后设立汉医讲座。假使不为之抉择是非，严格去取，一恐贻误本国之后学，二恐取笑世界之列邦。此鄙人所以敢冒大不韪，特草此篇，以愿与海内外医学大家一商榷之微意也。

乙亥二月张春江述于中央国医馆

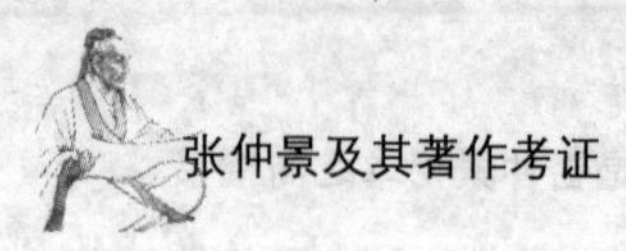

论何刊《古本伤寒杂病论》之真伪

邓曰仁

前读湘省何主席手书《伤寒杂病论》，名曰“古本”。不觉敬疑交并。敬者，敬夫何主席之尊古，公余之暇，亲写是书，以广流传也。当此中医衰微之际，得有力者为之提倡，上有好者，下必有甚，是诚复兴中医之良机。何又疑乎？疑夫神仙之流，出现于今日也。试观刘君仲迈之序曰“……遂不复见，呜呼其乘愿之大士乎！其长沙之后身乎！”一若张老真是神仙也者。时至今日，犹有类似神话之言，出诸学者之口，是以疑焉。疑之所在，真伪问题亦随之而发生矣。

今阅八十二期本杂志，读张春江君之《商榷书》，甚佩其高见。按古本内容，加于常本三之二，其中见到处固然甚多，而可疑点亦复不少。若名为“增订伤寒论”，则著者学识超迈，颇足钦佩，且无疑之必要。今张老曰：“此真长沙旧文也！”则真伪之分，乌可不辨。爰就愚见所及，略举三项于后，尚希高明政之。

一　考仲圣原序，《伤寒杂病论》合十六卷。何刊古本之凡例曰：“今所刊行，为张传秘本十六卷，首尾完具，仍复旧观。”若依此说，是谓伤寒与杂病，俱复仲圣旧观也。然则《金匮要略》杂病诸篇，殆为后人所伪托耶。再考宋以后医家，咸认《金匮要略》为仲圣杂病原文。兹节录清徐氏灵胎

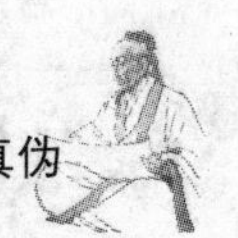

之言曰："《金匮要略》及《伤寒论》两书，当宋以前，本合为一。自林亿等校刊，遂分为两焉。"若依此说，则何刊本杂病诸篇，亡佚不全。此二说不并立，试一对勘，便知孰是。

二　考《伤寒论》现今流传者有二：其一为成无己注解本，最为普通；其二为宋林亿等校刊者。即何刊本所谓通行本，但不多见。鄙人曾阅明赵开美翻刻宋校本，以之与成注本相校，除注解不计外，虽间有微少相差之处，大致完全相同。惟宋校本每有校刊小注，如"小便清：一云大便青擗，一作眴僻，一作瞬"之类，成注本则俱删去。由此推知，林亿等当时所见者，已非一本，因其字句微有不同，故附注之，此盖校者慎重之意也。今阅何刊古本，凡林亿等所附注者，亦附注之，因此发生疑问：(1) 仲圣著书时，是否先有数本，待其校刊作注耶？(2) 以仲圣之学识，犹无定见，故附注之，以示慎重耶？

三　何本增订虽多，而其违背仲圣原意处亦不少。兹举一例：仲圣原文"脉浮而紧，而复下之，紧反入里，则作痞，按之自濡，但气痞耳"之下，增加"小青龙汤主之"六字，并照录小青龙汤原方于后。以为此条治法亡佚，故增补之，以复仲圣旧观也。鄙人尝谓此条仲圣所以未出方者，当以先叙气痞之因与证，复出气痞之脉与治也。未知当否，请以大黄黄连泻心汤条证之。"心下痞，按之濡，其脉关上浮者，大黄黄连泻心汤主之。"心下痞，按之濡，非气痞而何？大黄黄连泻心汤，非治痞方而何？再考小青龙汤，在《伤寒》主治表不解，心下有水气；在《金匮》则治当汗出而不汗出之溢饮。今移作治气痞，未知果能收效否？

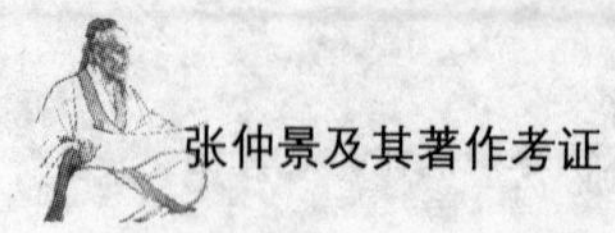

综合以上之研究，可得下列之结论：（1）如认《金匮要略》即是仲圣杂病原文，则何刊本之杂病，未复仲圣旧观。（2）如认校刊小注为林亿等所作，则何刊本，当为江西张老所伪托。（3）如小青龙汤果能治气痞，则何刊增订处，必系遗佚之原文。真伪之辨，当为此判焉。（完）

书汉张太守仲景碑阴

鹤泉文钞续选

南阳汉张太守仲景墓，碑载太守涅阳人，为今南召故隶南阳。墓久沦没无知者。崇正戊辰夏，兰阳诸生冯应鳌，病恍惚，见神来称故汉长沙太守某为疗，嘱应鳌为修某处墓。应鳌既愈，依所指南阳城东祠后七十步，迹至祝县丞园境，宛然顾不见墓形。向祝求尺寸地，为太守封树，祝以无验呵斥之。应鳌计无出，立石祠中记其事而归。后三年，有人于园穿井，见石碣，果太守墓。会寇乱，应鳌虽闻信，不能往也。国朝戊子，应鳌选南阳郡属叶县校，乃亲至其地。已自祝而包而杨，易三易主。验葬处，虽实墓，犹在荒坎中。具始末，陈于府出金市，杨地重瓮甃，并建墓祠，参议桑公芸为碑记。噫如碑言，太守灵甚著矣，顾不示于南阳近地，必假之甚远之冯生。又千余年不一显，必迟至有明将易代之际，虽显晦有时，理固有难解者。而卒使遗蜕所存，不终沉没。林庙蔚然，令后人过而生敬。则事确有实，而言之非诬。呜呼！太守功在万世，当报者岂特冯生！而靳尺寸地，不一封树，如祝县丞又安在哉？（上原文照抄）

罗哲初之《古本伤寒杂病论》评议

张拱端

刘昆湘君之《古本伤寒》已版，罗哲初君之《古本伤寒》又现。余对于刘昆湘君之古本，观后拟有感言一篇，业已附入拙著之《伤寒会参》内，以便同人，辨别紫朱。对于罗哲初君之古本，前已函陈周歧隐君，聊谈真伪，兹又见报纸中，同人等殷殷慕古，欲再发罗秘之珠玉，以定纷纭之波澜。余见及此，爰将得见罗氏古本之来由，与寄周歧隐君之一函，叙之于下，以释同人渴望。时在去冬，承周歧隐君，命门徒抄写罗君之《古本伤寒杂病论》见示。其书虽未完抄，而原书中左盛德之序文，并全书目录，以及《风病证治》、《寒病证治》两篇，全行抄出，嘱余审查。周歧隐君之征求古训，虚怀下就，足见提倡国学，济世活人之深心也。余虽不敏，谊不敢辞，于是取左盛德光绪二十年之序文观之。其书原系张绍祖传之左盛德，由左盛德传之罗哲初，由罗君哲初始行发泄秘藏之圣书。张绍祖，讳学正，自谓为仲景四十六世孙。言“伊家《伤寒》一书，相传有十三稿，兹所存者，为十二稿，叔和所得者，为第七次稿，余为族人所注”云云。观其目录，比刘氏古本多《六气主客》一篇，《杂病例》一篇，《风病证治》、《寒病证治》各一篇。然《六气主客》、《杂病例》之正文，虽未目睹，而风病、寒病二

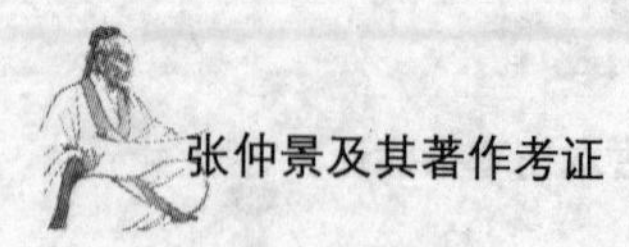

篇，分条指定五脏受邪，理想文法，与刘本暑、湿等篇无异。观阅之下，伏思吾辈庸人，或有著作，欲审精详，其稿不过三易而止。仲景以天资敏捷，学问精稔之圣人，岂有增加补缀至十三稿而后成之理？如或真正易至十三稿，前稿当为废纸，何至稿稿俱为其后人分秘耶？此余之所不能无疑也。查人类之发育，大率百年可衍五代，迟亦可衍四代。自仲景至今，一千七百余年，岂有四十六世孙，尚能存在于光绪年间？况明清以前，各族皆无谱牒可征，绍祖何以知其为四十六世孙？此又余之所不能无疑也。序文之辞，已形矛盾，乃覆周君岐隐书，谈及罗本之内容曰：接阅罗本一书，其序文虽堂堂皇皇，说出书之来历，观其目录，虽较刘本为完备，然揆诸内容，较之刘本，更为妄作，益乱旧观。何也？事可伪，言可创，而理则本夫自然，不能伪创矣。今只书来罗本风病、寒病两篇，试就此两篇不应加入之理言之。夫仲圣《伤寒》一书，原取风寒以统百病，不曰“百病论”，而曰《伤寒论》者，盖取天气始于子，子月主寒令，由是而风，而火，而湿，而燥，相继而至。六气之循环定位，始于寒也。况寒久则化热，热极则生风，风与火化则生燥，热触于寒则化湿。六气皆可由寒而化，故伤寒可以统百病。仲圣取《伤寒》名书，不无理致。然书虽名为《伤寒》，而太阳篇之首，不先论伤寒，而先论中风，盖又有义焉。何也？风者，空气流动之谓也。寒、热、湿、火、燥之气，皆杂于空气中，故先论中风，又以风总统六气也。世人但知“风为百病之长”一语，不知风中括有百病之原料，致病之所以然也。又据太阳篇之首，提出“汗出恶风，脉缓者名中风”，

“恶寒脉紧者名伤寒”，指明风、寒之本证本脉。然麻黄汤，本治伤寒也，而后文对于麻黄汤证，不曰恶寒，而曰“恶风”；对于中风之大青龙证，不曰恶风脉缓，而曰“恶寒脉紧”；下节大青龙证，又云“伤寒脉浮缓”。风寒之脉证，每每错综相题，盖又以寒从风生，风带寒来着意。查全书俱以风寒为来邪，三阴三阳为受邪者，千变万化之病，皆在其中，此一贯之旨也。今罗本于六经之外，另补《风病证治》、《寒病证治》二篇，实为无知妄作，大胆诬圣。宜乎邹翁趾痕，谩骂开始造伪之人也。即刘本已将锦缎，遍体附着败絮，岂由罗本又行益加破绽？今谬承先生嘱以评论，不顾庸陋，勉附管窥，语非过激，欲以存真。况中医当此危急存亡之秋，《伤寒》一书，为中医无上之根本书。完璧一碎，经旨自亡，何忍缄默不言？使天下古本，滔滔皆是，但一人知识有限，是否尚祈教正之。

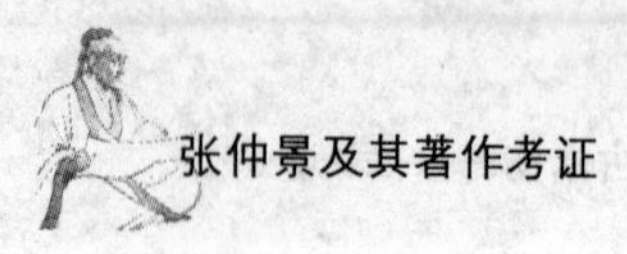

人物介绍

曹炳章（1877～1956 年） 字赤电。近代医家。浙江鄞县人。世代经商。幼承庭训，理业务之暇，诵医经，从师方晓安，习《内经》、《金匮》及历代医书，历时多年终悟其理，声名鹊起，应聘任药栈经理，兼行医。他还广搜医药书籍并精研之，医术日益精湛。

曹炳章先生于医学文献用功尤深，1934 年应上海大东书局聘请，主编《中国医学大成》丛书，选辑医书 365 种，汇集汉唐至明清一百几十家及日本汉医家著述，共 2082 卷，辑成 1000 册，皆详加校勘，撰有作者行略与内容提要，1937 年出版。

曹先生精内、妇、儿科，尤擅喉证，熟谙药性。博采众长，师古不泥，常说："古人随证以立方，非立方以待病"，"只有板方，没有板病"。临床用药主张加减变通，遇疑难危病，或补或泻，进退自如，每收桴鼓之效。

他主张博览群书，反对保守偏执、墨守一家之法，以应付临证多变之病症。于是将其保存之中医古籍精选 365 种，编成《中国医学大成》，分医经、药物、诊断、方剂等十三类。著述甚多，除《霍乱寒热辨证》、《医医病书》和《辨舌指南》外，尚有遗稿 22 种。

曹先生一生著述甚丰，有《鸦片戒除法》2 卷，《喉痧证治要略》1 卷，《秋瘟证治要略》1 卷，《痰证膏丸说明书》

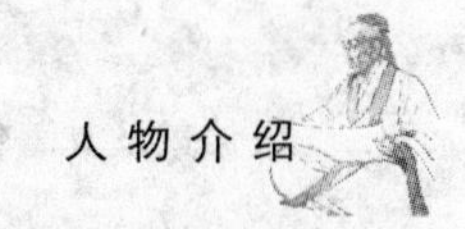

1卷,《彩图辨舌指南》6卷,《瘟痧证治要略》1卷,《规定药品之商榷》2卷,《医界新智囊》1卷。补注、批校、增订的有《潜斋医学丛书十四种》,《医学广笔记》4卷,《慎斋遗书》10卷,《陆氏三世医验》8卷,《增订医医病书》2卷,《临证医案笔记》6卷,《增订伪药条辨》4卷。所存手稿有《霍乱症治要略》、《人参通考》、《奇病通考》、《曹氏医藏类目》、《浙江历代名医传略》等约30余种。

曹颖甫(1866～1937年)　江苏江阴人。讳家达,一字尹甫,号鹏南,晚署拙巢,是我国近代史上一位值得称道的经方派医家。曹氏一生致力于对《伤寒论》和《金匮要略》的研究,强调临床实践的重要性,提出"经方实践",即在临床实践中验证经方的主张;他在研究经方的同时,并不反对时方,认为《伤寒论》和《金匮要略》是中医临床辨证论治的根本,强调"经方"是后世方剂的基础,中医应当从源寻流而不应该舍本逐末。《伤寒发微》和《金匮发微》是他研究仲景医学的结晶,《经方实验录》和《曹颖甫医案》是他长期临床效验的缩影。他的著作是发掘整理中医学的宝贵资料,对研究《伤寒杂病论》及近代中医学术思想和发展史有重要意义。

陈存仁(1908～1990年)　20世纪三四十年代的上海名医。原名陈承沅,出生于上海老城厢一衰落绸缎商人家。在上海中医专门学校毕业后,师从丁甘仁、丁仲英父子。1929年自设诊所,独立行医。1928年,创办国内第一份医药卫生常识方面的报纸《康健报》。1929年3月17日,被

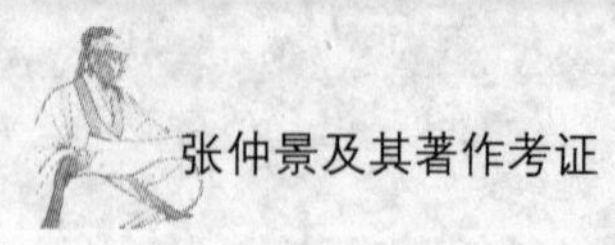

中医界推选为五个代表之一，赴南京国民党政府抗议“废止中医案”。1935 年，主编三百余万字的《中国药学大辞典》，1937 年，东渡日本，收集汉医书籍 400 多种，整理出版《皇汉医学丛书》。20 世纪六七十年代，应香港《星岛晚报》董事长胡仙女士邀请，开辟“津津有味谭”专栏达 17 年之久。1990 年 9 月 9 日，病逝于美国洛杉矶寓所。

陈逊斋（生卒年不详）　著名经方家，京都四大名医之一，清代著名医家陈修园的后裔。擅长针药并用。

多纪元胤（1785～1823 年）　日本江户时代后期汉医学家。多纪氏一家在日本江户时代主要主持幕府直辖的医学馆，从事校刊古籍的编纂和注释工作，并形成了日本江户时代的考证学派。多纪元胤是多纪家族的第八代传人，为多纪元简的第三子。多纪元胤继多纪元简之后，广泛收集了历代中医书 3000 余种，记载其书名、作者、卷数、存佚、序跋及考证等，编成《医籍考》（现名《中国医籍考》）刊于公元 1831 年，对整理、研究中医文献作出了重要贡献。

黄竹斋（1886～1960 年）　原名黄谦，又名维翰，字竹斋，又字吉人，晚号中南山人，又号诚中子。祖籍陕西临潼，后迁居西安府城，入长安籍。幼时因家贫常随母亲在府城街上拣煤渣，14 岁随父亲打铁，18 岁始发奋自学，攻读经史、天文、历算、医学等，不仅研究中国哲学和自然科学，而且研究西方哲学和自然科学。当他的基础知识逐渐丰

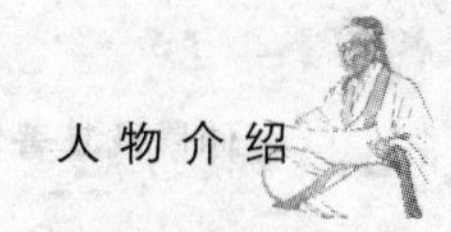

富起来之后，他最感兴趣、最想深入钻研的则是中医学。他常对人说："昔人言，不为良相，当为良医。良相济世，良医救死，同一仁也。"

黄竹斋经过10年的辛勤努力，先后整理编写出《医圣张仲景传》、《伤寒杂病论集注》十八卷（1926年）、《伤寒杂病论汇通》十六卷（1949年）、《针灸经穴图考》八卷及其他著作50余种。《伤寒杂病论集注》是他整理研究古代医学著作最有代表性的一部。他为这部医学巨著花了8年时间，参考了100余部有关医籍，四易其稿，是中国第一部"伤寒"、"杂病"合一而注的集注本。书中所附《三阳三阴提纲》的论述，是黄研究张仲景六经学说的重要成果，也是以中西医结合论述六经的创始之作。著名中医学家谢利恒评价《伤寒杂病论集注》时说，作者"据生理之新说，释六经之病源，贯穿中西，精纯渊博，可谓集伤寒学说之大成，诚医林之宏宝也"。

黄竹斋曾任中央国医馆常务理事，组织医界人士重建南阳医圣祠。现今医圣祠中照壁正面刻写的正是已故中医大家黄竹斋先生撰写的《医圣张仲景传》，生动地描述了张仲景光辉的一生和他对中医事业的伟大贡献。

黄竹斋是一位临床经验丰富的医生，尤其精通针灸。他根据多年的实践，集古今诸家著作之精华，以12经为纲，365穴为目，附奇穴拾遗，将古代人体平面图以人体正常生理部位点穴画经络，编著成了《针灸经穴图考》八卷。1933年，他又以活人体点穴画经络，将《针灸经穴图考》重新摄影制版印行，使这部著作更为增色，被认为是针灸学家的独

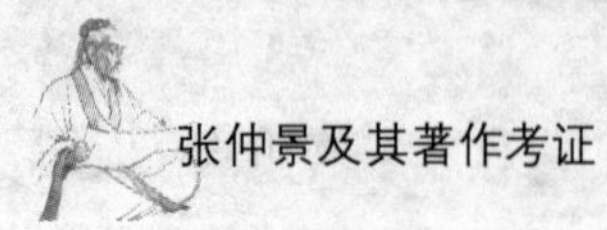

创。50年后，中国的生物物理学家祝总骧和针灸学家郝金凯，用隐性感传线等现代生物物理方法，解开了两千多年来针刺治病的原理——经络之谜。而祝、郝检测出的12条正经在体内的循行路线，与黄所绘制的针灸经穴图基本吻合。

吉益东洞（1702～1773年）　名为则，字公言，通称周助。其一生所为之奋斗与追求的目标可以概括为一句话："复兴具有两千余年之历史，但自《伤寒论》之作者张仲景死后即绝而不行的'疾医'之道，使医学回归正道！"

在"学"与"术"两方面，吉益东洞均表现出与众不同的鲜明特色，可谓古方派中最具影响的代表人物。艺备医学会会长、医学博士吴秀三在评价古方派诸多名人时谓："于是等诸家间而拔其群、萃其精、为其岱宗者，即东洞先生也。"

东洞将中国传统医学的发展历程分为性质不同的三个阶段或者三个流派：出现最早的"疾医"，汉代出现的"阴阳医"，晋唐时期的"仙家医"。

他认为，中国自东汉张仲景之后，"疾医"之道已然灭绝。疾医没有那么多的理论学说，仅仅是根据疾病之所在（病毒所在），处以方药，从而达到"取去病毒，故尽愈诸病疾苦"的目的。先秦时代的名医扁鹊和东汉时期的张仲景，都属此类医家。

而阴阳医"唯以阴阳五行、相生相克论病"，纯属脱离实际的"臆见"，而不是针对疾病之所在的"明白之治"，但却大行于世。

"仙家医"试图通过练气、服用丹药而参与天地造化

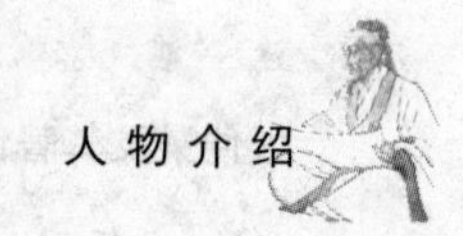

（长生不死），显然不是医学正轨，这类人为数不多。

吉益东洞把中医的大部分基础理论都进行了批判，却独尊张仲景的《伤寒论》，认为书中方剂的来源是先秦扁鹊等“疾医”。

他在《医事或问》中是这样说的：“古昔医有三，曰疾医、曰阴阳医、曰仙家医也。《周礼》所谓疾医见定病毒所在，视其毒处方取去病毒，故尽愈诸病疾苦。扁鹊仲景所为是也。阴阳医不视病之所在，唯以阴阳五行相生相克论病，皆臆见，故非明白之治。汉之太仓公是也。仙家医炼气，或服炼丹，为人而习功同造化之事，故行者少、害亦少。葛洪、陶弘景、孙思邈等是也。……扁鹊仲景之道绝，其后未闻一书一人论疾医之道。其根源在汉之太仓公。”

吉益东洞虽然有不少过于偏激之言论，却给我们提供了另外一个角度看待中医。

陆九芝（1815～1887 年）　名懋修，字九芝，元和人（今江苏吴县）。清代著名医家。初业儒，湛深经术，以文学著名。祖上世代知医。中年后，不乐仕进，承家学之渊源，窥灵素之堂奥，致力岐黄，博览群书，精《内经》、伤寒之学。治病主宗仲景方，常奏良效。所著《世补斋医书》，阐释《内经》奥旨，推崇仲景伤寒，发挥运气学说，探幽析微，刊误订谬，批评叶吴诸家，说理精深，文笔犀利，对后世影响至巨，也在中国医学史上作出了一定的贡献。

陆氏之世，时医不重视继承发掘前人治病之经验，动曰“时有古今之异，古方不治今病，”“一遇温热病，无不力辟

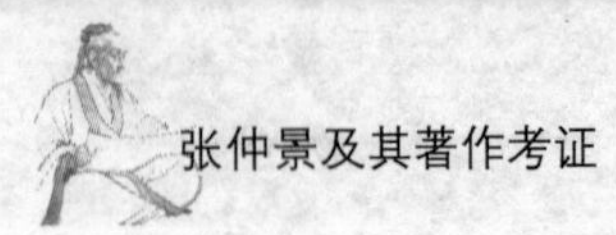

伤寒方，”然按轻清、滋阴诸法治疗，又常防其东而东，防其西而西，陆氏深不满于此，故大力宣扬，伤寒论并没有过时，伤寒方也并不难用，他作《伤寒有五论》、《伤寒方论》等文，以抨击叶派药法之弊病。

陆氏潜方用药遵古而不泥，不以能用经方拯危救急治大病自满，认为“医以能治大病为上医，正以不使病大为能”，“医之为道，莫要于不使病大”。故他手定文集十六卷之后，又采撷诸家经验，著《不谢方》一卷。近代名医张山雷对其甚为服膺，谓“陆氏擅长温热，学识与梦隐相等，而文词倜傥，笔锋锐利，尚非梦隐所能及。其最有功于病家，而揭破近世陋习者，断以《不谢方》一卷及《世补斋》十六卷，尤为救时之良药。”

陆氏一生深研内经伤寒，根底扎实，加之其文学基础好，临证经验丰富，故其论医，才气纵横，极少作浮泛之谈，议论多深刻而有见。虽然他对诸位温病大家的有些批评及谓“人参不补气阳”等某些学术观点不无可商，但其著述仍是见解独到，有传承有发扬。故《中医大辞典·医史文献分册》，对医史人物，“随其贡献大小，而有杰出医学家，著名医学家，医学家及医生之分”而天士、九芝，并列为清代之著名医学家。

秦伯未（1901～1970 年）　名之济，号谦斋，现代中医学家。1901 年 7 月 31 日出生于上海市陈行镇，1970 年 1 月 27 日卒。出身儒医世家，祖父笛桥、伯父锡田、父亲锡祺均通儒精医。

受家庭熏陶，秦氏凡经史子集、诸家医典、诗词歌赋、琴棋书画，无不涉猎。尤其重视对《内经》的钻研，潜心撰写评述《内经》的专著，有《读内经纪》等5种，并将《内经》原文整理成生理学、解剖学、诊断学、方剂学等7章，病症则分为伤寒、湿暑、热病等37类，还剖析《内经》与西方医学理论各自的特点和异同，独具见解。他还对温热病、肝病、血液病、心脏疾患、溃疡病等的治疗有颇多见解。

民国12年（1923年）毕业于上海中医专门学校留校任教，并在上海同仁辅元堂应诊，以治内科杂病见长，对虚痨痼疾尤精。民国16年与王一仁、章次公、王慎轩、严苍山等创办上海中国医学院，任教务长、院长，教授《内经》及内科。民国19年，创办中医指导社，主编《中医指导丛书》、《中医指导录》杂志，开展学术交流和社会咨询，社员遍及国内外。民国27年又创办中医疗养院，设内、外、妇、幼等科，有病床百余张，作为学生实习基地。

秦氏勤于著述，医文并茂。民国10年创办上海中医书局，自编医书医刊，校订古籍，较有影响的有《秦氏内经学》、《内经类证》、《内经知要浅解》、《金匮要略浅释》、《内经病机十九条之研究》、《清代名医医案精华》、《中医入门》、《中医临证备要》、《谦斋医学讲稿》等50余种。为当代中医学术的发展作出了贡献。秦氏还工诗词，善书画，好金石之学，40岁时曾刊印《谦斋诗词集》七卷。

谢利恒（1880～1950年） 名观，字利恒，晚年自号澄斋老人。祖籍江苏武进，故居在县北之罗墅湾。谢氏为乡

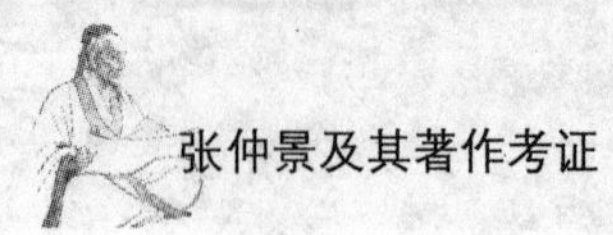

间旺族，医学世家。伯父谢葆初为医界名宿，父谢钟英为地理学家，丰藏全国各省舆地图册。谢氏幼承家学，熟诵《内经》、《难经》、《伤寒论》及方书、本草。又工古文辞，精究经书、历史舆地之学。甲午战争（1894 年）后，入致用精舍（原名龙城书院）学习新学。尝从苏州名医马培之学医。1901 年肄业于东吴大学。1905 年任教于两广优等师范学校，1908 年任上海商务印书馆编辑职务，初时编纂地理书籍，后编辑医学书籍。当时在商务印书馆任编务的，还有同乡恽铁樵和余云岫。那个时候恽铁樵正主持《小说月报》，尚未以医名世。

谢先生博记多闻，治学功深，乃 20 世纪上半叶中医领军人物，向为医林所景仰。1917 年丁甘仁等创设上海中医专门学校，率先延聘谢氏为该校校长。谢氏制定课时，编写讲义，亲自授课，从学弟子甚众，如秦伯未、张赞臣等都出其门下。他一生虚心好学，不耻下问。近贤陈存仁撰《谢利恒先生传记》中有云："凡同道中有一长可取者，辄乐与周旋，罔论儒医世医，即草泽铃医，亦殷勤询访讨论，不肯放弃也。"

谢先生撰著较多，如《中国医话》、《中国药话》、《澄斋医案》、《澄斋杂著》等。其中《中国医学源流论》为其代表作，书中纵论历代主要医籍、学派及医学各科发展史，揭示中医与儒学的发展关系，倡言治医者要略涉自然、社会诸科学。谢先生还曾主编《中国医学大辞典》，在中医学界影响相当深远。辞典博引古今医籍 3 千余种，旁及日本、朝鲜等方书。他曾考讹订谬，去芜存精，历时八载，书乃告成，在中医学界影响相当深远。谢先生平素也重视整理方剂及卫生

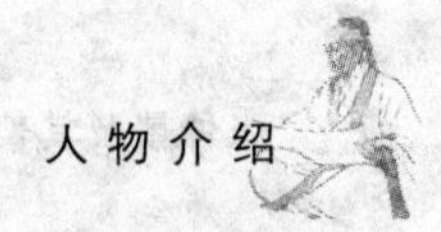

保健之术，曾于 1925 年编印《家用良方》问世。该书取其平日所得各种方法，参以诊病之经验而成，共分卫生、内科、妇科、幼科、救急五类。

叶劲秋（1900～1955 年） 字秋渔，浙江嘉善县人。近现代医家。早年毕业于上海中医专门学校，后任上海中国医学院教授。中华人民共和国成立后，曾任上海市卫生局中医编审委员。

叶先生对中医理论问题颇有研究，医著亦颇多，如《中医基础学》、《临证直觉诊断学》、《中药问题》、《伤寒论启秘》、《仲景学说之分析》、《针灸述要》、《花柳病治疗学》、《灸法自疗学》、《现代名医验案》及《不药疗法验案》等。

永富啸庵（1732～1766 年） 名凤介，字朝阳，号独啸庵。日本之古名医也。原为儒者藤原翠翁之子，自谓："余生于长门之西鄙，长于畎亩之中，慕古人之节，好圣贤之书，而苦寒乡无师友。"11 岁游京都，但未遇可为师者。西归故乡后，做了修习李东垣之方的医师永富友庵的养子；年 13，又游学于荻府，师事修朱丹溪之方的井上。故可知独啸庵的学医之路乃是自后世派之门进入，从李朱医学开始的。翌年，他赴江户游学，但在遍访时医之后，却因满眼所见皆是"利欲"二字，"无益于人之性命"，郁闷而生"厌弃医方之心"。所以在回到故乡之后，便开了一家私塾，讲授儒家六经。

后有同僚自京师归来，见其以教授六经为业，颇觉奇

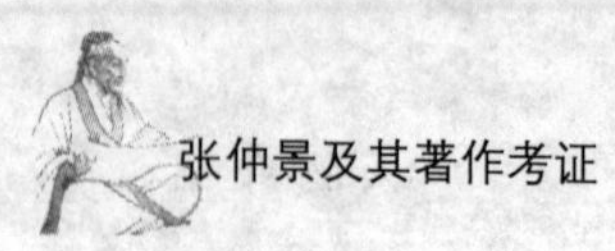

怪，问道："子医生，而讲儒业，无乃害于名分乎?"独啸庵回答说，我修医方之书五年，遍访时师，知其无益于人之性命，故将厌弃之。其同僚笑曰："子徒知无益于人之医，未知有益于人之医也。"于是向他介绍了香川修庵、山胁东洋两位名医正开门广召四方之士。于是独啸庵再度东入京都，入古方派先驱山胁东洋门下学习。东洋针对独啸庵所学仅限李朱医学，且有强烈的鄙医尊儒之心，予以如下两点说教。其一是贬斥后世医方之不足道，"生民死于养荣益气之说，非一日也"；唯张仲景的医术才是治病救人的正道。其二则谓："夫子贡货殖，子路负米，何必讲书授句而后为士乎?学道，志也；行医，业也。何相妨之有?"独啸庵听罢，"舌举不下，汗流浃背，生涯之趣向始定焉"。于是留学其塾中一年，得观东洋先生之"决死生、摧沉痼，大异平昔之所学"。

独啸庵治病多处以从东洋先生处所学汗下之方，巴豆、甘遂、轻粉、乌头无所不用，但"或忽治忽发，或初快后危，或长服无益于病，或经久发其害。于是乎始知为医有开阖离合之机，虽扁（秦越人）仓（淳于意）亦有不可治之病矣"。至21岁时，听说越前有名奥村良筑者，擅用吐方，便又整装出行，前往求教。

独啸庵在奥村先生处滞留两月后，返回京都。在将所学吐法传授给自己的老师东洋先生后，西归故乡，自认此时已然全面掌握了古圣医家的汗吐下三法。然而在此后若干年的亲历实践中，在他将三法运用到各种疑难病症的治疗之后，"始知为医之难矣"。这时，独啸庵终于认识到，无论是"后

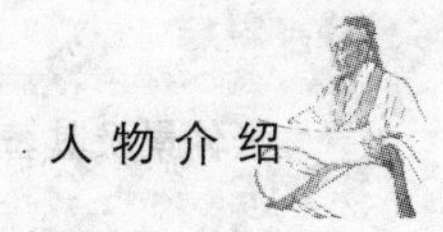

世”还是“古方”，都不可能做到“无不可治之病”。因而，他评价自己这些年的进步在于“能知不可治之病与可治之病”，并且在认识上提高到“又深识所谓古医道者，非用汗吐下之古方之谓，而在所以不得不用汗吐下之古方之谓焉矣。”

独啸庵曾著有《吐方考》、《囊语》、《漫游杂记》等医学名著，在日本医史中居有相当地位。但他身体不佳，终因患寒疝而于明和3年（1766年）身亡，年仅35岁。

恽铁樵（1878～1935年） 名树珏，字铁樵，别号冷风、焦木、黄山，江苏武进人。1906年毕业于南洋公学，1911年入商务印书馆任编译员，次年开始主编《小说月报》，以翻译西洋小说而蜚声文坛。1916年长子因伤寒而殇，次年二子、三子也相继因伤寒而夭，接连丧子之痛使之锐意学医，先后问学于沪上名医汪莲石、丁甘仁先生，医名渐起。

章太炎（1869～1936年） 名炳麟，字枚叔，浙江余杭人。他是鲁迅先生的老师，中国近代著名的革命家、思想家和学者。他的学问博大精深，对文字、音韵、训诂、经学、诸子、史学、哲学、佛学等均有较深的研究。太炎先生又很精通医学，曾对中医学作出过巨大的贡献。

章太炎先生出身于世医之家，用他自己的话说：“吾家三世皆知医”。从1890年起，章太炎跟从汉学大师俞樾先生学习深造7年，尽得其传。俞樾既精通国学，又兼通医学。太炎先生深受其影响，不但对中国古代文化有系统的研究，

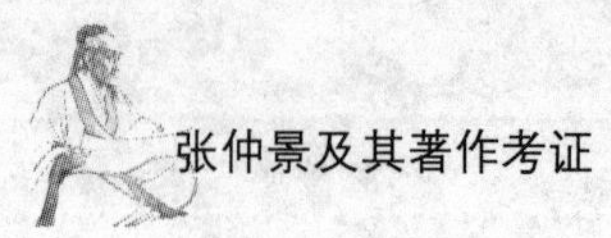

也为进一步研究医学奠定了坚实的基础。

因支持戊戌变法，参加孙中山先生领导的同盟会，反对袁世凯称帝等，章太炎先生曾先后多次被捕入狱，也曾多次逃亡到日本。他在第3次亡命日本期间，曾搜求宋、明医书精本，收集各种古代医方验方，分类撰编成《手写古医方》。1911年辛亥革命后，章太炎先生回到中国，又因“二次革命”失败而被袁世凯囚禁3年。在此期间，他便悉心钻研医学。

章太炎先生以儒攻医，虽然不是临床医生，但因根底雄厚，高瞻远瞩，曾发表过不少具有精辟见解的医学论著。上海人民出版社于20世纪80年代曾组织有关专家及章氏家属，重新搜集整理出版《章太炎全集》，共分为8册。其中第8册为医学专论，共收载医学文稿134篇。在上述134篇之中，涉及中国医学史的有3篇；为某些医学论著撰写的序文有7篇；对各种医籍作考证的有7篇；评论医术的有15篇；研究《伤寒论》的有23篇；研究《金匮要略》的有12篇；研究温病的有9篇；研究杂病的有7篇；研究方药的有12篇；研究中医基础理论的有7篇；研究中、西医学汇通的有12篇；给当时某些医家所写信函有12篇；其他如医学建议、提辞及为医学名家撰写挽联等有8篇。这些文稿大体上反映了章太炎先生各个时期所参加的医药活动及其主要医学研究成果。

章太炎先生还热心于中医教育，屡任各医学院校校长，他定期为师生讲演，亲自讲学，一直关心着学校的建设和发展，深受师生爱戴。他毕生对中医教育作出了重大的贡献。

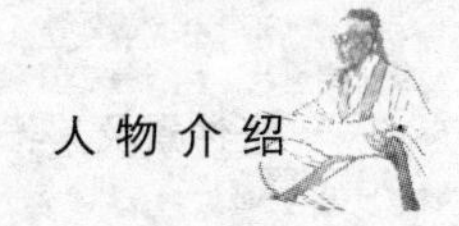

郑文焯（1856～1918年） 字叔问，号小坡，晚号大鹤山人，受号冷红词客，清代奉天（辽宁）铁岭人。晚清著名词人，兼善书画金石，通医理。曾入江苏巡抚幕府，为官十余年，往来于苏沪间。清亡后居沪，以行医、鬻书画自给。

有感于医善治疫者少，乃溯经方之原旨，辨其要义，评述唐以前医籍，并取经籍传注所记杂家言，为之疏证，按治经学之义例，著《医诂》（一作《医故》）两卷（1890年）。书中虽然篇幅不大，但医史资料颇多，且观点鲜明，切中时弊，见地殊属不凡。另著《千金方辑古经方疏证》八卷、《妇人婴儿方义》两卷，未见传世。

周利川（1897～1968年） 字薇泉，号岐隐，浙江鄞县（今宁波）人。家世业医，工诗善书，博学多通，勤于著述。郑逸梅《艺林散叶》云："周岐隐邃于医理，常为病家惜费，不浪用珍贵药物，药铺中人嗤之为草药郎中。"于此可见先生之医德风范。

他精研仲景之学，多有建树，尤对古本伤寒用力颇深，著有《伤寒六经分经表》、《伤寒汲古》等。

周学海（1856～1906年） 字澄（澂）之，一字健之。浙江建德人。清代医学家。

周学海因体弱多病，一生中对仕途经济比较淡薄，节俭律己少交游，唯好读书，尤喜潜心医学，宗师张璐、叶天士。他的信条是"不为良相，当为良医"，为人治病，辄有

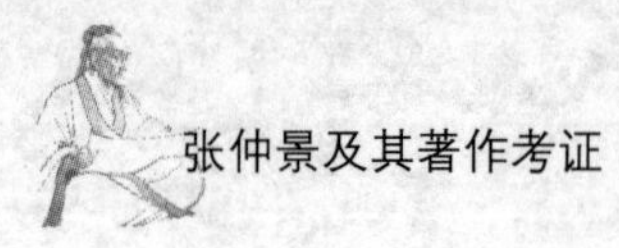

奇效。

周学海其儒而通医，尤精脉学。他毕生校勘、评注、编撰医学著作达 32 种，如《脉义简摩》八卷，《脉简补义》、《诊家直诀》、《辨脉平脉章句》各两卷（后人合刊为《周氏医学丛书脉学四种》）。他仰慕宋元诸家，服膺张璐、叶桂，证治每取张说，曾评注叶著《温热论》、《幼科要略》、《叶案存真类编》。宦游江淮间，治疑难症多有奇效。他博览群书，广采百家，历时三十年（1891～1921 年），汇刻成《周氏医学丛书》三集，共收医籍三十二种，一百八十八卷，为中医丛书之佳作。

周禹锡（生卒年不详） 自号蘧隐闲人，原籍四川内江，长于泸县，赴居隆昌。自少随父习医，后师从张锡纯、丁仲祐，博览古今中外医书。他是民国时期一位以著述宏丰、兼精中西医学而名闻医坛的医家。

周氏提出三大主张：整理国医书籍、奖励学术研究、普及国医教育。在学术上主张“中参西理，西抉中精”。

他擅长治疗疑难病症，主要论著有《中国医学约编十种》、《删补清太医院治瘟速效瘟疫辨论》。其中，《中国医学约编十种》包括《生理约编》、《病理约编》、《诊断约编》、《妇科约编》、《儿科约编》、《瘟疫约编》、《医賸约编》等共 10 种。书中以中医理、法、方、药为主，吸取西医的有关知识，作较系统、通俗的叙述，内容简要而切于实用，类似教学讲义。